pt Evidenz-Update

Band 1

Anna Palisi, Doreen Richter,
Tanja Boßmann

PT EVIDENZ-UPDATE
BAND 1

Anna Palisi, Doreen Richter, Tanja Boßmann

PFLAUM
VERLAG

Autoren

Anna Palisi
anna.palisi@pflaum.de

Doreen Richter
doreen.richter@pflaum.de

Dr. Tanja Boßmann
tanja.bossmann@pflaum.de

Hinweis

Die medizinische Entwicklung schreitet permanent fort. Neue Erkenntnisse, was Medikation und Behandlung angeht, sind die Folge. Autor und Verlag haben alle Texte mit großer Sorgfalt erarbeitet, um alle Angaben dem Wissensstand zum Zeitpunkt der Veröffentlichung anzupassen. Dennoch ist der Leser aufgefordert, Dosierungen und Kontraindikationen aller verwendeten Präparate und medizinischen Behandlungungsverfahren anhand etwaiger Beipackzettel und Bedienungsanleitungen eigenverantwortlich zu prüfen, um eventuelle Abweichungen festzustellen.

ISBN

978-3-7905-1069-0

Urheber- und Nutzungsrechte

Druck

Sommer media GmbH & Co. KG, Feuchtwangen

Bibliografische Information

Die Deutsche Nationalbibliothek verzeichnet diese Publikation in der Deutschen Nationalbibliografie; detaillierte bibliografische Daten sind im Internet über http://dnb.d-nb.de abrufbar.

INHALT

3 Innere Medizin

4 Onkologie

INHALT

Innere Medizin
Ab Seite 181

3

Onkologie
Ab Seite 219

4

Psychiatrie
Ab Seite 239

5

Geriatrie
Ab Seite 249

6

Gynäkologie
Ab Seite 259

7

Pädiatrie
Ab Seite 273

8

VORWORT DER AUTORINNEN

Liebe Leserinnen und Leser,

seit 2013 gibt es in der pt das Evidenz-Update. Und jetzt, fünf Jahre später, halten Sie das erste Jahrbuch zu unserem Erfolgsformat in den Händen. Seit Beginn unserer monatlichen Recherchen verfolgen wir das Ziel, die Kollegen in den Kliniken und Praxen mit wissenschaftlich fundierter und aktueller Information zu versorgen. Jeden Monat recherchieren wir in der Meta-Datenbank PubMed mit einer spezifischen Suchstrategie nach relevanten neuen Studien. Getreu unserem Leitgedanken „pt macht mich jeden Tag besser" suchen wir dabei vor allem nach Studien, die eine praxisrelevante Forschungsfrage untersucht haben und eine hohe methodische Qualität aufweisen. Dabei beziehen wir alle Fachgebiete ein und präsentieren die einzelnen Themen mit einer Praxisfrage.

Das Jahrbuch liefert einen Überblick zu den von der pt-Redaktion von Januar bis Dezember 2017 jeweils als besonders interessant bewerteten Publikationen aus jedem Monat. Das sind in der Regel jeweils 20 ausgewählte Treffer, weshalb wir an dieser Stelle darauf hinweisen möchten, dass in den einzelnen Abschnitten nicht der derzeit verfügbare Forschungsstand zu einem Krankheitsbild wiedergegeben wird, sondern die von uns getroffene Auswahl.

Wir haben das Jahrbuch nach Fachbereichen und Krankheitsbildern sortiert, damit Sie sich schnell und unkompliziert auf dem Laufenden halten können. Möglicherweise liefern die Studienergebnisse Ihnen Argumente, wenn Sie die vorgeschlagene Therapie mit Ihren Patienten besprechen oder wenn Sie mit dem verordnenden Arzt über die Notwendigkeit einer anderen oder weiteren Verordnung diskutieren.

Herzliche Grüße

Ihr Evidenz-Update Team
Anna Palisi, Doreen Richter und Tanja Boßmann

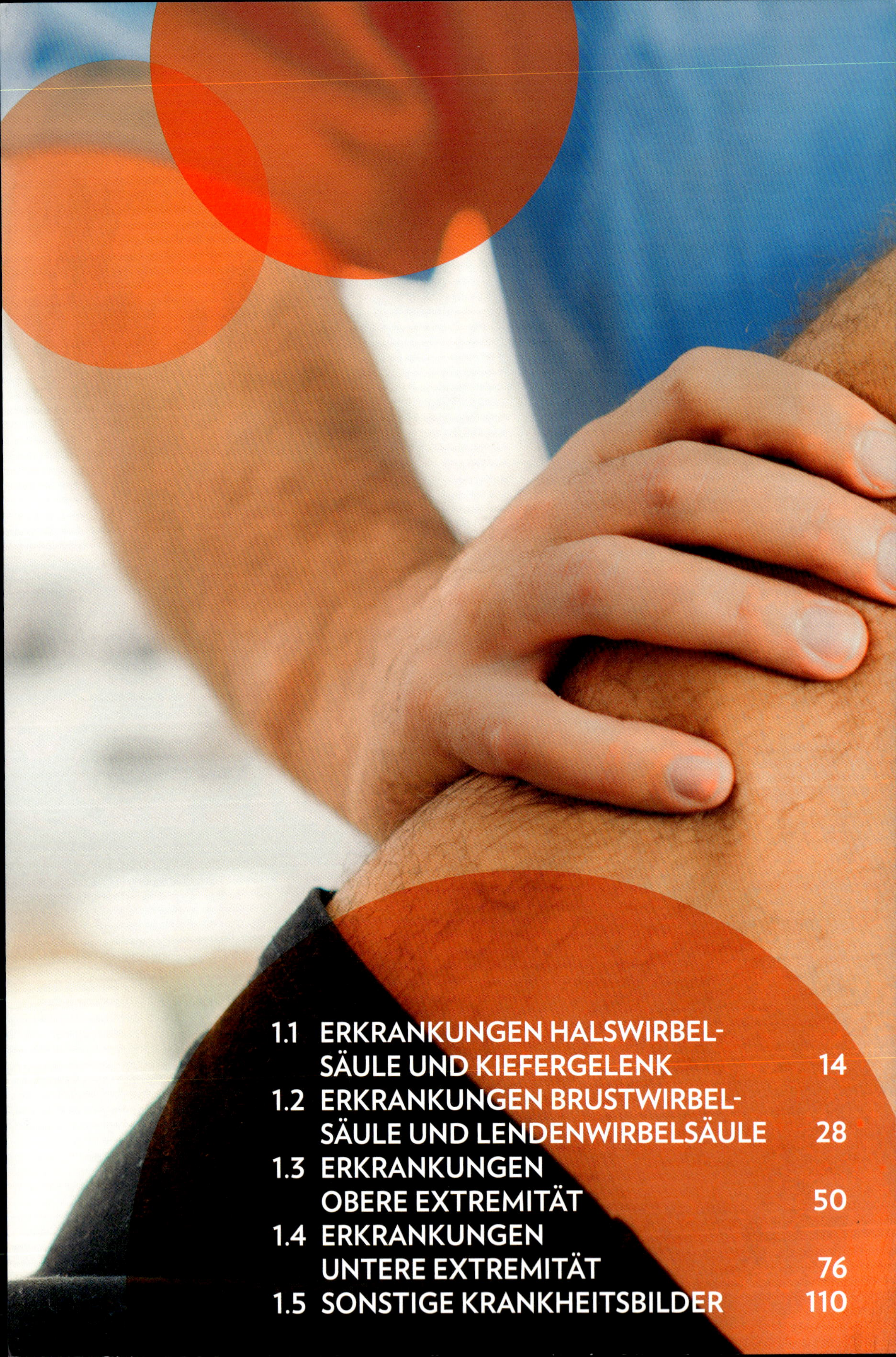

Chirurgie/Orthopädie

1

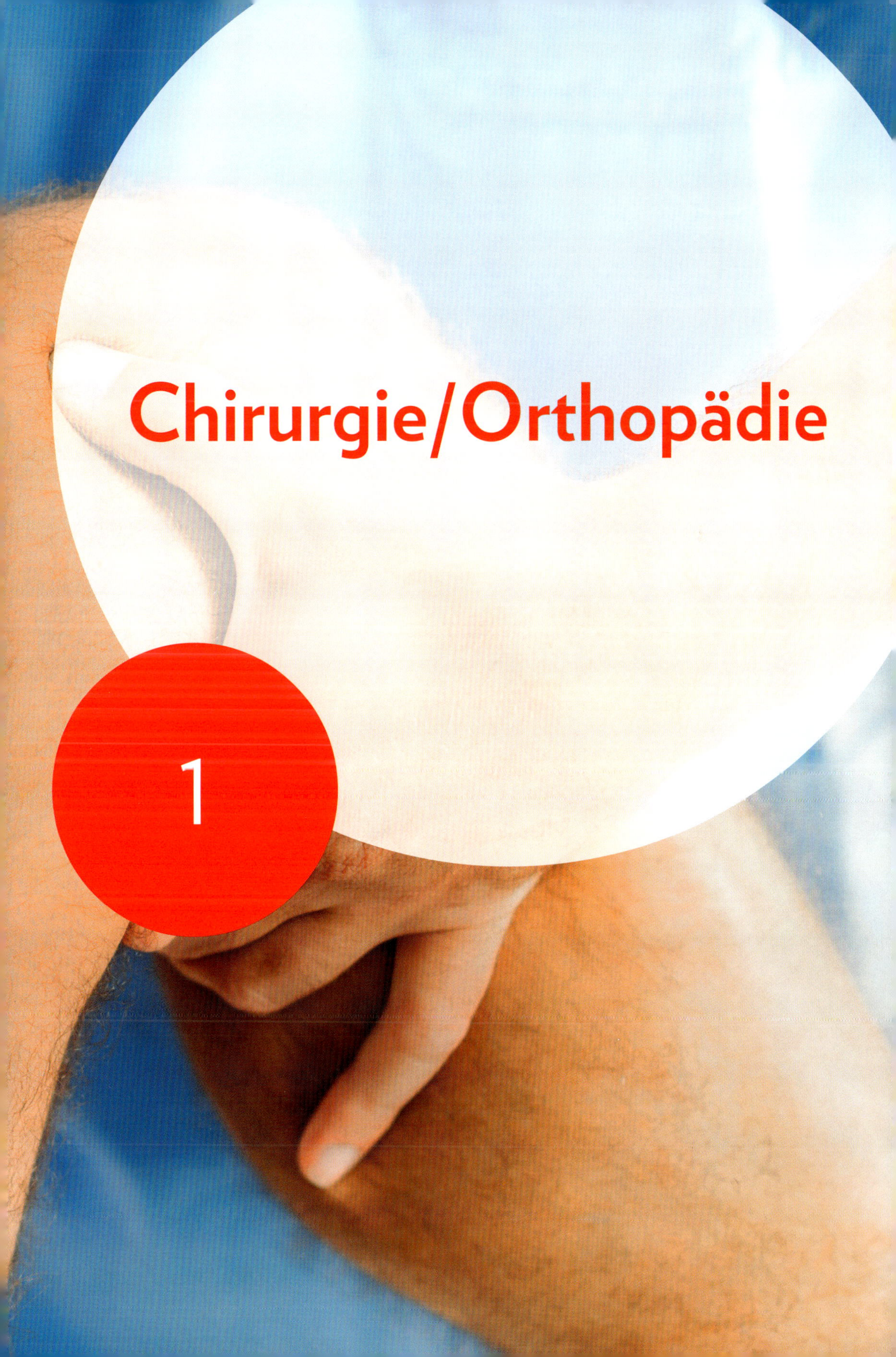

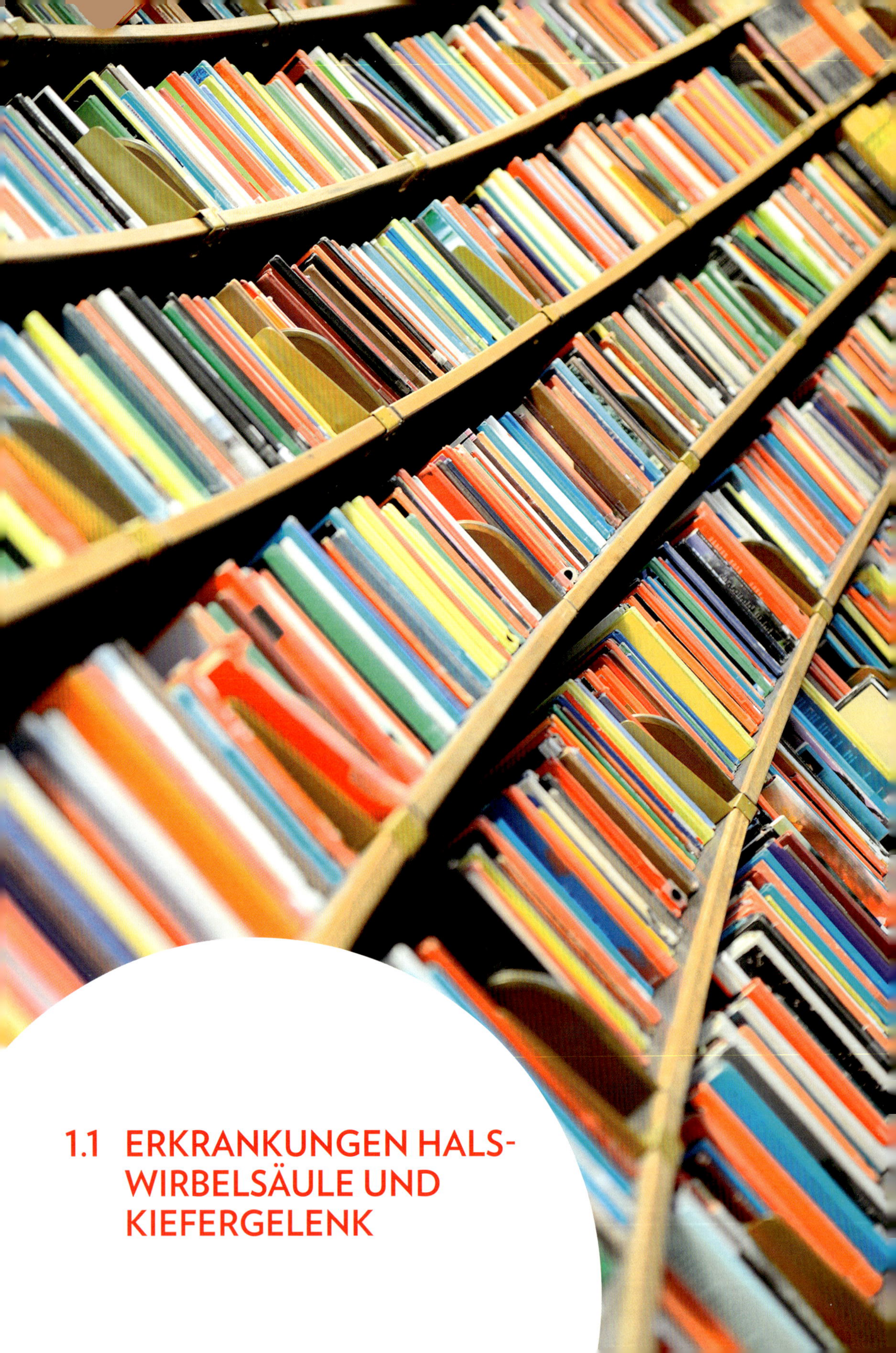

1.1 ERKRANKUNGEN HALS-WIRBELSÄULE UND KIEFERGELENK

WAS IST DIE OPTIMALE THERAPIESTRATEGIE FÜR PATIENTEN MIT MYOGENER CMD?

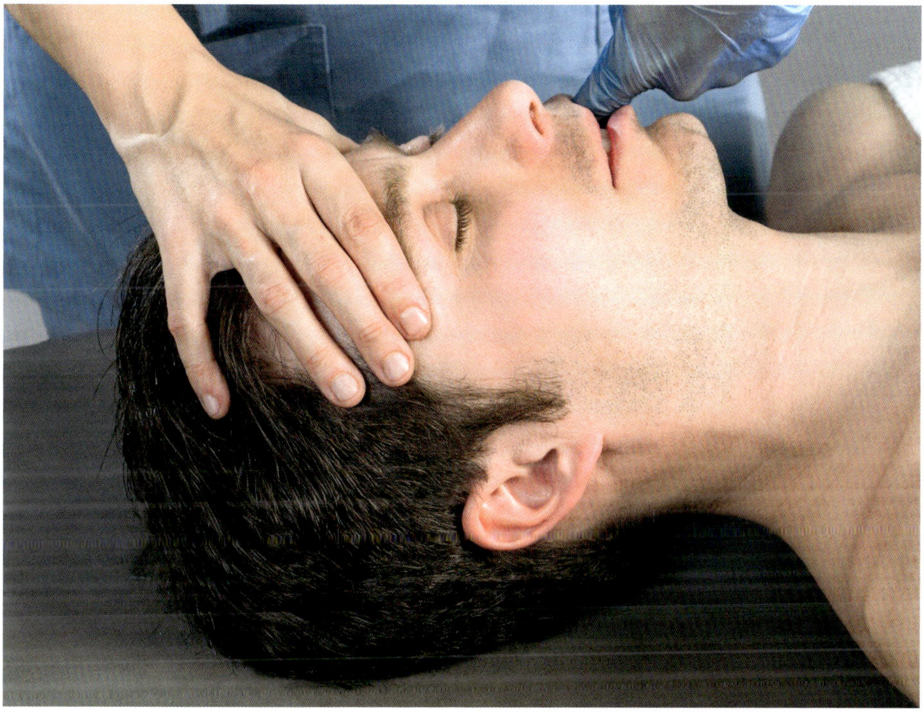

Patienten mit Craniomandibulären Dysfunktionen (CMD) haben oftmals Schmerzen und Bewegungseinschränkungen. Gerade in der myogenen Form treten muskuläre Dysbalancen und häufig erhöhte psychologische oder psychosoziale Risiken auf. Als Basistherapie gelten Schienentherapie (ST) und Physiotherapie (PT).

In den Niederlanden verglichen Wissenschaftler zwischen April 1993 und März 2000 in einer randomisierten klinischen Studie, welcher Therapieansatz bei welcher Behandlungsdauer besser wirkt. Die Patienten wurden mit den Research Diagnostic Criteria for Temporomandibular Disorders (RDC/TMD) klassifiziert. Zu den Ausschlusskriterien zählten arthrogene CMD, ausgeprägte Veränderungen der Okklusion (des Bisses), eine vorherige Schienen- oder Physiotherapie, Psychotherapie und die Einnahme von Psychopharmaka.

Von ursprünglich 90 Teilnehmern beendeten nur 72 die Studie (Ausfallrate 20 Prozent, zehn PT, acht ST). Die Gründe dafür waren eine zu geringe Symptomatik zu Therapiebeginn, persönliche Gründe und Nebenerkrankungen. Alle Patienten erhielten vor Therapiebeginn Informationen und Beratung zu Therapie, Ätiologie und gesundheitsförderndem Verhalten.

Von 72 myogenen CMD-Patienten bekamen nach einer Wartezeit von zwei bis vier Wochen 37 Patienten Physiotherapie (zehn bis 16 Termine, zehn bis 21 Wochen Dauer) und 35 Teilnehmer eine Michigan-Schiene (drei bis sechs Termine, zwölf bis 30 Wochen Dauer). Zu den Maßnahmen der PT zählten laut den Autoren außer Massagetechniken auch verhaltenstherapeutische Ansätze. Nach rund vier Wochen wurden alle Probanden wieder untersucht. Wenn die Behandlung erfolgreich beendet werden konnte, fanden nach sechs und zwölf Monaten die nächsten Untersuchungen statt. Bei Nichtansprechen auf die eine Therapiemaßnahme erhielten die Teilnehmer aus ethischen Gründen die andere Therapie, bevor die Nachuntersuchungen begannen. Auch nach der erfolgreichen Therapie konnten die Patienten ihre erlernten Übungen weiterführen oder die Schiene bei Bedarf weiterhin verwenden.

Beide Therapieansätze waren erfolgreich, die Physiotherapie erzielte die Erfolge jedoch im Schnitt etwa zehn Wochen eher. Die Schienentherapie brauchte dafür durchschnittlich circa sieben Arztbesuche weniger.

CMD-Therapie in dieser Studie

Michigan-Schiene
Die Patienten erhielten eine Michigan-Schiene für den Oberkiefer. Sie sollten diese so viel wie möglich tragen, auf jeden Fall abends und nachts für mindestens zehn bis zwölf Stunden. Bei einer Beschwerdelinderung wurde die Tragehäufigkeit reduziert, mit der erfolgreich abgeschlossenen Therapie konnte die Schiene weggelassen werden.

Physiotherapie
Inhalte der Physiotherapie waren unter anderem das Erlernen von Eigenübungen zur Verbesserung der Entspannung, Wahrnehmung, Koordination, Beweglichkeit und Haltung, außerdem Selbstmassagetechniken und Informationen zur Vermeidung von Parafunktionen wie beispielsweise Zähneknirschen.

Fazit

Den Autoren zufolge sollten Patienten mit myogener CMD zuerst Physiotherapie erhalten, da sie schneller wirkt. Wenn dies nicht erfolgreich ist, sollte gleich im Anschluss die Schienentherapie erfolgen.

Quelle: Van Grootel RJ, et al. 2017. Towards an optimal therapy strategy for myogenous TMD, physiotherapy compared with occlusal splint therapy in an RCT with therapy-and-patient-specific treatment durations. BMC Musculoskelet. Disord. 18, 1:76

Link zum Abstract: www.ncbi.nlm.nih.gov/pubmed/28183288 Volltext frei

WELCHE ROLLE SPIELEN FEEDBACK-VERFAHREN IN DER THERAPIE VON NACKENSCHMERZEN?

Dies wollten Wissenschaftler aus Brasilien und Neuseeland herausfinden. In ihrer systematischen Literaturrecherche bis August 2016 suchten sie Studien, die Physiotherapie mit extrinsischen Feedback-Verfahren (zum Beispiel Pressure-Biofeedback) verglichen mit alleiniger Physiotherapie oder einer Kontrollintervention (Placebo, Scheinbehandlung oder keine PT). Sie inkludierten acht randomisierte kontrollierte Studien mit insgesamt 677 Teilnehmern mit Nackenschmerzen, entweder unspezifisch oder auch mit radikulären Ausstrahlungen oder Kopfschmerzen. Die primären Outcomes waren Schmerzen und Behinderung, gemessen zum Beispiel mit dem Neck Disability Index (NDI). Das Verzerrungsrisiko war in sieben der acht Studien hoch: Diese erreichten weniger als sechs von zehn Punkten auf der PEDro-Skala.

Bei chronischen Schmerzen gab es keine signifikanten Unterschiede zwischen den Gruppen, bei akuten Nackenschmerzen hingegen war Physiotherapie mit Feedback den anderen Interventionen überlegen. Der Grad der empfundenen Behinderung im Alltag unterschied sich zwischen den Gruppen allerdings nicht. Eine Limitation des Reviews besteht darin, dass in den meisten Studien die genaue Art des Feedbacks nicht spezifiziert wurde und auch sonst methodische Schwächen bestanden (zum Beispiel fehlende Verblindung). Auch gab es häufig keine Hinweise, ob eine gestörte motorische Kontrolle der zervikalen Muskulatur vorlag.

Fazit

Die Forscher schlussfolgern, dass es Evidenz geringer Qualität dafür gibt, dass Physiotherapie mit Feedback-Verfahren kurzfristig Schmerzen bei akuten Nackenbeschwerden mehr lindert als alleinige PT oder eine Kontrollintervention. Bei chronischen Nackenbeschwerden erscheint eine multimodale Therapie aus Übungen, Edukation und Verhaltenstherapie zielführender.

Quelle: Araujo FX, et al. 2017. Effectiveness of physiotherapy interventions plus extrinsic feedback for neck disorders: a systematic review with meta-analysis. Musculoskelet. Sci. Pract. 29:132-43

Link zum Abstract: www.ncbi.nlm.nih.gov/pubmed/28412631

1

GEHT EINE VERBESSERTE POSTURALE WAHRNEHMUNG MIT EINER SCHMERZLINDERUNG BEI NACKENSCHMERZEN EINHER?

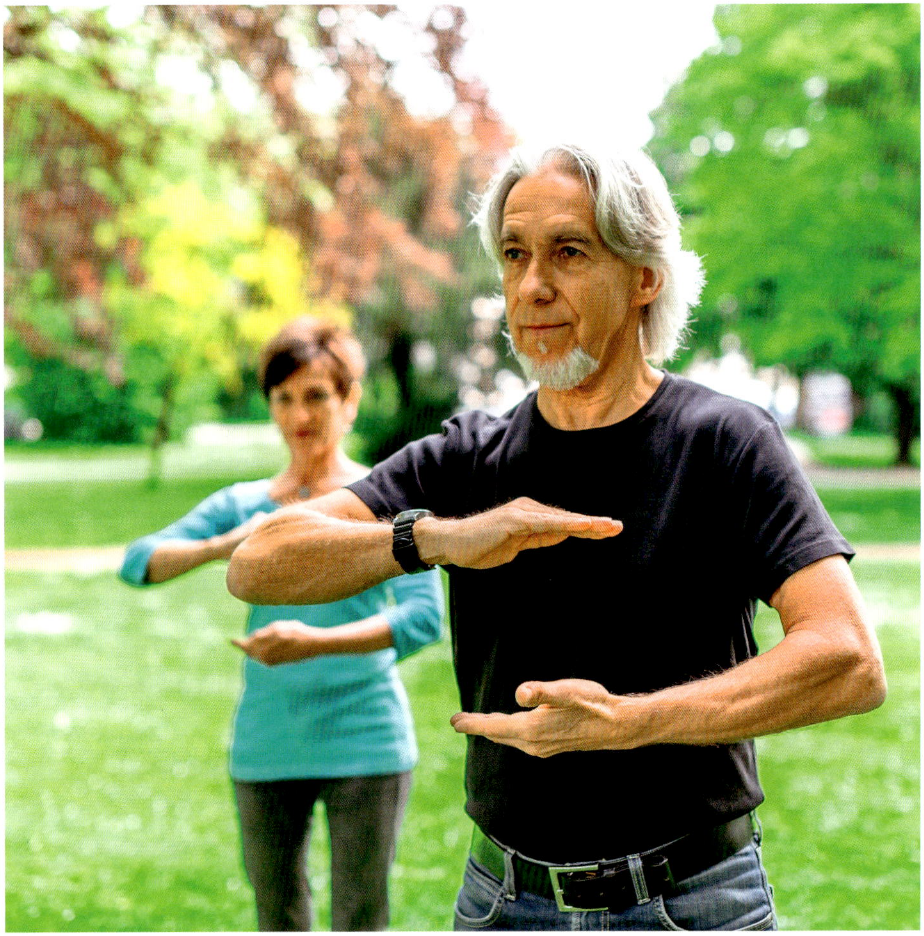

In dieser sekundären Analyse einer kontrollierten Studie aus Essen wurde die Linderung unspezifischer chronischer Nackenschmerzen durch Übungen untersucht. 75 Studienteilnehmer (78,7 Prozent Frauen) wurden randomisiert entweder einer Tai-Chi-Gruppe oder einer Gruppe mit gängigen Nackenübungen (Informationen, Dehnungen, Mobilisationen, Kräftigung, Ergonomie, Körperwahrnehmung und Atmung) zugeteilt. Zwölf Wochen lang übten sie einmal wöchentlich für 60 bis 90 Minuten. Voraussichtliche Vorhersagefaktoren (Prädiktoren) für die Stärke der Nackenschmerzen waren:

- Schmerzintensität zu Studienbeginn (VAS)
- Alter
- Geschlecht
- Art der Intervention
- Teilnahmehäufigkeit
- Dauer des zu Hause durchgeführten Trainings
- Veränderungen im psychischen Wohlbefinden (Hospital Anxiety and Depression Scale – HADS)
- wahrgenommener Stress (deutsche Version der Perceived Stress Scale – PSS)
- interozeptive und posturale Wahrnehmung (Multidimensional Assessment of Interoceptive Awareness Instrument – MAIA, Postural Awareness Scale)

Zu Studienbeginn betrug die Schmerzintensität 50,7 ± 20,4 Millimeter auf der Visuellen Analogskala; im Durchschnitt verbesserten sich beide Gruppen im Verlauf um 21,4 ± 21,3 Millimeter. Eine geringere Schmerzintensität nach zwölf Wochen war assoziiert mit einer höheren Schmerzhaftigkeit zu Studienbeginn, einer Abnahme der Ängstlichkeit und einer Verbesserung der Körperwahrnehmung. Am meisten profitierten Probanden mit hohem Schmerzlevel zu Therapiebeginn: Sie erfuhren im Studienverlauf die größte Linderung.

Fazit

Bei Probanden mit chronischem Nackenschmerz war eine Schmerzlinderung signifikant assoziiert mit einer Verbesserung der Haltungswahrnehmung, egal ob durch Tai-Chi oder allgemeine Nackenübungen.

Quelle: Lauche R, et al. 2017. Does postural awareness contribute to exercise-induced improvements in neck pain intensity? A secondary analysis of a randomized controlled trial evaluating Tai Chi and neck exercises. Spine (Phila. Pa. 1976). Jan 31. [Epub ahead of print]

Link zum Abstract: www.ncbi.nlm.nih.gov/pubmed/28146026

WAS IST EFFEKTIVER BEI NACKENSCHMERZEN: KRANKENGYMNASTIK MIT ODER OHNE MANUELLE THERAPIE?

Bei leichten und moderaten Nackenschmerzen gibt es drei gängige physiotherapeutische Ansätze: Manuelle Therapie (MT), Übungstherapie oder beides kombiniert. In ihrer systematischen Literaturübersicht mit Meta-Analyse wollten die norwegischen Autoren wissen, welche Therapiestrategie die beste ist.

Dazu suchten sie bis Juni 2017 in den bekannten Datenbanken und fanden 1.169 Studien. Unter Anwendung der definierten Einschlusskriterien wurden letztendlich sieben randomisierte kontrollierte Studien mit insgesamt 936 Patienten (29 bis 51 Jahre alt, 65 Prozent weiblich) inkludiert. Die Teilnehmer waren Erwachsene mit akutem oder chronischem Nackenschmerz und mehr oder weniger eingeschränkten Alltagsaktivitäten. Die Studienqualität wurde mit der PEDro-Skala und der Evidenzgrad anhand der GRADE-Kriterien beurteilt.

Alle Patienten hatten Übungstherapie erhalten, entweder mit Manueller Therapie oder ohne. Es gab keine Probanden, die ausschließlich mit MT behandelt worden waren. Hinsichtlich Ruheschmerz, Nackenbeschwerden und Lebensqualität waren die Gruppenunterschiede direkt nach den Interventionen wie auch nach weiteren sechs und zwölf Monaten gering. Der Grad der Empfehlung ist moderat für Ruheschmerz und moderat bis gering für Nackeneinschränkungen, Nackenbeschwerden sowie Lebensqualität.

Fazit

Den Ergebnissen zufolge ist die Kombination von Übungen mit Manueller Therapie nicht überlegen. Eine reine Übungstherapie scheint auszureichen.

Quelle: Fredin K, et al. 2017. Manual therapy, exercise therapy or combined treatment in the management of adult neck pain – a systematic review and meta-analysis. Musculoskelet. Sci. Pract. 31:62–71

Link zum Abstract: www.ncbi.nlm.nih.gov/pubmed/28750310

SCHLEUDERTRAUMA: STANDARDVERSORGUNG ODER SPEZIFISCHE BEHANDLUNG INKLUSIVE KOGNITIVER VERHALTENSTHERAPIE?

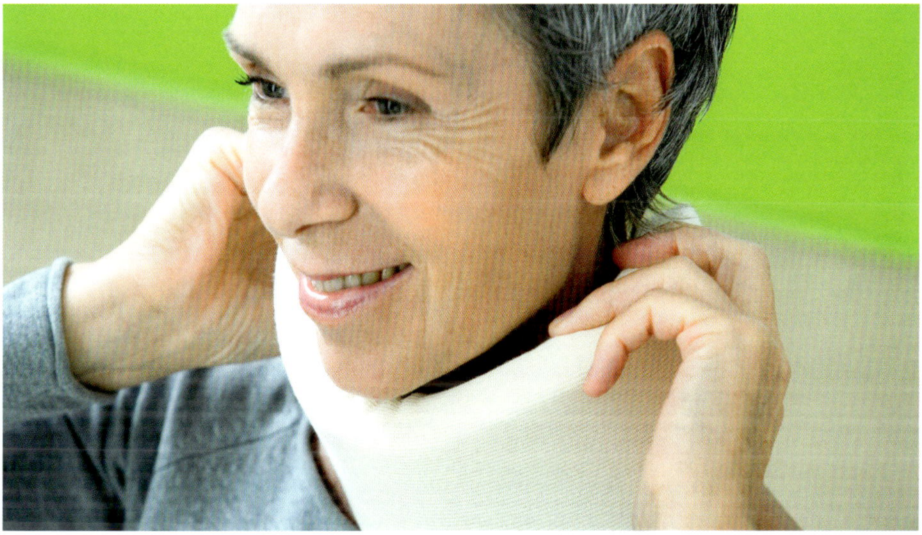

Geschätzt 50 Prozent der Schleudertrauma-Patienten haben ein Jahr später noch Beschwerden. Schützt ein multimodales Therapieprogramm in der akuten Phase nach Schleudertrauma (Whiplash-Associated Disorders – WAD) vor einer Chronifizierung der Beschwerden? Einschlusskriterien waren ein Alter zwischen 18 und 70 Jahren, WAD Grad eins oder zwei infolge eines Autounfalls und eine Schmerzintensität von mehr als vier auf einer visuellen analogen Schmerzskala (VAS). Wissenschaftler rekrutierten für ihre quasirandomisierte Studie 41 Patienten, davon rund 66 Prozent Frauen, direkt nach dem Unfall (innerhalb 48 Stunden) und teilten sie auf Wunsch entweder für 15 Tage einer Standardtherapiegruppe (n = 16) oder einer Eigenübungsgruppe nach verhaltenstherapeutischen Prinzipien (n = 25) zu. Alle Probanden erhielten ein Edukationsheft zum Thema WAD.

Die Verhaltenstherapiegruppe übte nach Instruktion durch einen Physiotherapeuten zunächst mit, später ohne Halskrause täglich Bewegungen der Halswirbelsäule (HWS) und Schultern im schmerzfreien Bereich und kräftigte ihre Muskulatur isometrisch. Die Probanden der Standardtherapiegruppe erhielten eine Halskrause, Schmerzmedikamente und eine Krankschreibung für sieben bis 14 Tage. Vor Studienbeginn, zwei Wochen später sowie vier und zwölf Wochen nach dem Unfall wurden als primäre Zielgrößen Schmerzintensität und Behinderung mit dem Neck Disability Index (NDI) gemessen, sekundär wurden Symptome wie Übelkeit, Benommenheit, Kopfschmerzen, Gedächtnisprobleme oder Konzentrationsstörungen abgefragt.

Die Probanden der Verhaltenstherapiegruppe hatten im Ergebnis weniger Schmerzen als die Vergleichsgruppe zu allen Nachbeobachtungszeitpunkten. Der NDI verbesserte sich im 15-tägigen Studienverlauf stärker in der Experimentalgruppe, zu den Nachuntersuchungszeitpunkten waren die Ergebnisse allerdings vergleichbar in beiden Gruppen.

Fazit

Die Autoren schließen mit dem Fazit, dass die Verhaltenstherapie zur Schmerzlinderung wirksamer war als die Standardtherapie, der Effekt auf den NDI aber begrenzt ausfiel. Sie fordern in Zukunft weitere Studien, die eine Randomisierung der Probanden vornehmen und ein längeres Follow-up untersuchen. Eine Limitation der Studie ist, dass die Interventionen nur von einem einzigen Physiotherapeuten durchgeführt wurden.

Quelle: Villafañe JH, et al. 2017. The effectiveness of a cognitive behavioral exercise approach (CBEA) compared to usual care in patients with a whiplash associated disorder: a quasi-experimental clinical trial. J. Back Musculoskelet. Rehabil. Apr 21. [Epub ahead of print]

Link zum Abstract: www.ncbi.nlm.nih.gov/pubmed/28453445

Ist Physiotherapie hilfreich bei Diskusverlagerungen ohne Reposition?

Craniomandibuläre Dysfunktionen (CMD) sind weit verbreitet. US-amerikanische Forscher wollten klären, ob Physiotherapie indiziert ist für Patienten mit einer Diskusverlagerung des Kiefergelenks ohne Reposition und mit limitierter Mundöffnung. Dazu werteten sie die Daten von 97 Patienten aus, die in einer ambulanten Einrichtung betreut wurden. Zu den klinischen Zielgrößen gehörten neben der maximalen aktiven Mundöffnung, Schmerz und Patientenzufriedenheit auch die Anzahl der Therapieeinheiten (durchschnittlich 5,5). Physiotherapie reduzierte effektiv die Schmerzintensität und vergrößerte die aktive Mundöffnung, die Patienten waren zufrieden mit der Behandlung. Daher empfehlen die Autoren individualisierte Physiotherapie für Patienten mit schmerzhaft eingeschränkter Mundöffnung bei Diskusverlagerung ohne Reposition.

Quelle: Kraus S, et al. 2017. Outcomes and patient satisfaction following individualized physical therapy treatment for patients diagnosed with temporomandibular disc displacement without reduction with limited opening: a cross-sectional study. Cranio 4:1–8

Link zum Abstract: www.ncbi.nlm.nih.gov/pubmed/28976291

Wie wirkungsvoll ist ein Übungsprogramm für Personen mit chronischen Nackenschmerzen?

Forscher aus Taiwan randomisierten 72 Patienten im Alter von 45 Jahren oder älter, die unter chronischen Nackenschmerzen litten, in eine Experimental- und eine Kontrollgruppe. Letztere erhielt sechs Wochen lang traditionelle Physiotherapie (je 15 Minuten Wärme- und Elektrotherapie, 17 Minuten Traktion), die Experimentalgruppe (n = 36) bekam dieselbe Behandlung und machte zusätzlich Übungen für den Schulter-Nacken-Bereich, nämlich kraniozervikale Flexion und progressive Kräftigungsübungen. Als Messinstrumente wurden der kraniozervikale Flexionstest (CCFT) mit dem Performance-Index nach Jull und die Kraftmessung der oberflächlichen zervikalen Muskulatur eingesetzt. Bei Studienende zeigte die Experimentalgruppe eine signifikante Verbesserung im CCFT-Index: Die Probanden konnten länger die kraniozervikale Muskulatur ansteuern. Die Kontrollgruppe verbesserte sich hier nur gering. Die Kraft der oberflächlichen HWS-Flexoren und -extensoren nahm in der Interventionsgruppe deutlicher zu als in der Kontrollgruppe. Die Autoren schließen mit dem Fazit, dass ein sechswöchiges progressives Übungsprogramm für den Nacken- und Schulterbereich die Muskelfunktion bei älteren Patienten mit chronischen HWS-Beschwerden verbessern kann.

Quelle: Lin IH, et al. 2017. The effect of progressive shoulder-neck exercise on cervical muscle functions of middle-aged and senior patients with chronic neck pain: a randomized controlled trial. Eur. J. Phys. Rehabil. Med. Jul 17. [Epub ahead of print] Volltext frei

Link zum Abstract: www.ncbi.nlm.nih.gov/pubmed/28714658

Wie wirken sich Übungen auf die Funktion der tiefen zervikalen HWS-Flexoren bei chronischen unspezifischen Nackenschmerzen aus?

In dieser systematischen Literaturübersichtsarbeit wurden bis März 2016 relevante Studien gesucht, die den Effekt verschiedener Übungsansätze auf die Ausdauerfähigkeit, Kraft, Aktivität und Dicke der tiefen zervikalen HWS-Flexoren bei Patienten mit chronischen Nackenschmerzen untersuchen. Insgesamt berücksichtigten die iranisch-pakistanischen Forscher neun Studien, diese erreichten eine mittlere (vier Studien) bis hohe Qualität (fünf Studien) auf der PEDro-Skala für randomisierte kontrollierte Studien. Acht Arbeiten erbrachten Evidenz für die Überlegenheit spezieller niedrig dosierter Übungen der kraniozervikalen Flexion zur Verbesserung der Funktion der tiefen HWS-Flexoren. In einer Studie gab es keine Unterschiede zwischen diesen spezifischen und anderen Übungen für die zervikale Region.

Quelle: Amiri Arimi S, et al. 2017. The effect of different exercise programs on size and function of deep cervical flexor muscles in patients with chronic nonspecific neck pain: a systematic review of randomized controlled trials. Am. J. Phys. Med. Rehabil. Feb 21. [Epub ahead of print]

Link zum Abstract: www.ncbi.nlm.nih.gov/pubmed/28225440

Was hilft beim chronischen Nackenschmerz: Übungen alleine oder in Kombination mit manuellen Mobilisationen nach Maitland?

Koreanische Wissenschaftler randomisierten 18 Probanden mit chronischen Nackenschmerzen entweder in eine Kontrollgruppe mit Übungen für die HWS und obere BWS oder in die Interventionsgruppe mit zusätzlicher Manueller Therapie nach dem Maitland-Konzept. Vor und nach der Intervention untersuchten die Forscher die Schmerzintensität auf der Visuellen Analogskala (VAS) sowie mittels Neck Disability Index (NDI), den Bewegungsumfang, die statische Balancefähigkeit und den Muskeltonus im Bereich des M. trapezius descendens. Die Probanden erhielten in zwei Wochen sechs Behandlungen à 60 Minuten (dreimal wöchentlich). Beide Gruppen verbesserten sich in den Outcomes VAS, NDI, Muskeltonus und aktive Beweglichkeit der HWS, die Maitland-Gruppe in einigen Parametern deutlicher (bessere Lateralflexion und Rotation nach rechts, weniger Schmerz und Behinderung).

Quelle: Lee KS, et al. 2017. Effect of maitland mobilization in cervical and thoracic spine and therapeutic exercise on functional impairment in individuals with chronic neck pain. J. Phys. Ther. Sci. 29, 3:531-5 Volltext frei

Link zum Abstract: www.ncbi.nlm.nih.gov/pubmed/28356648

Unspezifische Nackenschmerzen: Manuelle Therapie oder Übungen?

Forscher aus den Niederlanden und Belgien untersuchten 181 Patienten mit unspezifischen Nackenschmerzen und verglichen die Effekte einer aktiv orientierten Physiotherapie mit Manueller Therapie (MT) alleine. Dabei wurde das Konzept der MT-Schule in Utrecht zugrunde gelegt.
Die Patienten wurden per Zufall einer der beiden Therapiegruppen zugeteilt. In der MT-Gruppe dauerte die einzelne Behandlung zwischen 30 und 60 Minuten, mit maximal sechs Einheiten innerhalb von sechs Wochen. In der Physiotherapiegruppe bekamen die Patienten maximal neun Einheiten zu je 30 Minuten, wobei mindestens 20 Minuten aktiv geübt wurde. Zur Messung der Effekte setzten die Forscher unter anderem den Neck Disability Index (NDI) ein und dokumentierten auch die Anzahl der Therapieeinheiten. Die Untersuchungen fanden zu mehreren Messzeitpunkten statt: nach drei, sieben, 13, 26 und 52 Wochen. Nach einem Jahr unterschieden sich die Gruppen in keinem der gemessenen Parameter. In der MT-Gruppe benötigten die Patienten jedoch signifikant weniger Therapieeinheiten.

Quelle: Groeneweg R, et al. 2017. Manual therapy compared with physical therapy in patients with non-specific neck pain: a randomized controlled trial. Chiropr. Man. Therap. 28, 5:12 Volltext frei

Link zum Abstract: www.ncbi.nlm.nih.gov/pubmed/28465824

Nützt Skapula-Stabilisation Patienten mit unspezifischem Nackenschmerz?

30 Patienten mit unspezifischem Nackenschmerz wurden randomisiert entweder einer Interventionsgruppe (n = 15) zugeteilt, die neben nackenspezifischen Übungen zusätzlich Skapula-Stabilisation übte, oder einer Kontrollgruppe, die ausschließlich die Nackenübungen durchführte. Beide Interventionen dauerten sechs Wochen. Die Forscher untersuchten Schmerzen mit der Visuellen Analogskala (VAS) und das Ausmaß der Behinderung mit dem Neck Disability Index (NDI). Außerdem wurde mit einem elektromagnetischen Messgerät die dreidimensionale Skapula-Bewegung während 30, 60, 90 und 120 Grad Elevation der Schulter aufgezeichnet. Unabhängig von der Gruppenzugehörigkeit verbesserten sich alle Teilnehmer nach sechs Wochen in VAS und NDI. Die Skapula-Kinematik unterschied sich nicht zwischen den Gruppen hinsichtlich der Rotation sowie der anterioren oder posterioren Kippung. In der Interventionsgruppe war die Skapula bei 120 Grad Schulterelevation stärker nach außen rotiert als in der Kontrollgruppe. Beide Interventionen linderten effektiv Schmerzen und verbesserten die Funktion von Patienten mit unspezifischen Nackenschmerzen.

Quelle: Yildiz TI, et al. 2017. Neck and scapula-focused exercise training on patients with non-specific neck pain: a randomized controlled trial. J. Sport Rehabil. 12:1-28

Link zum Abstract: www.ncbi.nlm.nih.gov/pubmed/28605288

Was ist wirksamer bei zervikaler Radikulopathie: strukturierte postoperative Physiotherapie oder eine Standardversorgung?

202 Probanden mit persistierender zervikaler Radikulopathie wurden zufällig entweder der Gruppe mit strukturierter postoperativer Physiotherapie mit spezifischen Nackenübungen und verhaltenstherapeutischen Inhalten oder der Standardversorgung zugeteilt. Zu Studienbeginn sowie drei und sechs Monate später maßen die Forscher folgende klinische Zielgrößen: Ausdauerfähigkeit der Nackenmuskulatur, aktiver Bewegungsumfang der HWS, Katastrophisieren von Schmerzen (Coping Strategies Questionnaire-Catastrophizing Subscale – CSQ-CAT), Selbstwirksamkeit, wahrgenommene Kontrollierbarkeit des Schmerzes und die Fähigkeit, Schmerzen selbst zu reduzieren. In der Nachuntersuchung nach sechs Monaten gab es keine signifikanten Unterschiede zwischen den Patientengruppen: Beide hatten sich in allen Outcomes verbessert. Diejenigen Probanden der Physiotherapiegruppe, die postoperativ mehr als 50 Prozent der Therapieeinheiten absolviert hatten, zeigten im Follow-up nach drei und sechs Monaten weniger Schmerzkatastrophisierung als die Probanden der Standardversorgung. Das Fazit der Autoren: Obwohl die Gruppen sich im Ergebnis nicht wesentlich unterschieden, wurde postoperative Physiotherapie von Patienten mit zervikaler Radikulopathie toleriert und die Kombination aus OP und Übungen könnte einen Zusatznutzen darstellen.

Quelle: Wibault J, et al. 2017. Neck-related physical function, self-efficacy, and coping strategies in patients with cervical radiculopathy: a randomized clinical trial of postoperative physiotherapy. J. Manipulative Physiol. Ther. 40, 5:330–9

Link zum Abstract: www.ncbi.nlm.nih.gov/pubmed/28495026

Wie beeinflusst Physiotherapie im zervikalen Bereich einen Tinnitus?

Forscher aus Belgien untersuchten, welche Prädiktoren es beim zervikogenen Tinnitus für eine erfolgreiche Behandlung durch Physiotherapie im HWS-Bereich gibt.
Sie schlossen Patienten mit Nackenbeschwerden (mehr als 14 Punkte im Neck Bournemouth Questionnaire – NBQ) und einem Tinnitus Functional Index (TFI) von 25 bis 90 Punkten ein – dies entspricht einem mittleren bis schweren subjektiven Tinnitus. In sechs Wochen bekamen alle Teilnehmer zwölf Einheiten Physiotherapie mit manualtherapeutischen Maßnahmen und Übungen für die HWS; das Follow-up erfolgte direkt nach der Studie und nach weiteren sechs Wochen.
Nach der Physiotherapie hatten diejenigen Probanden signifikant niedrigere Werte im TFI, deren Tinnitussymptomatik direkt mit HWS-Beschwerden zusammenhing.
Auch Patienten, die einen tieffrequenten Tinnitus hatten, der bei ungünstigen HWS-Haltungen zunahm, profitierten von der Therapie, wenn man den TFI zugrunde legt.

Quelle: Michiels S, et al. 2017. Prognostic indicators for decrease in tinnitus severity after cervical physical therapy in patients with cervicogenic somatic tinnitus. Musculoskelet. Sci. Pract. 29:33-7

Link zum Abstract: www.ncbi.nlm.nih.gov/pubmed/28286241

1

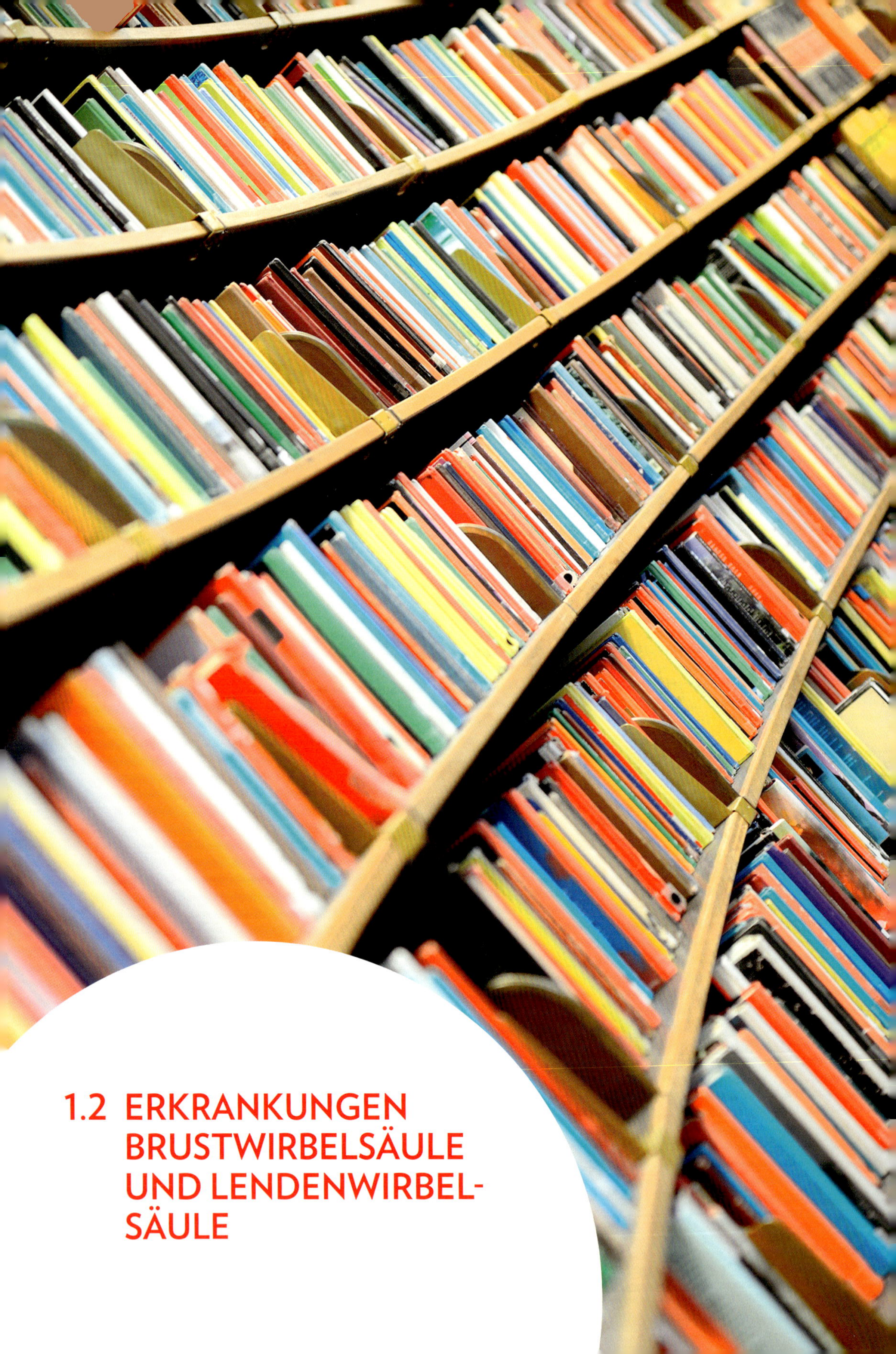

1.2 ERKRANKUNGEN BRUSTWIRBELSÄULE UND LENDENWIRBELSÄULE

1

LINDERT ÜBUNGSTHERAPIE DIE BEWEGUNGSANGST VON PATIENTEN NACH FUSIONSOPERATION BEI SPONDYLOLISTHESIS?

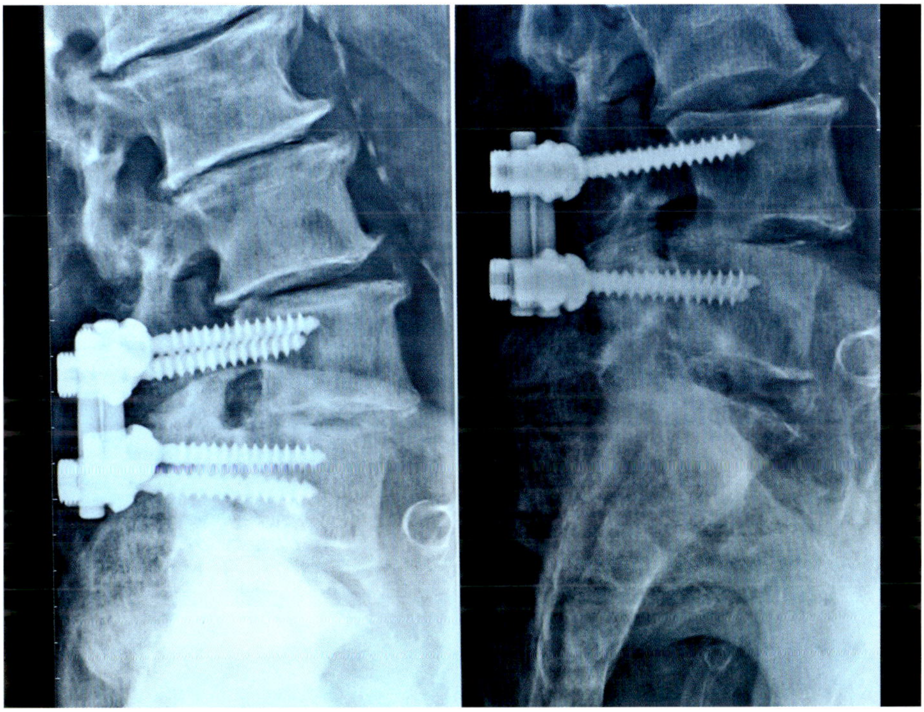

Finnische Wissenschaftler randomisierten 98 Patienten nach posterolateraler Wirbelkörperfusion bei lumbaler Spondylolisthesis in zwei Gruppen: Die Übungsgruppe (n = 48) übte für zwölf Monate mindestens zwei- bis dreimal zu Hause (Gehtraining, Kräftigung und Koordination der Rumpf- und Hüftmuskulatur, mit 50 bis 70 Prozent der Maximalkraft) und wurde durch regelmäßige Auffrischungseinheiten alle zwei Monate in ihrem Hausaufgabenprogramm unterstützt (sechs Termine). Dabei wurden auch Barrieren gegen die Übungen und Ängste thematisiert. Die Probanden der Normalversorgungsgruppe (n = 50, Kontrollgruppe) erhielten nur einen einzigen Termin Physiotherapie, bei dem sie instruiert wurden, dreimal wöchentlich leichte Kraftausdauerübungen für Bauch-, Rücken- und Hüftmuskulatur zu machen, sich zu dehnen und den Gleichgewichtssinn zu schulen. Studienbeginn war drei Monate postoperativ, bis zu diesem Zeitpunkt hatten beide Gruppen eine identische medizinische Versorgung bekommen. Inkludiert wurden Personen über 18 Jahre, die eine degenerative (69 Prozent) oder isthmische (teils knorpeliger Wirbelbogen) Spondylolisthesis hatten. Zu den Ausschlusskriterien zählten unter anderem Frakturen, Tumoren, eine Parese der unteren Extremität, ernste Pathologien in Bezug auf das kardiorespiratorische oder muskuloskelettale System und postoperative Komplikationen. Das Durchschnittsalter der Patienten betrug 59 Jahre, 74 Prozent waren Frauen. Das Ausmaß der Kinesiophobie (Bewegungsangst) wurde mithilfe der Tampa Scale for Kinesiophobia (TSK) evaluiert, die körperliche Aktivität maßen die Forscher mit dem International Physical Activity Questionnaire (IPAQ, siehe Kasten). Die Daten wurden präoperativ sowie drei Monate postoperativ und am Ende der zwölfmonatigen Intervention erhoben.

Das Ergebnis: Ein progressives, drei Monate postoperativ beginnendes Übungsprogramm nach lumbaler Wirbelkörperfusion ist einer einmaligen Instruktion durch einen Physiotherapeuten nicht überlegen. Es gab nach Studienende keine signifikanten Unterschiede zwischen den Gruppen, weder beim Medianwert in der TSK noch bei der körperlichen Aktivität im IPAQ.

International Physical Activity Questionnaire (IPAQ)

Der Fragebogen ist als Lang- oder Kurzfassung verfügbar, er misst die im Sitzen und körperlich aktiv verbrachte Zeit in einer gewöhnlichen Woche. 150 Minuten Bewegung pro Woche werden als ausreichende körperliche Aktivität eingestuft.

Quelle:
www.lzg.nrw.de/ges_foerd/qualitaet/evaluationstools/methodenkoffer/instrumente-fuer-spezifische-zielgruppen/altersuebergreifend/international-physical-activity-questionnaire-ipaq/index.html

Fazit

Diese Ergebnisse könnten eine wichtige Information darstellen, um ressourcenschonend und trotzdem patientengerecht zu therapieren.

Quelle: Ilves O, et al. 2017. Effectiveness of postoperative home-exercise compared with usual care on kinesiophobia and physical activity in spondylolisthesis: a randomized controlled trial. J. Rehabil. Med. Sep 1. [Epub ahead of print] Volltext frei

Link zum Abstract: www.ncbi.nlm.nih.gov/pubmed/28862315

SPIELT DIE EINSTELLUNG DES THERAPEUTEN FÜR DIE BEHANDLUNG VON PATIENTEN MIT CHRONISCHEN KREUZSCHMERZEN EINE ROLLE?

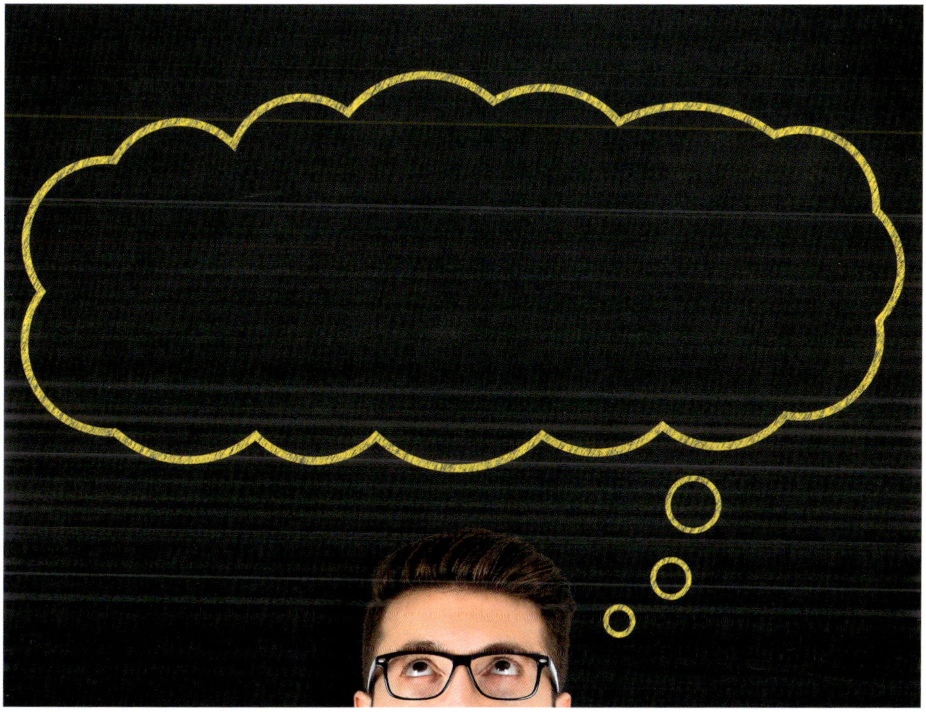

Ja, so das Ergebnis eines systematischen Reviews aus quantitativen und qualitativen Studien. Australische Forscher recherchierten bis Februar 2016 in medizinischen Datenbanken nach geeigneten Studien zu diesem Thema. Dabei kamen sowohl Querschnittstudien als auch qualitative Studiendesigns infrage. Berücksichtigt wurden Studien, die in der Behandlung von chronischen Kreuzschmerzen erfahrene Physiotherapeuten einschlossen und als Zielgröße deren Überzeugungen hinsichtlich des Krankheitsbildes im Zusammenhang mit der Behandlungsstrategie untersuchten. Insgesamt inkludierten die Forscher fünf quantitative und fünf qualitative Studien in ihre Analyse. In drei quantitativen Studien wurde die Pain Attitude and Beliefs Scale for Physiotherapists (PABS-PT) eingesetzt, in zwei Studien kam die Attitudes to Back Pain Scale in musculoskeletal practitioners (ABS-mp) zur Anwendung. Eine Studie untersuchte das Angst-Vermeidungsverhalten. Um die Vorgehensweise der Therapeuten in der Praxis zu dokumentieren, wurden in drei der fünf quantitativen Studien

Fallvignetten mit Patientenbeispielen unterschiedlicher Risikostufen eingesetzt. Die Auswertungen zeigen, dass Therapeuten mit einer eher biomedizinischen Perspektive den Patienten häufiger dazu raten, ihre Arbeitstätigkeit erst später wieder aufzunehmen und länger inaktiv zu bleiben. Darüber hinaus korrelierte die biomedizinische Perspektive in einer Studie mit der Tendenz, die Anzahl der Therapiesitzungen für den einzelnen Patienten nicht einzugrenzen. Therapeuten mit einem ausgeprägten Angst-Vermeidungsverhalten können den Genesungsverlauf ihrer Patienten negativ beeinflussen.

Die Analyse der qualitativen Studien deutet auf zwei Hauptaspekte in diesem Bereich hin. Bei der Therapieorientierung spielten folgende Themen eine Rolle:

- biomedizinischer Ansatz mit Fokussierung auf biomedizinische Faktoren in der Therapie,
- Klassifikation der Patienten aus biomedizinischer Perspektive,
- fehlendes Vertrauen der Therapeuten, das bio-psycho-soziale Modell in der Praxis einzusetzen,
- fehlendes Vertrauen in sich selbst, auch schwierige Patienten behandeln zu können, und
- die Meinung, dass die Untersuchung psychosozialer Faktoren nicht Aufgabe des Physiotherapeuten ist.

Im Bereich der patientenbezogenen Faktoren waren drei Aspekte wichtig:

- Einstellung des Patienten und Therapieerwartung,
- Beziehung zwischen Patient und Therapeut sowie
- Passivität des Patienten.

Fazit

Die Autoren schlussfolgern, dass die Einstellung des Therapeuten durchaus eine Rolle für die klinische Praxis spielt.

Quelle: Gardner T, et al. 2017. Physiotherapists' beliefs and attitudes influence clinical practice in chronic low back pain: a systematic review of quantitative and qualitative studies. J. Physiother. 63, 3:132-43 Volltext frei

Link zum Abstract: www.ncbi.nlm.nih.gov/pubmed/28655562

WIE KANN DIE ARBEITSFÄHIGKEIT VON PATIENTEN MIT CHRONISCHEM KREUZSCHMERZ VERBESSERT WERDEN?

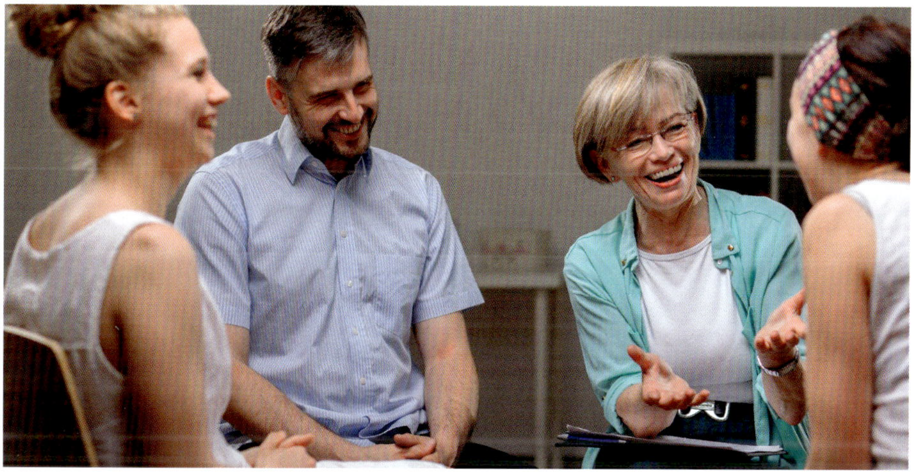

Dass bereits eine kurze Patientenedukation die Arbeitsfähigkeit bei chronischem Rückenschmerz erhöhen kann, ist bekannt. Ein norwegisches Forscherteam untersuchte nun, ob dieser positive Effekt sich durch zusätzliche kognitive Verhaltenstherapie oder körperliches Training noch verstärken lässt. Diese Studie ist Teil einer größeren multizentrischen, randomisierten, kontrollierten Studie mit dem Namen CINS (Cognitive Interventions and Nutritional Supplements). 214 Patienten (50,5 Prozent Frauen, durchschnittliche Symptomdauer zehn Jahre) im Alter zwischen 20 und 60 Jahren, die aufgrund ihrer Kreuzschmerzen seit zwei bis zehn Monaten zu mindestens 50 Prozent arbeitsunfähig waren, wurden in eine der drei folgenden Gruppen randomisiert:

1. kurze Patientenedukation (zwei Termine innerhalb von fünf Tagen, minimal zwei und maximal vier Stunden insgesamt) bestehend aus einer gründlichen körperlichen Untersuchung, Erklärungen zum Thema Rückenschmerz und dem Auftrag, aktiv zu bleiben (n = 99)

2. Edukation plus kognitive Verhaltenstherapie in der Gruppe (sieben 90-minütige Einheiten innerhalb von drei Monaten), Themen: Leben mit Schmerz, sich schmerzauslösenden Situationen aussetzen (n = 55)

3. Edukation plus Übungen in der Gruppe: pro Woche drei Termine à 90 Minuten über drei Monate, Gruppengröße zehn Patienten, Themen: Konfrontation mit Bewegungen/Aktivitäten, welche die Patienten für gefährlich hielten, arbeitsplatzrelevante Aktivitäten (n = 60)

Ausschlusskriterien waren unter anderem Schwangerschaft, Osteoporose, kürzliches Wirbelsäulentrauma und ernste psychiatrische Erkrankungen. Als Hauptzielgröße wurde die erhöhte Arbeitstätigkeit nach zwölf Monaten evaluiert. Zu den sekundären Zielgrößen gehörten Angst-Vermeidungs-Überzeugungen, Bewältigungsstrategien, Ängstlichkeit, Depression, subjektive Beschwerden und empfundene Behinderung durch den Schmerz. Folgende Assessments kamen zum Einsatz:

- Oswestry Disability Index (ODI)
- Hospital Anxiety and Depression Scale (HADS)
- Subjective Health Complaints Inventory (SHC)
- The Utrecht Coping List (UCL)
- Fear-Avoidance Beliefs Questionnaire

Im Ergebnis unterschieden sich die drei Gruppen bezüglich der primären und der meisten sekundären Zielgrößen nicht. Einzig im Bereich der gesundheitsbezogenen Beschwerden wie Schlafstörungen, Depressionen, Palpitationen (Herzklopfen), Ängstlichkeit, Hitzewallungen, Müdigkeit und Benommenheit waren die Gruppen mit Edukation plus kognitive Verhaltenstherapie beziehungsweise plus Übungstherapie der alleinigen Edukation überlegen, allerdings nicht statistisch signifikant.

Fazit

Die Autoren konnten also für die krankgeschriebenen Teilnehmer mit chronischen Rückenschmerzen keine bessere Arbeitsfähigkeit durch zusätzlich zu einer kurzen kognitiven Edukation abgegebene Interventionen feststellen.

Quelle: Harris A, et al. 2017. Brief intervention, physical exercise and cognitive behavioural group therapy for patients with chronic low back pain (the CINS trial). Eur. J. Pain. Apr 27. [Epub ahead of print]

Link zum Abstract: www.ncbi.nlm.nih.gov/pubmed/28449303

1

WELCHE ÜBUNGSFORM IST EFFEKTIVER ZUR VERGRÖSSERUNG DES MUSKELQUERSCHNITTS DES M. MULTIFIDUS?

Es ist bekannt, dass Patienten mit LWS-Schmerzen eine Asymmetrie der Muskulatur und einen geringeren Muskelquerschnitt des M. multifidus aufweisen. Spezielle Übungsprogramme zur Verbesserung von statischer und dynamischer Stabilität sowie motorischer Kontrolle erwiesen sich als effektive Therapie. Schwedische Wissenschaftler untersuchten nun, ob dies auch für das Gewichtheben (Kreuzheben) zutrifft, ein Kraft-Ausdauer-Training bei stabilisierter Lendenwirbelsäule in neutraler Position, kombiniert mit optimaler Bauchatmung, welches die Belastbarkeit der Rückenmuskulatur steigern soll.

Sie randomisierten 65 Patienten mit nozizeptivem mechanischen LWS-Schmerz in eine Gruppe mit Koordinationsübungen oder Gewichtheben (Kreuzheben). Alle Patienten hatten maximal zwölf Termine Physiotherapie. Zu Beginn und nach dem zweimonatigen Training wurden der Muskelquerschnitt des M. multifidus auf Höhe des fünften Lendenwirbels mit Ultraschall und die Schmerzintensität (VAS) untersucht.

Drei Patienten beendeten die Studie nicht (ein Teilnehmer der Koordinationsgruppe und zwei der Gewichthebengruppe).

Fazit

Die Interventionen unterschieden sich nicht in der Effektivität bezüglich der Dicke des M. multifidus. Jedoch verringerte sich die Muskelasymmetrie signifikant in beiden Gruppen: Der anfangs dünnere Muskel auf der schwächeren Seite nahm im Muskelquerschnitt deutlich zu. Dies hatte allerdings keinen Einfluss auf die Schmerzintensität.

Quelle: Berglund L, et al. 2016. The effects of low-load motor control exercises and a high-load lifting exercise on lumbar multifidus thickness – a randomized controlled trial. Spine. Nov 18. [Epub ahead of print]

Link zum Abstract: www.ncbi.nlm.nih.gov/pubmed/27870804

1

START BACK SCREENING TOOL: KANN SICH DIE PROGNOSE IM BEHANDLUNGSVERLAUF ÄNDERN?

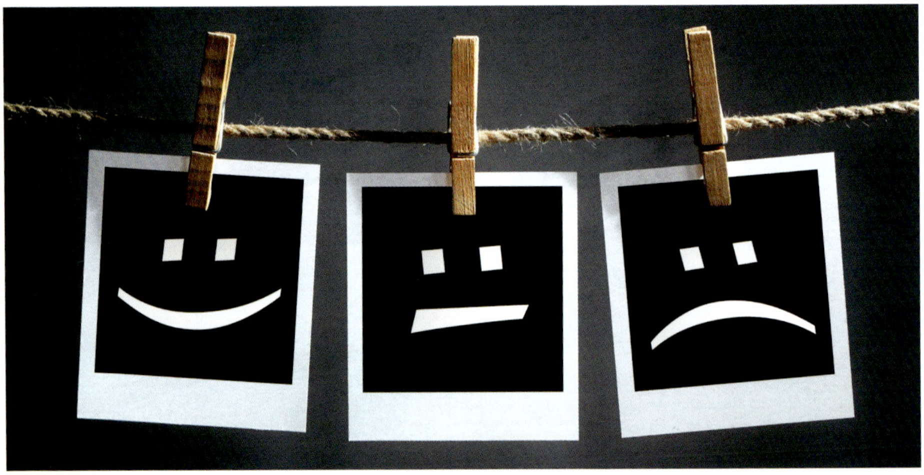

Der Verlauf bei Patienten mit chronischen unspezifischen Kreuzschmerzen ist variabel. Es gibt einerseits veränderbare prognostische Faktoren, wie Schmerzintensität oder Depression, und andererseits nicht veränderbare Faktoren, wie Alter und Geschlecht. Das STarT Back Screening Tool ist ein bekanntes Instrument für die Beurteilung der Prognose bei diesen Patienten. Die Klassifikation berücksichtigt derzeit allerdings noch keine Variablen, welche die Prognose über den Behandlungsverlauf beeinflussen können. Forscher aus Brasilien und Australien untersuchten daher, inwiefern sich die mit dem STarT-Fragebogen ermittelte Risikogruppe über einen Zeitraum von sechs Monaten verändert. Darüber hinaus prüften sie, ob das Instrument auch einen prädiktiven Wert hat, wenn es zu verschiedenen Zeitpunkten eingesetzt wird. Die Forscher schlossen insgesamt 148 Patienten im Alter von 18 bis 60 Jahren mit chronischen unspezifischen Kreuzschmerzen, die physiotherapeutisch behandelt wurden, in ihre Analyse ein. Die Auswertung basiert auf den Daten einer randomisierten kontrollierten Studie. Die Physiotherapie beinhaltete allgemeine und spezifische Übungen für den unteren Rücken sowie manualtherapeutische Techniken. Die Anzahl der Einheiten sowie die Interventionen waren zwar standardisiert, die Therapeuten wendeten die Maßnahmen aber in Abhängigkeit vom jeweiligen Befund des Patienten an. Alle Probanden erhielten über fünf Wochen insgesamt zehn Therapieeinheiten mit einer Frequenz von zweimal pro Woche.

Erhoben wurden demografische, klinische und anthropometrische Daten, Schmerzintensität (Schmerzskala), Einschränkungen (Roland Morris Disability Questionnaire), der allgemein von den Patienten empfundene Effekt (Global Perceived

Effect Scale) sowie die Prognose (STarT Back Screening Tool) – alle Untersuchungen wurden zu Beginn der Studie, nach fünf Wochen sowie nach drei und sechs Monaten durchgeführt. Zur Beurteilung einer veränderten Risikogruppe definierten die Forscher drei Kategorien:

- Verbesserung
- stabil
- Verschlechterung

Rund 61 Prozent der Patienten veränderten sich in der ersten, fünfwöchigen Phase der physiotherapeutichen Behandlung in Bezug auf ihre Risikogruppe – insbesondere die Gruppe mit einem mittleren Risiko.

Lesen Sie auch ...

Karstens S, Steinhäuser J, Joos S. 2013. Der STarT-Fragebogen. Ein Instrument zur abgestuften Therapiezuweisung bei Kreuzschmerzen. Z. f. Physiotherapeuten 65, 5:50-3

Surftipp

STarT Back
www.keele.ac.uk/sbst

Fazit

Bei den meisten kam es zu einer Verbesserung. Nach drei und sechs Monaten blieb mehr als die Hälfte der Patienten stabil in ihrer Risikogruppe.

Quelle: Medeiros FC, et al. 2017. Serial monitoring of patients with chronic low back pain during physical therapy treatment using the STarT Back Screening Tool. J. Orthop. Sports Phys. Ther. Mar 29. [Epub ahead of print]

Link zum Abstract: www.ncbi.nlm.nih.gov/pubmed/28355979

INDIVIDUELLE PHYSIOTHERAPIE ODER BERATUNG: WOVON PROFITIEREN RÜCKENSCHMERZ-PATIENTEN MEHR?

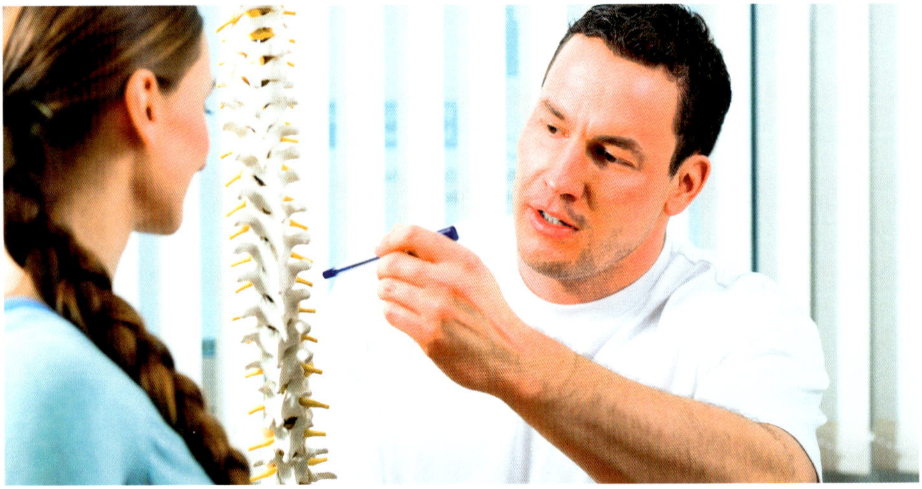

In einer bereits publizierten Studie (Specific Treatment of Problems of the Spine – STOPS) hatten Rückenschmerz-Patienten entweder individuelle Physiotherapie oder leitlinienbasierte Beratung erhalten. Mit der Physiotherapie konnten die Schmerzen und Einschränkungen im zwölfmonatigen Untersuchungszeitraum schneller und langfristiger reduziert werden. Eine zweite Auswertung dieser Studie sollte nun herausfinden, wovon die Patienten mit besonders schwerer Symptomatik und langer Dauer mehr profitieren, und entsprechende Vorhersagefaktoren identifizieren.

Die 300 Patienten (16 bis 65 Jahre) hatten seit sechs Wochen, aber weniger als sechs Monate einen unteren Rückenschmerz oder ins Bein ausstrahlenden Schmerz. Zu den Ausschlusskriterien gehörten unter anderem Operationen an der LWS, spinale Injektionen in den letzten sechs Wochen und schwerwiegende Erkrankungen (Tumorerkrankung, Cauda-equina-Syndrom). Die Teilnehmer wurden randomisiert und nach pathoanatomischen und psychosozialen Faktoren in fünf Subgruppen klassifiziert:

- Bandscheibenvorfall mit radikulärer Symptomatik
- Schmerz aufgrund von Störungen der Facettengelenke
- Reduzierbarer diskogener Schmerz
- Nicht reduzierbarer diskogener Schmerz
- Multifaktorieller Schmerz (Örebro Musculoskeletal Pain Questionaire – ÖMPQ)

156 Patienten erhielten in zehn Wochen zehnmal Physiotherapie für jeweils 30 Minuten. Die Therapie umfasste in Abhängigkeit von Subgruppenklassifizierung und Belastbarkeit Patientenedukation, Strategien im Umgang mit den Beschwerden, Übungen, Manuelle Therapie und verhaltenstherapeutische Ansätze. Im gleichen Zeitraum wurden 144 Patienten an zwei Terminen für jeweils 30 Minuten informiert und beraten. Themen waren die Schmerzursache, die Prognose sowie Empfehlungen zur Aktivität und Entlastung. Zu Beginn, nach fünf, zehn, 26 und 52 Wochen wurden Daten mithilfe der Numerischen Schmerzskala (NRS) und des Oswestry Disability Index (ODI) erhoben.

Insgesamt 228 Patienten gehörten den drei Subgruppen mit Bandscheibenbeschwerden an, 64 Patienten hatten eine Facettengelenksproblematik. Die Patienten mit stärkeren Schmerzen, höheren psychosozialen Risiken im ÖMPQ und längerer Schmerzdauer profitierten am meisten von der individuellen Therapie im Vergleich zur leitliniengerechten Beratung. Dies galt vor allem für Teilnehmer mit schlechten Bewältigungsstrategien.

Fazit

Die Autoren schlussfolgern, dass für Rückenschmerz-Patienten mit schwerer und lang anhaltender Symptomatik sowie größeren psychosozialen Risiken die längere individuelle Physiotherapie der zweimaligen Beratung überlegen ist. Bei geringer Symptomatik und kurzer Beschwerdedauer könnte hingegen die Beratung ausreichend sein.

Quelle: Hahne AJ, et al. 2017. Who benefits most from individualized physiotherapy or advice for low back disorders? A pre-planned effect modifier analysis of a randomized controlled trial. Spine. Mar 3. [Epub ahead of print]

Link zum Abstract: www.ncbi.nlm.nih.gov/pubmed/28263227

Ist Yoga effektiv bei chronischen Kreuzschmerzen?

US-amerikanische Wissenschaftler untersuchten in einer randomisierten Studie, ob Yoga eine Alternative zu Physiotherapie für Personen mit unspezifischem chronischem Kreuzschmerz sein kann. Dazu teilten sie 320 Patienten in drei Gruppen ein: Eine machte Yoga (einmal wöchentlich), die zweite bekam 15 Termine Physiotherapie und die dritte erhielt ein Buch und Newsletter zur Edukation. Die Interventionsphase dauerte zwölf Wochen. Die Forscher maßen in der Nachuntersuchung nach zwölf Wochen die Funktion (Roland Morris Disability Questionnaire – RMDQ), Schmerzen, Schmerzmittelgebrauch, Verbesserung insgesamt, Zufriedenheit mit der Intervention und gesundheitsbezogene Lebensqualität. In Bezug auf Schmerzlinderung und Funktionsverbesserung schnitt Yoga nicht schlechter ab als Physiotherapie, aber auch nicht besser als Edukation. Im Vergleich zur Edukationsgruppe war es nach zwölf Wochen sowohl für die Yogaprobanden als auch für die PT-Gruppe unwahrscheinlicher, Schmerzmittel zu nehmen. Diese Verbesserungen waren im Follow-up nach einem Jahr noch messbar. Eine Limitation dieser Studie ist die große Zahl von Studienabbrechern in der PT-Gruppe.

Quelle: Saper RB, et al. 2017. Yoga, physical therapy, or education for chronic low back pain: a randomized noninferiority trial. Ann. Intern. Med. Jun 20. [Epub ahead of print]

Link zum Abstract: www.ncbi.nlm.nih.gov/pubmed/28631003

Therapieplanung bei unspezifischen chronischen LWS-Schmerzen: Wie denken Patienten darüber?

Therapeut und Patient sollten auf Augenhöhe kommunizieren und gemeinsam verantwortungsvoll den Therapieprozess gestalten. Diese qualitative Studie erforschte mithilfe von semistrukturierten Interviews die Sicht von acht Patienten mit ihren Vorlieben, Erfahrungen und Erwartungen. Vier Themenbereiche konnten abgegrenzt werden: 1) Die Erwartungen des Patienten sind nicht deckungsgleich mit seinen Bedürfnissen, 2) notwendige Informationen werden nicht ausreichend vermittelt, 3) nicht alle therapeutischen Entscheidungen müssen gemeinsam getroffen werden und 4) der Wunsch, individuell behandelt zu werden.

Das Fazit der Autoren ist, dass eine gemeinschaftliche Therapieplanung nicht durchgängig praktiziert wird, aber auch nicht von jedem Patienten gewollt ist. Das Grundempfinden der Interviewten war, dass der Therapeut dominant als Entscheider auftrat und die Patienten sich dadurch unfähig fühlten, die Therapieplanung zu hinterfragen oder mitzugestalten.

Quelle: Stenner R, et al. 2016. Exercise prescription for non-specific chronic low back pain (NSCLBP): a qualitative study of patients' experiences of involvement in decision making. Physiotherapy 102, 4:339–44

Link zum Abstract: www.ncbi.nlm.nih.gov/pubmed/26549600

Wie aussagekräftig ist das STarT Back Screening Tool zur Vorhersage der Schmerzintensität bei unterem Rückenschmerz?

Das prognostische STarT Back Screening Tool (SBT), welches in der Primärversorgung bereits validiert ist, besteht aus drei Bewertungskomponenten: Gesamtpunktzahl, psychosozialer Score und Punktzahl der einzelnen Kategorien. Forscher in Singapur untersuchten nun, wie valide diese drei Subskalen zukünftige Schmerzen bei Personen mit LWS-Beschwerden vorhersagen, die ambulante Physiotherapie erhalten. Dazu ließen sie 207 Patienten vor Beginn der Behandlung und zwölf Wochen später den SBT-Fragebogen ausfüllen.
Alle drei Subskalen waren signifikant positiv assoziiert mit der Wahrscheinlichkeit einer höheren Schmerzintensität zum Zeitpunkt der Nachuntersuchung. Insbesondere die Punktzahl aus der psychosozialen Kategorie des SBT ist als Prädiktor der zukünftigen Schmerzstärke relevant und wahrscheinlich sogar wichtiger als die Gesamtpunktzahl.

Quelle: Toh I, et al. 2017. Evaluation of the STarT Back Screening Tool for prediction of low back pain intensity in an outpatient physical therapy setting. J. Orthop. Sports Phys. Ther. 3:1–23

Link zum Abstract: www.ncbi.nlm.nih.gov/pubmed/28257616

Wie reliabel ist das STarT Back Tool?

Schmerzen im Bereich der Lendenwirbelsäule (LWS) haben eine hohe Prävalenz und stellen einen großen Kostenfaktor im Gesundheitswesen dar. Patienten mit hohem Chronifizierungsrisiko sollten früh identifiziert werden, um die optimale Therapie einzuleiten. Wissenschaftler untersuchten daher in einer Kohortenstudie, wie reliabel die norwegische Version des Keele STarT Back Tool (SBT) ist und ob diese sich für das Screening von Patienten mit LWS-Schmerz in der physiotherapeutischen Erstversorgung eignet. 52 Probanden im Alter von durchschnittlich 45 Jahren beantworteten neben dem SBT noch den Hannover Functional Ability Questionnaire und Fragen zur Schmerzintensität. Sie wurden im Abstand von einem bis drei Tagen zweimal befragt. Kein Teilnehmer wurde nach Auswertung der Daten der Hochrisikogruppe zugerechnet. Sowohl im Test als auch im Re-Test berichtete die mittlere Risikogruppe über mehr Schmerzen und stärkere Aktivitätseinschränkungen als die Gruppe mit geringem Chronifizierungsrisiko. Die Autoren schlussfolgern, dass die norwegische Version des SBT reliabel und nützlich ist, da die Einteilung der Probanden in Risikogruppen der Schwere ihrer Rückensymptomatik entsprach.

Quelle: Robinson HS, et al. 2017. Reliability and screening ability of the StarT Back screening tool in patients with low back pain in physiotherapy practice, a cohort study. BMC Musculoskelet. Disord. 18, 1:232 Volltext frei

Link zum Abstract: www.ncbi.nlm.nih.gov/pubmed/28569152

Prävention und Therapie von LWS-Schmerzen: Ist ein niedrig dosiertes Übungsprogramm effektiv?

226 Angestellte (42,7 ± 10,2 Jahre) mit oder ohne Kreuzschmerzen wurden randomisiert entweder einer Wartelisten-Kontrollgruppe oder einer Interventionsgruppe zugeteilt. Letztere machte fünf Monate lang dreimal wöchentlich für je 20 Minuten zu Hause Übungen, welche von Mitarbeitern der Krankenversicherung vor Studienbeginn instruiert und anschließend einmal monatlich kontrolliert wurden. Nach Ende der Intervention hatten die Teilnehmer der Interventionsgruppe signifikant mehr Kraft der Rückenextensoren entwickelt und berichteten über weniger Schmerzen als die Kontrollgruppe. Eine weitere Analyse zeigte, dass nur Probanden, die bereits unter chronischen Rückenschmerzen litten, nach der Intervention mehr Kraft, weniger Schmerzen und eine bessere Arbeitsfähigkeit hatten als die Kontrollpersonen; dies galt nicht für Studienteilnehmer, die von Anfang an schmerzfrei waren. Die Forscher schlussfolgern, dass ein niedrig dosiertes Heimübungsprogramm über fünf Monate sowohl die Kraft der Rückenextensoren erhöht als auch schmerzlindernd wirkt. Probanden, die vor der Intervention chronische Rückenbeschwerden gehabt hatten, erreichten zusätzlich eine bessere Arbeitsfähigkeit.

Quelle: Haufe S, et al. 2017. Low-dose, non-supervised, health insurance initiated exercise for the treatment and prevention of chronic low back pain in employees. Results from a randomized controlled trial. PLoS One 12, 6:e0178585 Volltext frei

Link zum Abstract: www.ncbi.nlm.nih.gov/pubmed/28662094

Wirkt eine kognitive Verhaltenstherapie bei Patienten mit unterem Rückenschmerz?

Eine erfolgreiche Therapie berücksichtigt auch psychosoziale Faktoren. Sind Maßnahmen der kognitiven Verhaltenstherapie auch ein Teil des physiotherapeutischen Spektrums in der Behandlung des unspezifischen LWS-Schmerzes? Eine systematische Literaturrecherche bis Juli 2016 erbrachte fünf geeignete randomisierte kontrollierte Studien mit insgesamt 1.390 Probanden. Verhaltenstherapie reduzierte Schmerzen und Beschwerden stärker als Patientenedukation mit oder ohne zusätzliche Übungen (hohe Evidenz). Die Lebensqualität hingegen unterschied sich kaum (mittlere Evidenz). Während die Studien über Therapiehäufigkeit, Setting et cetera informieren, fehlen genauere Beschreibungen der Inhalte der Verhaltenstherapie und ihres Ablaufs. Therapieleitfäden, Materialien für Patienten und Anbieter entsprechender Fortbildungen müssen veröffentlicht werden, damit Physiotherapeuten kognitive Verhaltenstherapie bei Patienten sicher anwenden können.

Quelle: Hall A, et al. 2016. Physiotherapist-delivered cognitive-behavioural interventions are effective for low back pain, but can they be replicated in clinical practice? A systematic review. Disabil. Rehabil. Nov 21. [Epub ahead of print]

Link zum Abstract: www.ncbi.nlm.nih.gov/pubmed/27871193

Was ist kosteneffektiver bei LWS-Beschwerden: leitliniengerechte Beratung oder Physiotherapie?

Zur Beantwortung dieser wichtigen Frage wurden in Australien 300 Patienten mit LWS-Beschwerden hinsichtlich Therapieerfolg und Kosten verglichen. Alle hatten seit mindestens sechs Wochen Symptome (Schmerzen, auch ins Bein ausstrahlend), aber keiner länger als sechs Monate. Eine Gruppe (n = 144) erhielt zweimal eine Beratung entsprechend der Leitlinien. Die Physiotherapiegruppe (n = 156) wurde zehnmal beraten und auf bio-psycho-sozialer Grundlage behandelt. Ausgewertet wurden sowohl die Therapiekosten und -ergebnisse als auch die Krankheitstage nach fünf, zehn, 26 und 52 Wochen.

Die Therapiekosten waren vergleichbar, die Physiotherapiegruppe aber zu allen Nachbeobachtungszeitpunkten beschwerdefreier.

Quelle: Hahne AJ, et al. 2017. Individualized physical therapy is cost-effective compared with guideline-based advice for people with low back disorders. Spine (Phila. Pa. 1976) 42, 3:E169-76

Link zum Abstract: www.ncbi.nlm.nih.gov/pubmed/27306256

Sollten bei LWS-Schmerzen auch die Hüftgelenke behandelt werden?

Dieser Frage ging ein amerikanisches Forscherteam nach. Sie randomisierten 84 Patienten (50 Männer, 46,1 ± 16,2 Jahre alt) mit mechanischen lumbalen Schmerzen in zwei Gruppen: Eine Gruppe (n = 39) wurde leitliniengerecht im Bereich der LWS therapiert, die andere auch an beiden Hüftgelenken (n = 45). Die Hüftgelenksbehandlung beinhaltete drei Übungen für die Glutealmuskulatur und drei Mobilisationstechniken. Die Patienten wurden vor der Intervention, nach zwei Wochen und zu Therapieende mithilfe folgender Assessments untersucht: Modifizierter Oswestry Disability Index (ODI), Numerische Schmerzskala, Global Rating of Change Score (GRoC), Patient Acceptable Symptom State (PASS), Patientenzufriedenheit.

Nach zwei Wochen unterschieden sich beide Gruppen im GRoC und in der Zufriedenheit – zugunsten der Patienten, deren Hüftgelenke mitbehandelt wurden. Nach Beendigung der Therapie hatten sie zusätzlich weniger Einschränkungen (ODI) und Schmerzen.

Quelle: Bade M, et al. 2017. Effects of manual therapy and exercise targeting the hips in patients with low-back pain – a randomized controlled trial. J. Eval. Clin. Pract. Jan 27. [Epub ahead of print]

Link zum Abstract: www.ncbi.nlm.nih.gov/pubmed/28127827

Fatigue und Arbeitsfähigkeit bei axialer Spondyloarthritis: Hilft Übungstherapie?

Ja, so die Ergebnisse einer Pilotstudie aus Oslo. 28 körperlich inaktive Patienten mit axialer Spondyloarthritis wurden entweder einer Interventionsgruppe (zwölf Wochen hochintensive Übungstherapie mit Kardio- und Kraftübungen) oder der üblichen Versorgung zugeteilt (Kontrollgruppe). Als klinische Outcomes maßen die Autoren die seelische Belastung mit dem General Health Questionnaire-12. Zusätzlich sollten die Probanden mit der Numerischen Ratingskala (NRS) vor und nach der Intervention ihre Fatigue und die Fähigkeit, die Arbeit eines Tages zu erledigen, einschätzen. Die Daten von 24 Patienten konnten ausgewertet werden. Die Übungsgruppe hatte statistisch signifikant weniger seelische Belastung und Fatigue und fühlte sich eher in der Lage, die Arbeit des Tages zu bewältigen, als die Kontrollgruppe. Diese Ergebnisse sollten in weiteren Studien mit größeren Stichproben überprüft werden.

Quelle: Sveaas SH, et al. 2017. High-intensity cardiorespiratory and strength exercises reduced emotional distress and fatigue in patients with axial spondyloarthritis: a randomized controlled pilot study. Scand. J. Rheumatol. 11:1–5

Link zum Abstract: www.ncbi.nlm.nih.gov/pubmed/28891743

Sind Übungsprogramme sinnvoll bei Ankylosierender Spondylitis?

Dieser Frage gingen französische Wissenschaftler nach, die in MEDLINE und der Cochrane Library nach entsprechenden Studien (RCTs) bis Mai 2017 suchten. Diese sollten entweder den Bath Ankylosing Spondylitis Disease Activity Index (BASDAI) oder den Bath Ankylosing Spondylitis Functional Index (BASFI) verwendet haben. Acht Studien mit insgesamt 331 Patienten erfüllten die Einschlusskriterien. Die Teilnehmer führten eines der folgenden Übungsprogramme durch: Heimübungsprogramm (zwei Studien), Schwimmen, Pilates (jeweils eine Studie) oder angeleitete Übungen (vier Studien). In vier Untersuchungen erhielten die Patienten zusätzlich eine entzündungshemmende Therapie (antitumor necrosis factor – anti-TNF). In sieben Studien verringerten sich durch die Übungstherapie die Werte im BASDAI und noch deutlicher im BASFI. Die Autoren schlussfolgern, dass verschiedene Übungen das Krankheitsgeschehen und die Körperfunktionen von Patienten mit Ankylosierender Spondylitis positiv beeinflussen.

Quelle: Pécourneau V, et al. 2017. Effectiveness of exercise programs in ankylosing spondylitis: a meta-analysis of randomized controlled trials. Arch. Phys. Med. Rehabil. Aug 28. [Epub ahead of print]

Link zum Abstract: www.ncbi.nlm.nih.gov/pubmed/28860095

Heimübungen oder Übungen im Krankenhaus: Ist das Therapiesetting bedeutsam für den Therapieerfolg bei Spondylitis ankylosans?

Zu dieser Fragestellung wurden die Daten von 37 Patienten mit Spondylitis ankylosans (Morbus Bechterew) ausgewertet. Die Probanden waren entweder einer Heimübungsgruppe zugeteilt, die acht Wochen lang zu Hause Übungen mit dem eigenen Körpergewicht durchführte (Calisthenics), oder einer Gruppe, die diese Übungen im Krankenhaus machte. Als Outcomes maßen die Wissenschaftler unter anderem Beweglichkeit, Lebensqualität und den psychologischen Status; zu den Assessments zählten die Blutsenkungsgeschwindigkeit (BSG), der Bath AS Metrology Index (BASMI) und die Hospital Anxiety Depression Scale (HADS).

Im Follow-up nach acht Wochen hatte sich die Heimübungsgruppe bei der Blutsenkungsgeschwindigkeit verbessert und die Krankenhausgruppe im BASMI und HADS. Die Autoren folgern, dass Calisthenics-Übungen im Krankenhaus die Mobilität von Patienten mit Morbus Bechterew steigern und Ängstlichkeit verringern.

Quelle: Aydın T, et al. 2016. Evaluation of the effectiveness of home based or hospital based calisthenic exercises in patients with ankylosing spondylitis. J. Back Musculoskelet. Rehabil. 29, 4:723–30

Link zum Abstract: www.ncbi.nlm.nih.gov/pubmed/26966823

Wie sinnvoll sind spezifische Übungen zur Verbesserung der kardiopulmonalen Funktion für Patienten mit Spondylitis ankylosans?

Spondylitis ankylosans (Morbus Bechterew) ist oft mit einer eingeschränkten Atemkapazität assoziiert. In dieser systematischen Literaturrecherche der bekannten Datenbanken bis Januar 2016 wurden acht Studien zusammengefasst. Zu den Assessments gehörten unter anderem die Expansion des Thorax, der Sechs-Minuten-Gehtest (6MWT), der Bath Ankylosing Spondylitis Functional Index (BASFI) und der Bath Ankylosing Spondylitis Disease Activity Index (BASDAI).

Sowohl konventionelle als auch spezifische Übungen führten zu besseren Werten im BASDAI und BASFI, ohne signifikanten Unterschied zwischen den Gruppen. Spezifische Übungen verbesserten die kardiopulmonale Funktion in den spirometrischen Messungen und vergrößerten die Thoraxexpansion; im 6MWT gab es hingegen keine Überlegenheit einer Übungsform. Die Forscher schlussfolgern, dass spezifische Übungen eine empfehlenswerte Ergänzung zur Vermeidung von kardiopulmonalen Komplikationen bei Spondylitis ankylosans sind.

Quelle: Saracoglu I, et al. 2016. The effectiveness of specific exercise types on cardiopulmonary functions in patients with ankylosing spondylitis: a systematic review. Rheumatol. Int. Nov 11. [Epub ahead of print]

Link zum Abstract: www.ncbi.nlm.nih.gov/pubmed/27837263

Welche Rolle spielt Übungstherapie bei ankylosierender Spondylitis?

Portugiesische Forscher fassten die aktuelle Studienlage zum Thema Übungstherapie im Wasser und an Land für Patienten mit ankylosierender Spondylitis (Morbus Bechterew) zusammen. Dafür durchsuchten sie systematisch die Literatur in den elektronischen Datenbanken MEDLINE, Embase, Cochrane Library, Web of Science und Scopus bis November 2016. Von den 35 inkludierten Studien befassten sich fünf mit Wassergymnastik und 30 mit dem Effekt von Übungstherapie an Land. Die Übungsinterventionen waren teilweise kombiniert mit Medikation. Insgesamt wurden die Daten von 2.515 Patienten ausgewertet. In den meisten Studien wirkte sich Übungstherapie positiv aus, egal ob an Land oder im Bewegungsbad; quantifiziert wurde dies durch die Ergebnisse im Bath Ankylosing Spondylitis Disease Activity Index und Bath Ankylosing Spondylitis Functional Index. Auch bei den Ergebnisparametern Schmerz, Funktion, Mobilität und Lebensqualität gab es ermutigende Ergebnisse. Die Autoren empfehlen ein multimodales Programm, welches neben Bewegungstherapie auch Edukation und Heimübungen beinhaltet.

Quelle: Zão A, et al. 2017. The role of land and aquatic exercise in ankylosing spondylitis: a systematic review. Rheumatol. Int. Oct 5. [Epub ahead of print]

Link zum Abstract: www.ncbi.nlm.nih.gov/pubmed/28983663

1

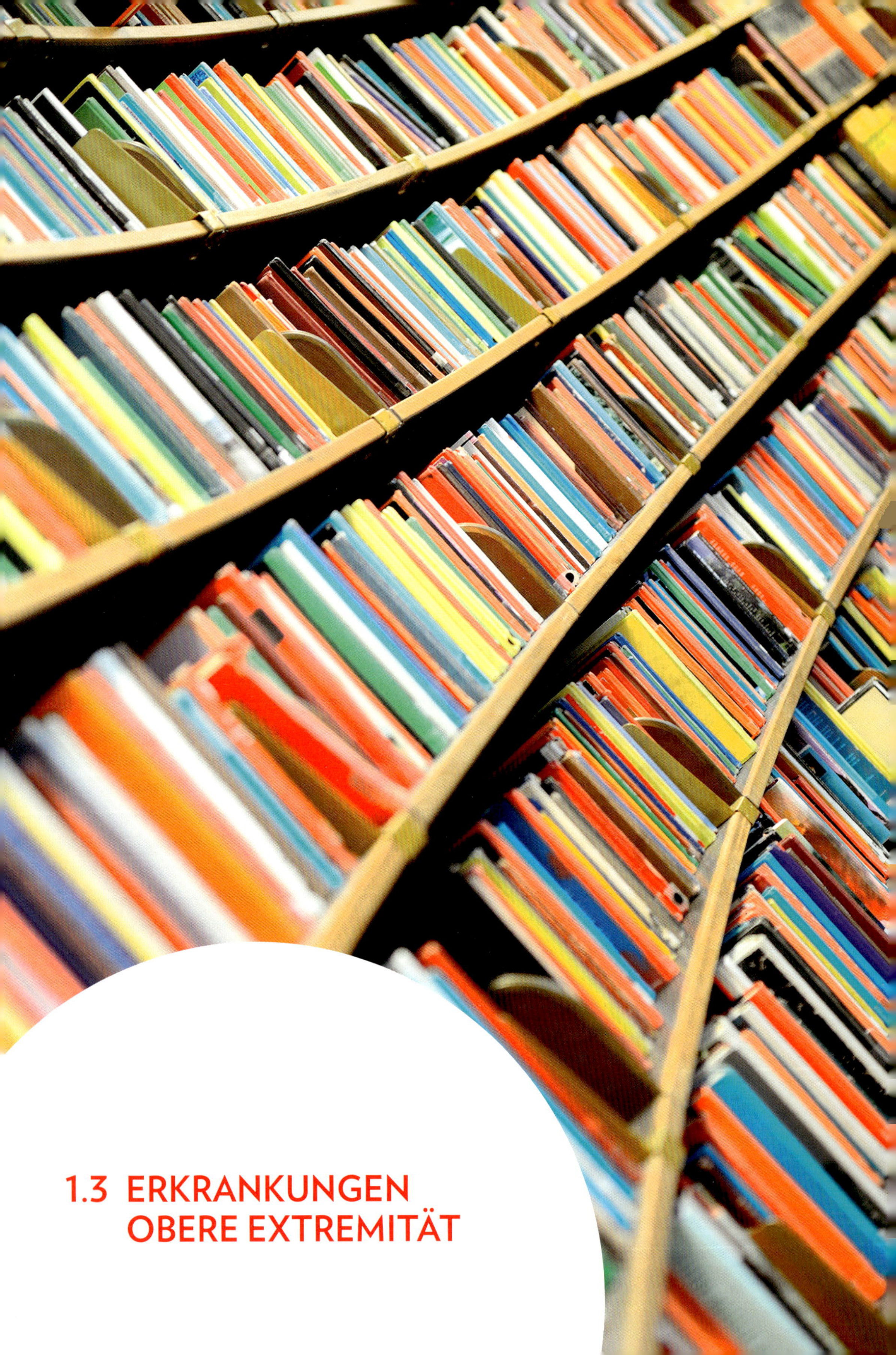

1.3 ERKRANKUNGEN OBERE EXTREMITÄT

1

IST EINE KURZE SPIEGELTHERAPIE BEI PATIENTEN MIT SCHULTERSCHMERZ SINNVOLL?

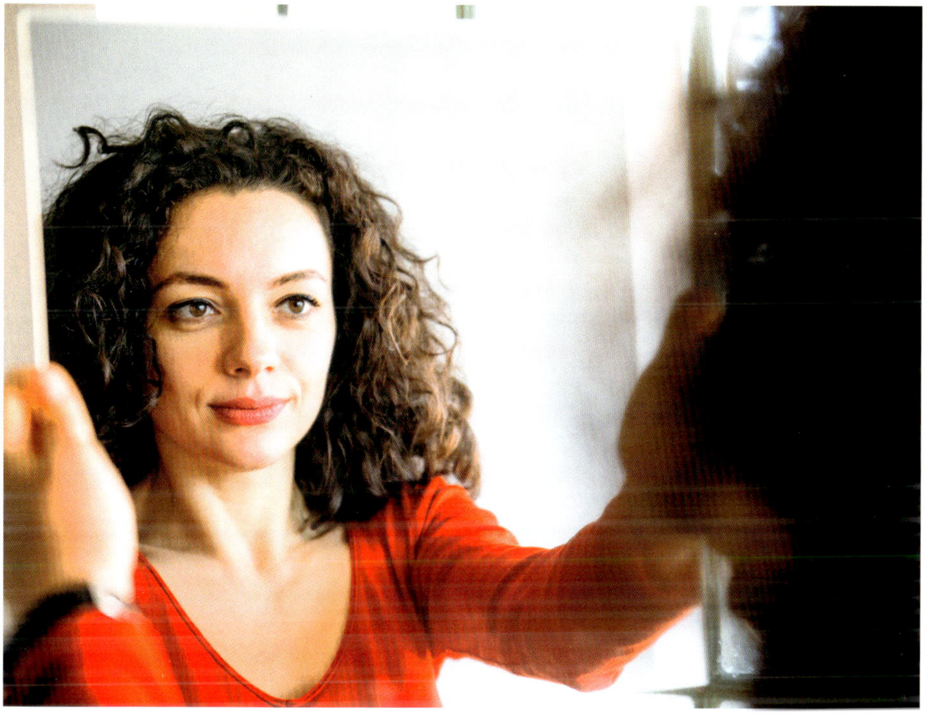

In den USA führten Physiotherapeuten bei 69 Patienten mit Schulterschmerzen und eingeschränkter aktiver Beweglichkeit eine einmalige kurze Spiegeltherapie durch. Die Patienten hatten verschiedene Schmerzursachen: Impingement-Syndrom, Rotatorenmanschettenruptur oder -naht, Gelenkersatz, Frozen Shoulder, Bursitis, Labrumverletzung beziehungsweise -naht, Humerusfraktur, Hemiparese, akromioklavikulare Luxation. Die Patienten bewegten im Sitzen ihren gesunden Arm zehnmal in Schulterflexion vor einem Spiegel. Dabei erhielten sie den Eindruck, dass sie ihre betroffene Seite bewegten. Erforscht wurde der Therapieeffekt bezüglich:

- Schmerz (Numerische Schmerzskala)
- aktiver Schulterbeweglichkeit (Goniometer)
- Katastrophisieren (Pain Catastrophizing Scale)
- Angst-Vermeidungsverhalten (Tampa Scale of Kinesiophobia)

Direkt nach der Therapie hatten die Patienten geringere Schmerzen, weniger Schmerzkatastrophisierung und Bewegungsangst; allerdings erreichten die Veränderungen in diesen Outcomes nicht die Schwelle der klinisch relevanten Veränderung (minimal detectable change – MDC). Anders bei der Flexion im Schultergelenk: Diese nahm durchschnittlich um 14,5 Grad zu (MDC: acht Grad).

Spiegeltherapie

Spiegeltherapie ist eine von drei Komponenten des Behandlungskonzepts „Graded Motor Imagery" (GMI), das bei Vorliegen einer zentralen Sensibilisierung durch Übungen zu einer kortikalen Restrukturierung und somit zu einer Schmerzreduzierung führen soll. Die anderen beiden Komponenten sind die Lateralitätserkennung (zum Beispiel linke/rechte Körperhälfte) und die Bewegungsvorstellung (motor imagery). Diese Behandlung wird bereits mit Erfolg bei Patienten mit CRPS (complex regional pain syndrome) und chronischen Rückenschmerzen eingesetzt.

Fazit

Laut den Autoren hilft somit selbst eine einmalige kurze Intervention, um positive Veränderungen zu bewirken. Eventuell könnte dies ihrer Meinung nach im multimodalen Ansatz mit Übungen und Manueller Therapie zu schnelleren Behandlungserfolgen führen. Limitierend waren die kurze Interventionszeit und das Fehlen einer Kontrollgruppe.

Quelle: Louw A, et al. 2017. Immediate effects of mirror therapy in patients with shoulder pain and decreased range of motion. Arch. Phys. Med. Rehabil. 98, 10:1941–7

Link zum Abstract: www.ncbi.nlm.nih.gov/pubmed/28483657

WELCHES ÜBUNGSPROGRAMM IST BEI SCHULTERBESCHWERDEN WIRKSAM?

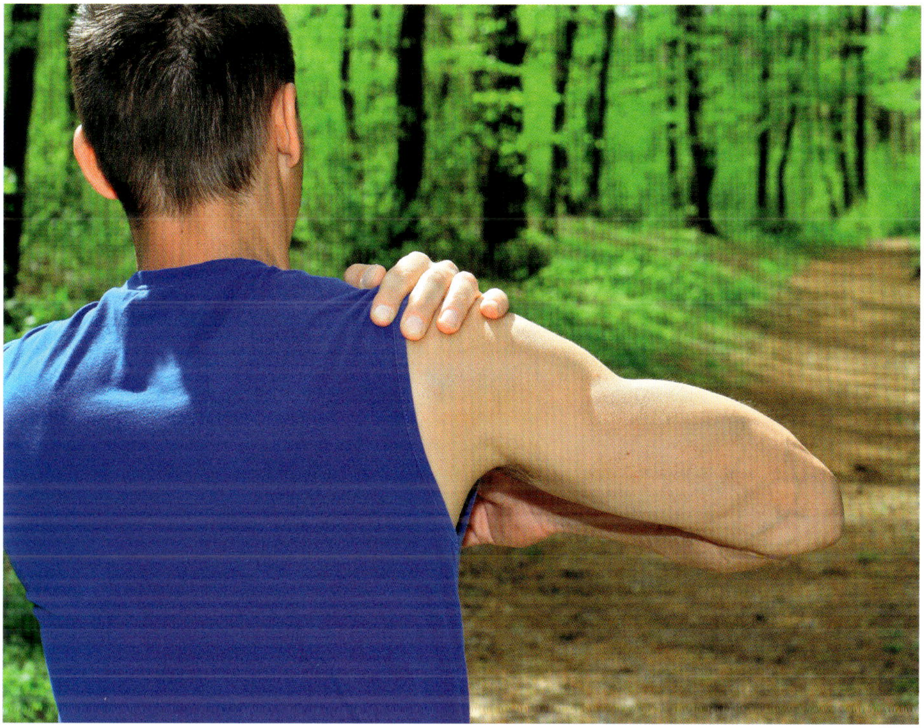

Physiotherapeuten und Forscher aus Manchester verglichen drei Interventionen zur Behandlung von Tendinopathien oder Impingement-Symptomen der Schulter. 120 englischsprachige Patienten wurden dazu in zwei ambulanten Einrichtungen des National Health Service (NHS) behandelt. Einschlusskriterien waren:

- mindestens dreimonatiger Schulterschmerz
- frei bewegliches Schultergelenk
- Schmerzprovokation bei isometrischen Tests für die Rotatorenmanschette
- Schmerzprovokation beim Hawkins-Kennedy-Test oder Empty-Can-Test

Zu den Ausschlusskriterien zählten zervikale Radikulopathie, Entzündung, neurologische Erkrankungen, ausstrahlender Schmerz, Rotatorenmanschettenruptur und Operationen. Insgesamt acht erfahrene Physiotherapeuten führten drei Therapievarianten durch: Eine Gruppe übte sechs Wochen lang in der offenen Kette Abduktion bis 30 Grad und Rotation mit einem elastischen Band (open chain – OC; n = 40). Die zweite Gruppe übte in der geschlossenen Kette in Form von Stützübungen an der

Wand, im Vierfüßlerstand und im Sitz (closed chain – CC; n = 40). Die dritte Gruppe führte Beweglichkeitsübungen bis 90 Grad Abduktion durch (Range of Motion – ROM; n = 40). Zusätzlich dehnten alle Studienteilnehmer die vorderen und hinteren Anteile der Gelenkkapsel. Die Ergebnisse wurden mit dem Shoulder Pain and Disability Index (SPADI) ermittelt.

Alle Gruppen konnten den SPADI-Wert reduzieren, ohne dass eine Gruppe deutlich besser war. Die Symptomatik einiger Patienten der ROM-Gruppe verschlechterte sich im Therapiezeitraum.

Unter den Studienabbrechern waren vor allem Patienten, die im geschlossenen System übten (48 Prozent CC vs. 25 Prozent OC vs. 23 Prozent ROM), obwohl die Ergebnisse bei den verbleibenden Patienten dieser Gruppe hinsichtlich Schmerzreduktion und Beseitigung von Funktionseinschränkungen tendenziell am besten waren. Die Studienabbrecher empfanden diese Übungen als nicht spezifisch genug. Die Übungen werden im Volltext detailliert beschrieben.

Fazit

Die Autoren kommen zu dem Schluss, dass es letztendlich egal ist, wie geübt wird – eine Symptom- und Funktionsverbesserung erfuhren alle untersuchten Gruppen.

Quelle: Heron SR, et al. 2017. Comparison of three types of exercise in the treatment of rotator cuff tendinopathy/shoulder impingement syndrome: a randomized controlled trial. Physiotherapy 103, 2:167–73

Link zum Abstract: www.ncbi.nlm.nih.gov/pubmed/27884499

1

SUBAKROMIALE SCHMERZEN: KANN DURCH SPEZIFISCHE ÜBUNGEN LANGFRISTIG EINE OP VERMIEDEN WERDEN?

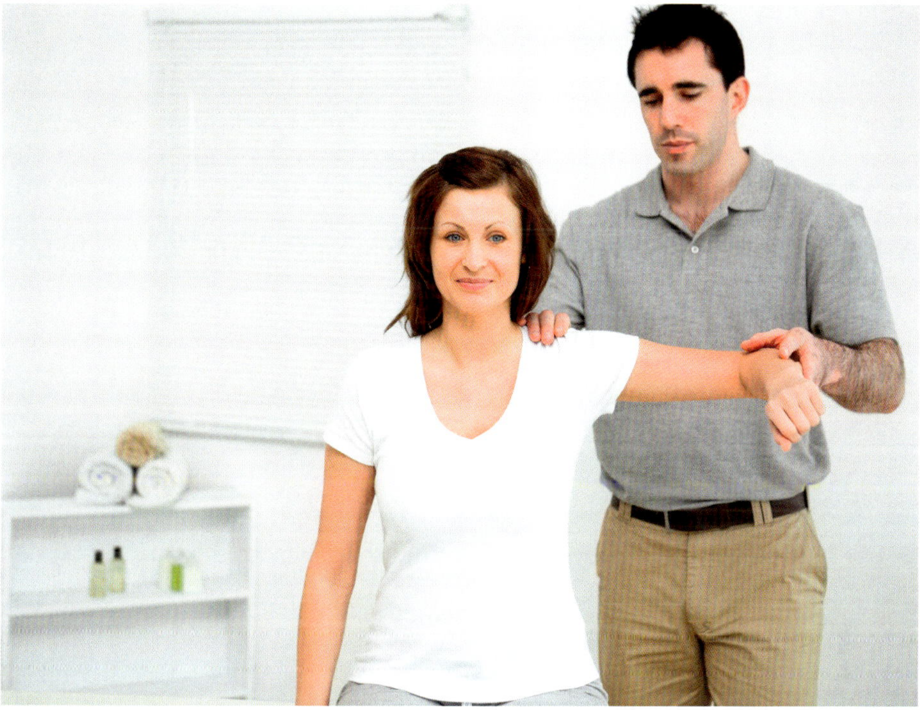

Ja, so das Ergebnis dieser Studie aus Schweden. Die Autoren bezogen sich dabei auf eine vorangegangene Studie, die in der Nachuntersuchung nach einem Jahr gezeigt hatte, dass spezifische Übungen die Notwendigkeit für eine OP verringerten; nun präsentierten die Wissenschaftler ihre Ergebnisse aus dem Follow-up nach fünf Jahren. In der ursprünglichen Untersuchung wurden 97 Patienten (38 bis 69 Jahre alt, durchschnittlich 58 Jahre), die unter lang bestehenden subakromialen Schmerzen litten und auf der Warteliste für eine Operation standen, randomisiert entweder einer Experimental- oder einer Kontrollgruppe zugeteilt. Erstere machte exzentrische Übungen für die Muskeln der Rotatorenmanschette sowie konzentrisch-exzentrische Übungen für die Skapulastabilisatoren. Die Kontrollgruppe erhielt ein Programm aus allgemeinen Bewegungsübungen für Schulter und HWS in unbelasteter Ausgangsstellung. Ausgeschlossen wurden Patienten mit Verletzungen der Rotatorenmanschette. Nach drei Monaten Therapie wurden die Teilnehmer gefragt, ob sie immer noch eine Operation wünschten. Die vorliegende Studie bildet die Antworten nach fünf Jahren ab, wofür die Daten von 91 Personen ausgewertet werden konnten. Außerdem wurden operierte und konservativ versorgte Patienten verglichen. Die Assessments zur Ergebnismessung waren:

- Constant-Murley Score
- Disabilities of the Arm, Shoulder and Hand Questionnaire (DASH)
- Nacht-, Ruhe- und Bewegungsschmerz (Visuelle Analogskala – VAS)
- gesundheitsbezogene Lebensqualität (EQ-5D)
- EQ-VAS (Teil des EQ-5D, die Patienten bewerten ihren aktuellen Gesundheitszustand auf einer VAS)

Mehr Patienten aus der Gruppe mit den spezifischen Übungen lehnten nach fünf Jahren eine OP ab, nämlich 33 von 47. In der Gruppe mit den allgemeinen Übungen sagten nur 16 von 44 Patienten, dass sie keine Operation benötigten. Im Constant-Murley Score verbesserten sich zwischen dem Follow-up nach einem und fünf Jahren sowohl die Operierten als auch die Nichtoperierten. Für die anderen klinischen Zielgrößen gab es keine klinisch relevanten Veränderungen in diesem Zeitraum.

Fazit

Die Autoren weisen darauf hin, dass spezifische Übungen bei Personen mit subakromialen Schmerzen die Notwendigkeit einer OP in einem Betrachtungszeitraum von fünf Jahren mehr senken als allgemeine Übungen. Patienten, die sich trotz spezieller Übungen nicht verbessern, könnten von einer OP ähnlich gut profitieren.

Quelle: Björnsson Hallgren HC, et al. 2017. Specific exercises for subacromial pain. Acta Orthop. 16:1–6 Volltext frei

Link zum Abstract: www.ncbi.nlm.nih.gov/pubmed/28812398

IST EINE STOSSWELLENTHERAPIE NEBEN DER ÜBUNGSTHERAPIE BEI SUBAKROMIALEM SCHULTERSCHMERZ WIRKLICH NOTWENDIG?

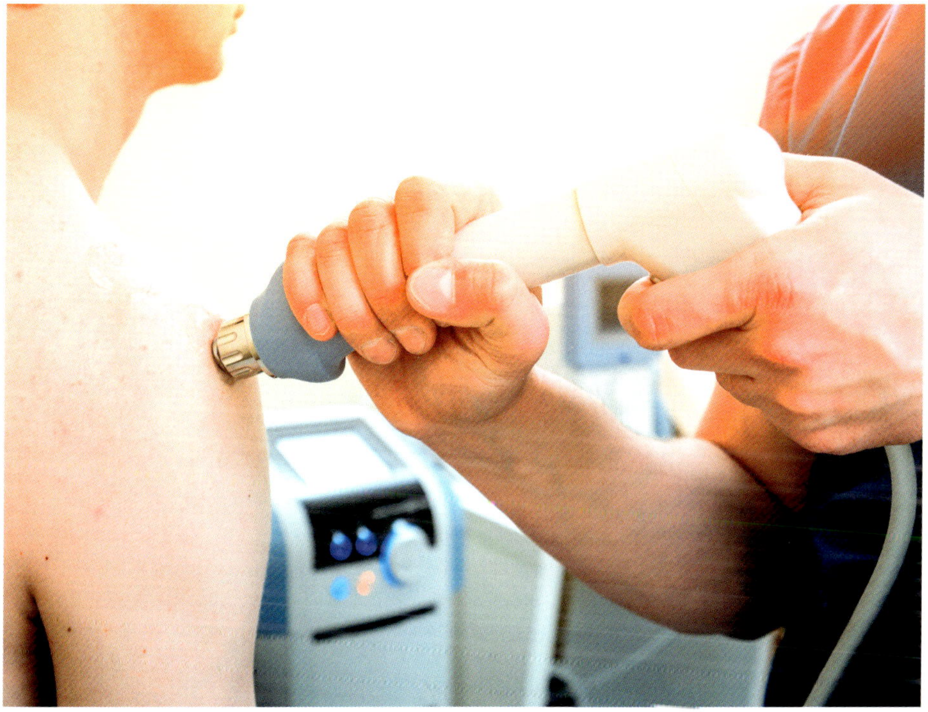

Nein, nicht unbedingt: In dieser norwegischen randomisierten kontrollierten Studie war die alleinige Übungstherapie wirksam, eine zusätzliche Stoßwellentherapie hatte keinen deutlichen Effekt.

Im 24-wöchigen Untersuchungszeitraum erhielten alle 143 Patienten (25 bis 70 Jahre alt) Physiotherapie. Sie hatten einen subakromialen Schulterschmerz mit oder ohne Kalkeinlagerung in der Rotatorenmanschette, der seit mindestens drei Monaten bestand. Zu den Ausschlusskriterien gehörten unter anderem Operationen, Kortisoninjektionen, Instabilität oder Entzündungen der Schulter, zervikale Radikulopathie, bestehende Kontraindikationen gegen oder bereits erfolgte Stoßwellentherapie sowie ein Wert unter 20 im Shoulder Pain and Disability Index (SPADI).

Die Therapie fand in den ersten vier Wochen einmal, danach zweimal in der Woche statt. Eine Gruppe (n = 69) erhielt zusätzlich in den ersten vier Wochen einmal wöchentlich die radiale Stoßwellentherapie (radial extracorporeal shock wave therapy – rESWT), die andere nur eine Sham(Schein)-Stoßwellentherapie (n = 74). Die

Physiotherapeuten, Ärzte und Patienten waren verblindet, die Ergebnismessung erfolgte mit dem SPADI-Fragebogen. Außerdem interessierten sich die Wissenschaftler für den Ruheschmerz, Aktivitäten und Funktionen der Schulter.

Nach der 24-wöchigen Therapie hatten sich beide Gruppen im SPADI gleich verbessert. Alle Probanden hatten weniger Schmerzen, konnten die Schulter besser bewegen und den Arm im Alltag mehr einsetzen. Ein Gruppenunterschied wurde nicht festgestellt.

Die Forscher führten eine zusätzliche Subgruppenanalyse durch, in der sie die Überzeugungen der Patienten untersuchten: Diejenigen, die glaubten, mit der rESWT therapiert worden zu sein, verbesserten sich mehr als Studienteilnehmer, die überzeugt waren, eine wirkungslose Scheintherapie erhalten zu haben. Eine weitere Analyse zeigte, dass die Patienten mit Verkalkungen in der Rotatorenmanschette (n = 23) wirklich von der Stoßwelle profitierten, gemessen mit dem SPADI.

Fazit

Übungen halfen allen Patienten. Da die radiale Stoßwellentherapie keinen Effekt bei Patienten mit subakromialem Schulterschmerz ohne Kalkeinlagerungen in der Rotatorenmanschette zeigte, sollte sie in diesen Fällen auch nicht durchgeführt werden.

Quelle: Kvalvaag E, et al. 2017. Effectiveness of radial extracorporeal shock wave therapy (rESWT) when combined with supervised exercises in patients with subacromial shoulder pain: a double-masked, randomized, sham-controlled trial. Am. J. Sports Med. Jun 1. [Epub ahead of print]

Link zum Abstract: www.ncbi.nlm.nih.gov/pubmed/28586628

WIE EFFEKTIV SIND KONSERVATIVE INTERVENTIONEN FÜR PATIENTEN MIT IMPINGEMENT DER SCHULTER?

Forscher aus der Schweiz recherchierten zu dieser Frage in wissenschaftlichen Datenbanken bis Januar 2017. Sie schlossen randomisierte kontrollierte Studien ein, die mindestens eine Art von konservativer Therapie – zum Beispiel Übungen und Manuelle Therapie – bei dieser Patientengruppe untersuchten. Als Kontrollgruppen kamen Placebobehandlungen oder andere Maßnahmen (darunter auch operative Verfahren) infrage. Die Qualität der Studien wurde mit dem Cochrane Risk of Bias Tool bewertet. Es wurden insgesamt mehr als 5.500 Artikel gescreent und 312 im Volltext gesichtet. 200 Studien wurden in die Synthese eingeschlossen, 177 davon waren zudem für die Meta-Analyse geeignet. Das Alter der Patienten lag in den meisten Studien zwischen 18 und 65 Jahren. In Bezug auf die Schmerzlinderung sind Übungen effektiver als Kontrollinterventionen ohne Übungsanteile; spezifische Übungen sind dabei besser als allgemeine. Kortisoninjektionen sind effektiver als keine Behandlung, wobei hier ultraschallgeleitete Injektionen den einfachen Injektionen überlegen waren. Nichtsteroidale Entzündungshemmer zeigten einen kleinen Effekt im Vergleich zu Placebointerventionen. Manuelle Therapie wirkt ebenfalls besser als ein Placebo. In Kombination mit Übungen ist Manuelle Therapie effektiver als Übungen alleine – allerdings nur kurzfristig. Verglichen mit einem Placebo erwiesen sich Laser, extrakorporale Stoßwellentherapie und Tape-Anlagen jeweils als wirksamer. Die Evidenz war von geringer Qualität aufgrund eines hohen Verzerrungsrisikos in den Studien und methodischer Ungenauigkeiten.

Fazit

Die Autoren schlussfolgern, dass Übungen im Rahmen der Therapie bei Impingement der Schulter in Betracht gezogen werden sollten und gegebenenfalls durch Manuelle Therapie, Tape oder extrakorporale Stoßwellentherapie ergänzt werden können.

Quelle: Steuri R, et al. 2017. Effectiveness of conservative interventions including exercise, manual therapy and medical management in adults with shoulder impingement: a systematic review and meta-analysis of RCTs. Br. J. Sports Med. Jun 19. [Epub ahead of print] Volltext frei

Link zum Abstract: www.ncbi.nlm.nih.gov/pubmed/28630217

SPEZIFISCHE ÜBUNGEN ODER ALLGEMEINE AKTIVIERUNG: WAS HILFT BEI SUBAKROMIALEM IMPINGEMENT?

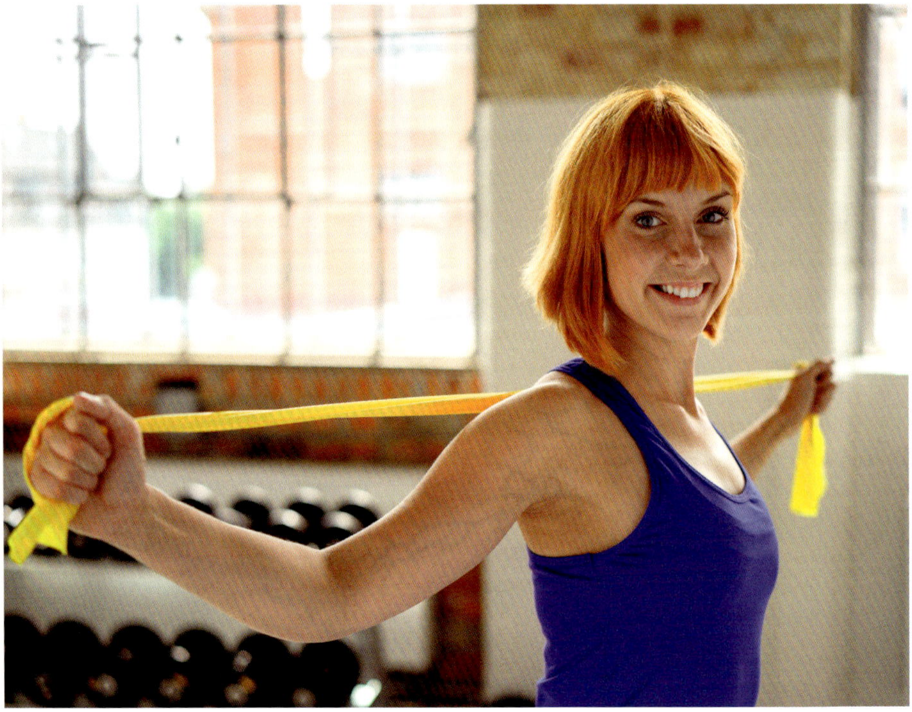

Shire und Kollegen erstellten eine systematische Literaturübersichtsarbeit, dazu orientierten sie sich an den Empfehlungen des Cochrane Handbook for Systematic Reviews of Interventions. Sie durchsuchten bis Juni 2016 die Datenbanken PubMed, PEDro, EMBASE, Cochrane Central Register of Controlled Trials und Web of Science sowie die Referenzlisten der gefundenen Studien. Eingeschlossen wurden in allen Sprachen publizierte Studien, die spezifische Übungen zur Aktivierung der skapulastabilisierenden Muskulatur und der Rotatorenmanschette mit allgemeinen Widerstandsübungen verglichen. Einschlusskriterien waren ein Mindestalter der Studienteilnehmer von 18 Jahren und mindestens eines der folgenden Zeichen: Schmerz bei Überkopfaktivitäten, schmerzhafter Bogen sowie positiver Neer-, Hawkins- oder Jobe-Test. Zu den Ausschlusskriterien gehörten unter anderem postoperative Zustände, ernsthaftere Pathologien wie komplette Rupturen der Rotatorenmanschette, Frakturen, Osteoarthrosen, Frozen Shoulder und weitere. Die primären Zielgrößen waren Schmerz und Funktion, gemessen mit schulterspezifischen Fragebogen wie zum Beispiel dem Western Ontario Rotator Cuff Questionnaire

(WORC) oder dem Shoulder Disability Questionnaire (SDQ). Sekundäre Zielgrößen waren Lebensqualität, Kraft und Bewegungsumfang (Range of Motion – ROM). Die Forscher inkludierten sechs randomisierte kontrollierte Studien mit insgesamt 231 Personen, die Symptome eines subakromialen Impingements zeigten. Fünf Studien wiesen eine moderate Qualität auf, bei einer Studie war die Qualität gering. Die Interventionen dauerten zwischen vier und acht Wochen. Während in zwei Studien der Effekt spezifischer propriozeptiver Strategien und die Zentrierung des Humeruskopfes untersucht wurden, thematisierten vier die korrekte muskuläre Ansteuerung der Skapula.

Fazit

Hinsichtlich der gemessenen Zielgrößen unterschieden sich die Gruppen nicht signifikant. Limitationen der inkludierten Studien waren die kleinen Stichprobenzahlen und fehlende Informationen über die Compliance der Studienteilnehmer beim Üben.

Quelle: Shire AR, et al. 2017. Specific or general exercise strategy for subacromial impingement syndrome – does it matter? A systematic literature review and meta analysis. BMC Musculoskelet. Disord. 18, 1:158 Volltext frei

Link zum Abstract: www.ncbi.nlm.nih.gov/pubmed/28416022

1

ROTATORENMANSCHETTENSYNDROM: EXZENTRISCHE ODER KONZENTRISCH-EXZENTRISCHE ÜBUNGEN?

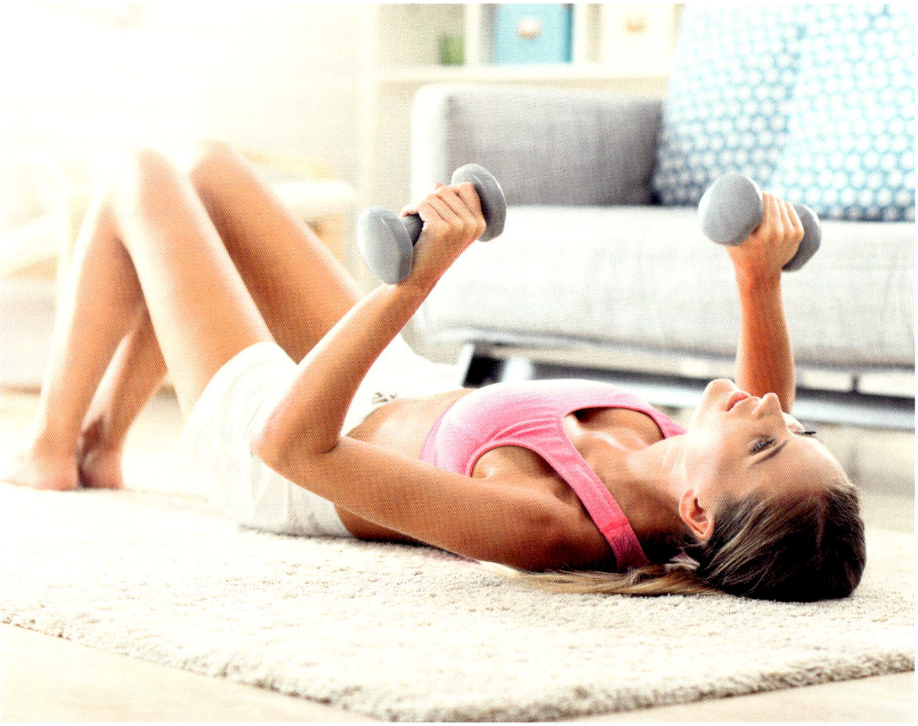

Dieser Frage gingen niederländische Kollegen nach. Sie randomisierten 36 Patienten mit Rotatorenmanschettensyndrom nach der Diagnosestellung durch den orthopädischen Chirurgen und physiotherapeutischen Untersuchung in zwei Gruppen: Die eine übte nur exzentrisch (n = 20, Durchschnittsalter 50,2 ± 10,8 Jahre), die andere führte konventionelle Übungen durch (n = 16, 48,6 ± 12,3 Jahre).

Die beiden exzentrischen Übungen wurden jeden Tag zweimal durchgeführt. Dabei handelte es sich um eine Thera-Band-Übung in Rückenlage für die Außenrotatoren und eine Armbewegung am Seilzug, bei der der Patient aus der Empty-Can-Position in 90 Grad Skaption (Abduktion in der Skapulaebene) den Arm wieder senkt. Die konventionelle Therapie umfasste sechs konzentrisch-exzentrische Übungen, die einmal täglich durchgeführt wurden, unter anderem Übungen mit Kurzhanteln, Liegestütz mit Betonung der Skapulaanbindung und Dehnungen. Beide Interventionen dauerten zwölf Wochen und beinhalteten neun Physiotherapietermine (in den ersten sechs Wochen jeweils ein Termin) und tägliche Übungen zu Hause.

Zu den Assessments gehörten der Constant-Murley-Fragebogen und die Visuelle Analogskala. Sekundäre Ergebnisparameter waren Schulterbeweglichkeit und isometrische abduktorische Kraft in 45 Grad Skaption. Die Daten wurden zu Studienbeginn sowie nach sechs, zwölf und 26 Wochen erhoben.

Innerhalb des Untersuchungszeitraums gab es Gruppenunterschiede, die jedoch nicht klinisch relevant waren. Nach 26 Wochen verbesserten sich beide Gruppen im Constant-Murley-Fragebogen, der Schmerz hatte sich deutlich verringert. Die Gruppen unterschieden sich in keinem der Parameter signifikant.

Fazit

Therapeuten stehen also zwei ähnlich gute Behandlungsansätze zur Verfügung, die individuell ausgewählt werden können. Es zeigte sich, dass bei Patienten mit Rotatorenmanschettensyndrom zwei exzentrische Übungen zweimal täglich genauso effektiv sind wie sechs konzentrisch-exzentrische Übungen einmal am Tag.

Quelle: Dejaco B, et al. 2017. Eccentric versus conventional exercise therapy in patients with rotator cuff tendinopathy: a randomized, single blinded, clinical trial. Knee Surg. Sports Traumatol. Arthrosc. 25, 7:2051–9

Link zum Abstract: www.ncbi.nlm.nih.gov/pubmed/27351548

1

FROZEN SHOULDER: IST NACH HYDRODILATATION INDIVIDUELLE PHYSIOTHERAPIE NÖTIG ODER REICHT AUCH EIN ÜBUNGSPROGRAMM FÜR ZU HAUSE?

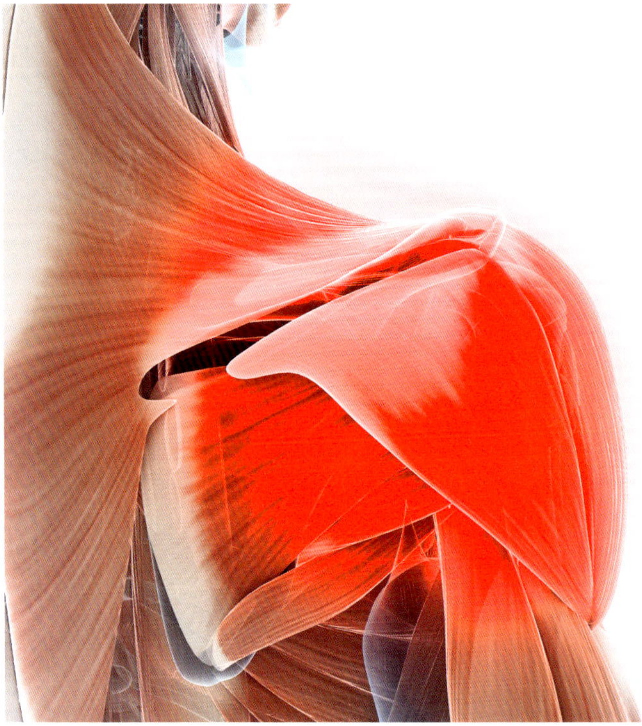

Eine Studie aus Großbritannien liefert ein Argument dafür, dass ein Übungsprogramm für zu Hause prinzipiell ausreicht. Die Forscher teilten 41 Patienten mit Zustand nach Hydrodilatation bei Frozen Shoulder per Zufall (randomisiert) in zwei Gruppen ein. 20 Patienten erhielten ein Heimübungsprogramm in Kombination mit individuell angeleiteter Physiotherapie (PT). Die anderen 21 Patienten bekamen nur das Heimübungsprogramm. Sofort nach der Hydrodilatation instruierte ein auf die Schulter spezialisierter Physiotherapeut das Heimprogramm, das aus folgenden Übungen bestand:

- Flexion und Abduktion der Schulter durch Gleiten an der Wand (wall slides)
- aktiv-assistive Übungen mit einem Stab in Flexion, Abduktion, Innen- und Außenrotation

- passive Dehnungen an einem Tisch
- Stabilisation der Skapula in der korrekten Position
- isometrische Kräftigungsübungen

Die Patienten sollten die Übungen fünfmal am Tag durchführen, beginnend mit je fünf Wiederholungen und einer Steigerung auf bis zu zehn Wiederholungen. Die Patienten wurden darüber hinaus dazu angeleitet, Wärmepackungen einzusetzen. Alle Übungen waren in einer Broschüre dargestellt, die den Patienten mitgegeben wurde. Die 20 Patienten der PT-Gruppe gingen einen Monat lang zusätzlich einmal pro Woche für 20 Minuten zu einem Physiotherapeuten. Die Physiotherapie bestand aus Beratung, Übungen, Manueller Therapie und Dehnungen, wobei nicht nur das Schultergelenk behandelt wurde, sondern auch die Hals- und Brustwirbelsäule.

Zur Messung der Effekte setzten die Forscher den Oxford Shoulder Score (OSS) ein und untersuchten Beweglichkeit, Schmerzintensität sowie den generellen Gesundheitszustand der Patienten (EQ-5D-Index). Ein verblindeter Untersucher führte das Assessment vor Beginn der Interventionsphase sowie vier Wochen, drei, sechs und zwölf Monate danach durch.

Hydrodilatation

Bei der Hydrodilatation – auch Distensionsarthrografie genannt – handelt es sich um eine Behandlungsmaßnahme, bei der die Schultergelenkskapsel unter lokaler Betäubung mittels Injektion einer sterilen Kochsalzlösung aufgedehnt wird.

Fazit

In dieser Studie war das alleinige Heimübungsprogramm genauso effektiv wie die Kombination mit der individuell angeleiteten Physiotherapie.

Quelle: Robinson PM, et al. 2017. Randomized controlled trial of supervised physiotherapy versus a home exercise program after hydrodilatation for the management of primary frozen shoulder. J. Shoulder Elbow Surg. 26, 5:757-65

Link zum Abstract: www.ncbi.nlm.nih.gov/pubmed/28318848

1

SIND ÜBUNGEN NACH FRAKTUREN DER OBEREN EXTREMITÄT WIRKLICH EFFEKTIV?

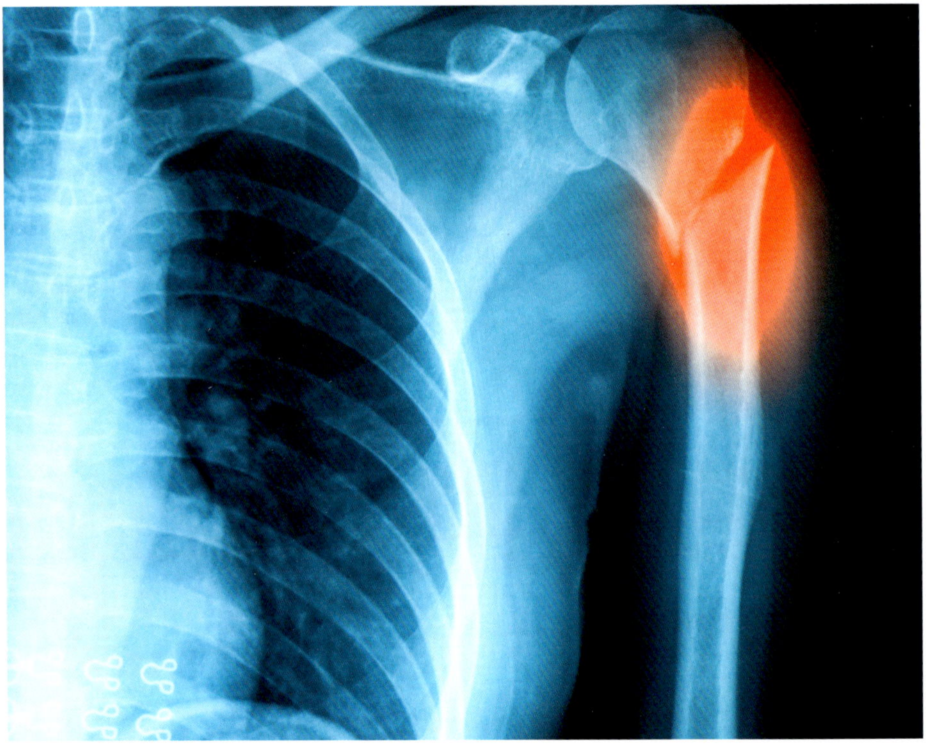

Zur Beantwortung dieser Fragestellung analysierten australische Forscher erneut die wissenschaftliche Literatur (Januar 2011 bis Juli 2016). Sie schlossen 22 randomisierte Studien in ihre systematische Auswertung ein, mit insgesamt 1.299 Teilnehmern (23 bis 92 Jahre, 70 Prozent weiblich). Die PEDro-Bewertung zur Beurteilung der methodischen Qualität der Studien variierte stark (zwei bis acht Punkte). Entsprechend den Ergebnissen von fünf Studien (jeweils einmal distale Radiusfraktur und Radiusköpfchenfraktur, dreimal proximale Humerusfraktur) kann eine frühzeitige Übungstherapie mit moderater Evidenz empfohlen werden: Sie verkürzte die Phase der Immobilisation und verbesserte die aktive Rehabilitation. In einer Studie machten die Probanden ein Krafttraining für den gesunden Arm. Es gab Hinweise dafür, dass dies auch zu einer höheren Greifkraft und Beweglichkeit im verletzten Arm führte. In mehr als der Hälfte der Studien (n = 13) konnte nicht eindeutig geklärt werden, ob Heimübungen oder betreute Übungen bei distaler Radius- oder proximaler Humerusfraktur überlegen sind. Ebenso kann keine eindeutige Empfehlung für die Übungstherapie bei distaler Radiusfraktur ausgesprochen werden, da diese einer bloßen Übungsempfehlung nicht überlegen war (n = 3). Leider waren bei über 40 Prozent der

22 Studien die durchgeführten Übungsprogramme nicht komplett nachvollziehbar, wie es die TIDieR-Checkliste fordert.

TIDieR

Die Checkliste TIDieR (Template for Intervention Description and Replication) wurde 2014 entwickelt. Sie betrifft die Berichterstattung über die Intervention an sich und besteht aus einer Erweiterung des CONSORT-Statements sowie des SPI-RIT-2013-Statements. Bereiche der Checkliste sind Übungscharakteristika wie Übungsbezeichnung und -grund, Angabe der Übungsmaterialien und -verfahren sowie eine genaue Beschreibung der Übungsdurchführung (Intensität, Wiederholungszahl, Kontrolle, Modifikationen).

Fazit

Die Autoren schlussfolgern, dass der positive Effekt von Übungstherapie längst nicht so sicher ist wie allgemein angenommen und in Leitlinien beschrieben. Nur das frühzeitige Üben nach Frakturen der oberen Extremität brachte deutliche Erfolge für die Aktivität, verglichen mit einem späteren Übungsbeginn.

Quelle: Bruder AM, et al. 2017. Prescribed exercise programs may not be effective in reducing impairments and improving activity during upper limb fracture rehabilitation: a systematic review. J. Physiother. 63, 4:205–20 Volltext frei

Link zum Abstract: www.ncbi.nlm.nih.gov/pubmed/28941967

1

DISTALE RADIUSFRAKTUR: REICHT AUCH EIN ÜBUNGSPROGRAMM FÜR ZU HAUSE?

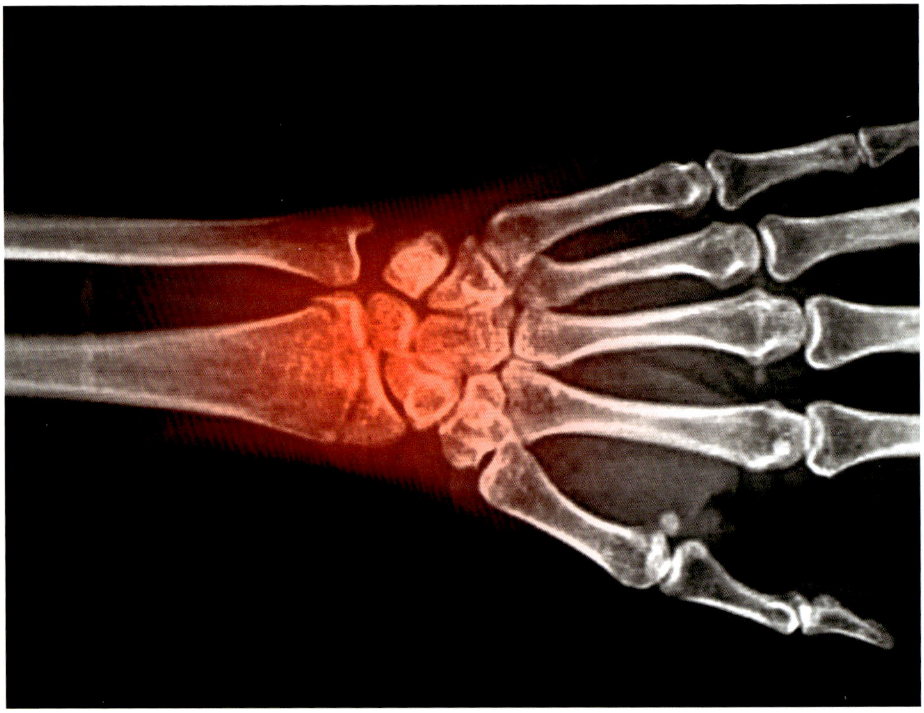

Distale Radiusfrakturen (DRF) kommen oft vor, insbesondere bei den über 60-Jährigen. Frauen sind viermal häufiger betroffen als Männer. Üblicherweise erhalten die Patienten eine konservative Therapie mit Ruhigstellung, gefolgt von Physiotherapie. Unklar ist bisher, ob ein Übungsprogramm für zu Hause ohne besondere Anleitung ähnliche Effekte erzielt wie ein physiotherapeutisch instruiertes Programm.

Zur Untersuchung dieser Fragestellung teilte ein Forscherteam aus Chile insgesamt 74 Patienten mit radiologisch bestätigter extraartikulärer und konservativ versorgter DRF per Zufall einer von zwei Gruppen zu. Die erste Gruppe erhielt zwölfmal Physiotherapie, die zweite Gruppe bekam ein einmalig angeleitetes Programm für zu Hause.

Das Physiotherapieprogramm beinhaltete 15 Minuten aktive Übungen für die Hand in 34 Grad warmem Wasser. Danach folgte eine Mobilisation des Radiokarpalgelenks, die über den Studienverlauf in Abhängigkeit vom individuellen Befund gesteigert wurde. Zudem erhielten die Patienten drei spezifische Übungen: 1) mit visuellem Biofeedback kontrollierte Greifkraftübungen, 2) eine umgekehrte Dart-Wurfbewegung und 3) Skapula-Retraktion. Die Patienten wiederholten jede Übung acht- bis zehnmal. Jede Einheit dauerte circa eine Stunde.

Das strukturierte Heimübungsprogramm wurde einmal von einem Physiotherapeuten angeleitet und zudem als Broschüre ausgehändigt. Die Übungen richteten sich nach dem Heilungsverlauf. In den ersten zwei Wochen lag die Priorität auf der Reduktion von Schmerz und Schwellung, danach wurde die Übungsanzahl und Intensität allmählich gesteigert. Das Programm dauerte 20 bis 30 Minuten und sollte zweimal am Tag durchgeführt werden. Am Ende der dritten Woche erkundigte sich ein Physiotherapeut telefonisch nach dem Verlauf. Schmerzen und Funktionsfähigkeit untersuchten die Forscher mittels Fragebogen (Patient-Rated Wrist Evaluation). Darüber hinaus wurden Griffkraft (Dynamometer), Schmerzintensität und die aktive Beweglichkeit des Handgelenks ermittelt. Die Untersuchungen fanden einmal vor Beginn der Therapie, nach sechs Wochen und nach sechs Monaten statt.

Fazit

Das Ergebnis: Die Patienten, die das physiotherapeutisch instruierte Programm erhalten hatten, schnitten insgesamt besser ab als die Patienten mit strukturiertem Heimübungsprogramm.

Quelle. Gutiérrez Espinoza H, et al. 2017. Supervised physical therapy vs home exercise program for patients with distal radius fracture: a single-blind randomized clinical study. J. Hand Ther. Mar 22. [Epub ahead of print]

Link zum Abstract: www.ncbi.nlm.nih.gov/pubmed/28342739

SPADI oder QuickDASH: Welcher Fragebogen eignet sich besser für Patienten mit Schulterschmerzen?

Ein Team von Wissenschaftlern verglich in einer multizentrischen longitudinalen Kohortenstudie die Änderungssensitivität der Assessments SPADI (Shoulder Pain and Disability Index) und QuickDASH (gekürzte Version des Disabilities of the Arm, Shoulder and Hand Questionnaire). Sie ließen 767 Patienten, die wegen Schulterschmerzen Physiotherapie verordnet bekommen hatten, dreimal beide Assessments ausfüllen: zu Therapiebeginn, nach sechs Wochen und nach sechs Monaten. Mithilfe der Einschätzung der Gesamtveränderung nach der Physiotherapie auf einer Sieben-Punkte-Skala (Global Rating of Change) wurden Patienten, die sich verbesserten, von jenen unterschieden, die sich nicht verbesserten. Bei den Patienten mit Verbesserung waren die Effektgröße und das Ansprechen auf die Fragebogen nach sechs Wochen groß und erhöhten sich noch weiter im Follow-up nach sechs Monaten. Für diejenigen Probanden, die sich verschlechterten, waren die negative Effektgröße und das Ansprechen auf den Fragebogen nach sechs Wochen größer als nach sechs Monaten. Statistisch betrachtet (area under the curve – AUC) waren die Tests vergleichbar mit AUC 0,81 für den SPADI und AUC 0,78 für den QuickDASH. Beide stiegen zum Messzeitpunkt nach sechs Monaten bezüglich der AUC noch auf 0,85 an. Die Autoren kommen zu dem Schluss, dass beide Messinstrumente zu verschiedenen Messzeitpunkten gleich gut zwischen Patienten unterscheiden können, die sich verbessern, und solchen, die nicht von der Therapie profitieren.

Quelle: Chester R, et al. 2017. The SPADI and QuickDASH are similarly responsive in patients undergoing physical therapy for shoulder pain. J. Orthop. Sports. Phys. Ther. 47, 8:538–47

Link zum Abstract: www.ncbi.nlm.nih.gov/pubmed/28683232

Gibt es Unterschiede in der Muskelaktivierung zwischen Patienten mit subakromialem Schmerzsyndrom und Gesunden?

Defizite im Bereich der muskulären Aktivierung tragen möglicherweise zur Entstehung und Progression des subakromialen Schmerzsyndroms bei. Forscher suchten in verschiedenen medizinischen Datenbanken nach Studien zu elektromyografischen Untersuchungen von Patienten mit subakromialem Schmerzsyndrom und Gesunden; Cut-off der Recherche war Mai 2016. 22 Studien wurden in die Analyse eingeschlossen. Es gibt limitierte Evidenz dafür, dass der M. serratus anterior bei Patienten mit subakromialem Schmerzsyndrom eine geringere Amplitude aufweist und darüber hinaus verspätet aktiviert und verfrüht wieder deaktiviert wird. Für die Mehrheit der Muskeln gibt es aber keine signifikanten Unterschiede zwischen Patienten und Gesunden – unabhängig von Bewegung, Belastung oder Armposition.

Quelle: Kinsella R, et al. 2017. Electromyographic activity of the shoulder muscles during rehabilitation exercises in subjects with and without subacromial pain syndrome: a systematic review. Shoulder Elbow 9, 2:112-26

Link zum Abstract: www.ncbi.nlm.nih.gov/pubmed/28405223

Welche Übungen sind effektiv zur Behandlung von Schulterbeschwerden bei Athleten in Überkopfsportarten?

Amerikanische Forscher recherchierten bis Juli 2016 in verschiedenen medizinischen Datenbanken zu dieser Fragestellung. Dabei berücksichtigten sie sowohl randomisierte kontrollierte Studien und prospektive Kohortenstudien (Evidenzlevel I-IV) als auch Fallstudien und klinische Kommentare (Level V). In sechs Studien mit einem Level zwischen I und IV wurden 33 einzelne Übungen für die obere Extremität untersucht – die meisten in einer Bewegungsebene und unterhalb von 90 Grad Elevation. In 33 Studien mit Level V wurden 102 Übungen analysiert: Dazu gehörten plyometrische Übungen (Schnellkraft), Übungen in der kinetischen Kette sowie sportartspezifisches Training. Die Auswertung zeigt, dass die Evidenz für die verschiedenen Übungen vor allem von Expertenmeinungen dominiert wird. Die Variabilität zwischen den unterschiedlichen Ansätzen ist dabei groß. Die beste Evidenz gibt es für den Einsatz von Übungen in einer Ebene in der offenen Kette unterhalb von 90 Grad Elevation und für Übungen in der geschlossenen Kette.

Quelle: Wright AA, et al. 2017. Exercise prescription for overhead athletes with shoulder pathology: a systematic review with best evidence synthesis. Br. J. Sports Med. Apr 12. [Epub ahead of print]

Link zum Abstract: www.ncbi.nlm.nih.gov/pubmed/28404557

Zustand nach Dry Needling: Helfen Übungen gegen die Behandlungsschmerzen?

90 Personen im Alter von durchschnittlich 35 Jahren mit subakromialen Schmerzen und aktiven Triggerpunkten im M. infraspinatus nahmen an dieser Studie teil. Alle erhielten Dry Needling für den genannten Muskel und wurden danach randomisiert einer der folgenden Gruppen zugeordnet: Experimentalgruppe mit niedrigdosierten Übungen für die Schultermuskulatur, Placebogruppe mit inaktivem Ultraschall, Kontrollgruppe ohne Maßnahme. Die Forscher erfassten die Schmerzen zwei Minuten sowie 24, 48 und 72 Stunden nach dem Dry Needling mit der Numerischen Ratingskala (NRS). Das Ausmaß der Behinderung wurde mit dem Disabilities of the Arm, Shoulder and Hand Questionnaire (DASH) und dem Shoulder Pain and Disability Index (SPADI) bestimmt.

Die Experimentalgruppe hatte direkt nach dem Dry Needling sowie 24 und 48 Stunden später eine größere Schmerzlinderung als die Placebo- und Kontrollgruppe. Nach 72 Stunden gab es keine Unterschiede mehr. DASH und SPADI ergaben ähnliche Verbesserungen zwischen den Gruppen nach 72 Stunden.

Quelle: Salom-Moreno J, et al. 2017. Effects of low-load exercise on postneedling-induced pain after dry needling of active trigger point in individuals with subacromial pain syndrome. PM R. May 5. [Epub ahead of print]

Link zum Abstract: www.ncbi.nlm.nih.gov/pubmed/28483685

Hilft rigides Taping Patienten mit subakromialem Schmerzsyndrom?

Verglichen wurde eine individuelle physiotherapeutische Behandlung inklusive Anlage eines rigiden Schultertapes (Leukotape) mit Physiotherapie allein (Therapeuten konnten hier aber bei Bedarf Kinesio-Tape nutzen). 140 Patienten zwischen 18 und 65 Jahren, die mindestens zwei positive Impingementtests aufwiesen, wurden eingeschlossen. Primäre Outcomes waren die Schmerzintensität auf der Numerischen Ratingskala (NRS) und die Schulterfunktion (Simple-Shoulder-Test), sekundäre Outcomes der allgemein von den Patienten wahrgenommene Effekt und die individuellen Beschwerden. Die Nachuntersuchung fand nach vier, zwölf und 26 Wochen statt. Bezüglich der Schmerzintensität war die Kontrollgruppe überlegen, bei der Schulterfunktion allerdings nicht. Die Experimentalgruppe hatte ein besseres Ergebnis hinsichtlich des allgemein wahrgenommenen Effekts, nicht aber bei den Beschwerden der Patienten. Die Autoren schließen mit dem Fazit, dass keine Evidenz für eine rigide Tape-Anlage bei Patienten mit subakromialen Schmerzen besteht.

Quelle: Apeldoorn AT, et al. 2017. Rigid shoulder taping with physiotherapy in patients with subacromial pain syndrome: a randomized controlled trial. J. Rehabil. Med. 49, 4:347-53 Volltext frei

Link zum Abstract: www.ncbi.nlm.nih.gov/pubmed/28352939

Welche Übungen helfen bei subakromialem Impingement?

Türkische Forscher teilten 30 Patienten mit subakromialem Impingement und Skapula-Dyskinesie zufällig in zwei Gruppen ein: Die Interventionsgruppe dehnte und kräftigte den Schultergürtelbereich zwölf Wochen lang und machte zusätzlich Übungen zur Skapula-Stabilisation; die Kontrollgruppe führte im gleichen Zeitraum nur die Dehnungen und Kräftigungen durch. Zu den klinischen Ergebnisparametern gehörten die dreidimensionale Skapula-Kinematik, Schulterschmerz und das Ausmaß der empfundenen Behinderung. In der Nachuntersuchung nach sechs Wochen Training gab es signifikante Unterschiede zwischen Interventions- und Kontrollgruppe in der Außenrotation und bei der Kippung der Skapula nach posterior, nach zwölf Wochen Training zusätzlich bei der Aufwärtsrotation des Angulus inferior. Beide Gruppen gaben weniger Schmerzen und ein geringeres Ausmaß an Behinderung an, ohne signifikanten Unterschied zwischen den Gruppen. Die Autoren schlussfolgern, dass ein progressives Trainingsprogramm Schmerzen bei Impingement-Symptomatik der Schulter lindert, unabhängig von speziellen Skapula-Stabilisationsübungen.

Quelle: Turgut E, et al. 2017. Effects of scapular stabilization exercise training on scapular kinematics, disability, and pain in subacromial impingement: a randomized controlled trial. Arch. Phys. Med. Rehabil. Jun 23. [Epub ahead of print]

Link zum Abstract: www.ncbi.nlm.nih.gov/pubmed/28652066

Impingement der Schulter: Übungen oder thrombozytenreiches Plasma?

In einer iranischen Studie randomisierten Wissenschaftler 62 Patienten mit Impingement-Symptomatik seit mindestens drei Monaten in eine Trainingsgruppe oder eine Gruppe, die mit thrombozytenreichem Plasma (PRP) therapiert wurde. Nach einem, drei und sechs Monaten wurden die klinischen Zielgrößen Schmerz, Funktion, Muskelkraft und Bewegungsausmaß der Schulter gemessen, außerdem erfolgte ein MRT.

Beide Interventionen reduzierten die Schmerzen und verbesserten die Gelenkbeweglichkeit und die Schulterfunktion. Die Muskelkraft veränderte sich hingegen in keiner der Gruppen. In den ersten beiden Follow-ups war die Übungstherapie den PRP-Injektionen in mehreren Parametern überlegen, in der Nachuntersuchung nach sechs Monaten nur noch in zwei Outcomes, dem Western Ontario Rotator Cuff Score und der Abduktionsfähigkeit der Schulter. Das Fazit ist, dass beide Therapieformen wirksam Schmerzen bei Schulter-Impingement reduzieren und die Funktion verbessern, Übungstherapie allerdings deutlicher.

Quelle: Nejati P, et al. 2017. Treatment of subacromial impingement syndrome: platelet-rich plasma or exercise therapy? A randomized controlled trial. Orthop. J. Sports Med. 5, 5:2325967117702366 Volltext frei

Link zum Abstract: www.ncbi.nlm.nih.gov/pubmed/28567426

Tendinopathien der Rotatorenmanschette: Welche Art von Stoßwellentherapie ist in Kombination mit Physiotherapie effektiv?

Wissenschaftler aus Peking werteten in ihrer retrospektiven Studie Daten von 94 Personen mit Tendinopathien der Rotatorenmanschette aus. Alle Patienten erhielten Physiotherapie, ein Teil bekam zusätzlich noch entweder hoch- oder niedrigenergetische Stoßwellentherapie. Als Assessments dienten nach vier, acht, zwölf und 24 Wochen der Constant and Murley Score und die Visuelle Analogskala (VAS). Alle drei Gruppen verbesserten sich deutlich nach 24 Wochen. Die hochenergetische Stoßwellentherapie war leicht überlegen: Die Probanden mit dieser Intervention verbesserten sich im Vergleich zur Physiotherapiegruppe deutlicher im Constant and Murley Score bei den Nachuntersuchungen nach vier und acht Wochen und verglichen mit der niedrigenergetischen Gruppe nach vier Wochen. Auch waren im Follow-up nach vier, acht und zwölf Wochen die VAS-Werte besser als in den beiden anderen Gruppen. Die Autoren empfehlen daher die hochenergetische Stoßwellentherapie in Kombination mit Physiotherapie bei Tendinopathien der Rotatorenmanschette.

Quelle: Su X, et al. 2017. Effects of high- and low-energy radial shock waves therapy combined with physiotherapy in the treatment of rotator cuff tendinopathy: a retrospective study. Disabil. Rehabil. 9:1-7

Link zum Abstract: www.ncbi.nlm.nih.gov/pubmed/28597729

Ist Stretching nach einer Schulteroperation sinnvoll? Und wenn ja, wie?

Eine erhöhte Anspannung im posterioren Schulterbereich ist eine postoperative Komplikation, Schmerzen und eingeschränkte Schulterfunktion können die Folge sein. Ein Forscherteam aus den USA führte daher eine randomisierte kontrollierte Studie mit insgesamt 63 Patienten nach Schulterarthroskopie durch, um die Effektivität verschiedener Stretchingübungen zu evaluieren. Es gab zwei Dehnungsinterventionen (Dehnposition horizontale Adduktion, n = 21; „Sleeper“ in Rückenlage, n = 21) und eine Kontrollgruppe (keine Dehnung, n = 21). Assessments waren unter anderem das Bewegungsausmaß in Innenrotation, Schmerz und der Fragebogen QuickDASH (Disabilities of the Arm, Shoulder and Hand). Die Probanden sollten die Dehnungen zweimal täglich durchführen, nach 48 bis 72 Stunden erfolgte der Wiederbefund. Die Dehnung in horizontaler Adduktion war sowohl dem „Sleeper“ in Rückenlage als auch der Kontrollgruppe überlegen.

Quelle: Salamh PA, et al. 2017. The efficacy of stretching exercises to reduce posterior shoulder tightness acutely in the postoperative population: a single blinded randomized controlled trial. Physiother. Theory Pract. 13:1–10

Link zum Abstract: www.ncbi.nlm.nih.gov/pubmed/28901811

Sind Übungen nach Ruptur der Rotatorenmanschette in der offenen oder geschlossenen Kette effektiver?

Zur Beantwortung dieser Frage randomisierten südkoreanische Forscher 20 Patienten, die vor sechs Wochen an der Rotatorenmanschette operiert worden waren, in je eine Gruppe mit Übungen in der offenen (n = 10) und geschlossenen Kette (n = 10). Muskelaktivität und Funktion wurden mittels Oberflächen-EMG (M. supraspinatus, M. infraspinatus, M. deltoideus) und Fragebogen (Disabilities of the Arm, Shoulder and Hand – DASH) erfasst.

Beide Gruppen führten vor den eigentlichen Übungen Dehnungen durch. In 90 Grad Schulterflexion übte eine Gruppe maximale Kontraktionen in Außenrotation in der offenen Kette im Stand, während die zweite Gruppe dieselbe Übung unter distaler Fixierung des Armes mithilfe eines Biofeedback-Gerätes durchführte. Dies sollte auf das Gelenk einwirkende Scherkräfte minimieren. Anschließend erhielten beide Gruppen allgemeine Physiotherapie, Kältetherapie und TENS für 15 Minuten.

Außer dem posterioren Anteil des M. deltoideus nahm die Muskelaktivität aller beteiligten Muskeln in beiden Gruppen signifikant zu, während das Üben in der geschlossenen Kette eine deutlichere Aktivierung bewirkte. Auch im DASH verbesserten sich beide Gruppen.

Quelle: Kang JI, et al. 2016. The effect of exercise types for rotator cuff repair patients on activities of shoulder muscles and upper limb disability. J. Phys. Ther. Sci. 28, 10:2772-77 Volltext frei

Link zum Abstract: www.ncbi.nlm.nih.gov/pubmed/27821933

Ist eine Epikondylitis-Spange sinnvoll?

Diese Spange wird oft zur unterstützenden Behandlung einer Epikondylitis vom Arzt verordnet. Doch wie wirksam ist sie wirklich? Dieser Frage ging ein Team japanischer Forscher nach. Sie randomisierten 55 Patienten in zwei Gruppen: Die Kontrollgruppe dehnte dreimal täglich 30 Sekunden lang über sechs Monate die Unterarmextensoren. Weitere 55 Teilnehmer dehnten ebenfalls, bekamen jedoch zusätzlich eine Epikondylitis-Spange, die sie sechs Monate für mehr als sechs Stunden täglich tragen sollten.

Nach einem, drei, sechs und zwölf Monaten wurden unter anderem folgende klinische Parameter gemessen: Hand10, Schmerz, Patientenzufriedenheit, Druckschmerzhaftigkeit der Strukturen, Thomsen-Test, Extension des Mittelfingers gegen Widerstand. Zu allen Nachuntersuchungszeitpunkten gab es keine signifikanten Unterschiede zwischen den Gruppen. Die Autoren können die Orthese daher nicht empfehlen.

Quelle: Nishizuka T, et al. 2016. Efficacy of a forearm band in addition to exercises compared with exercises alone for lateral epicondylitis: a multicenter, randomized, controlled trial. J. Orthop Sci. Dec 1. [Epub ahead of print]

Link zum Abstract: www.ncbi.nlm.nih.gov/pubmed/27916338

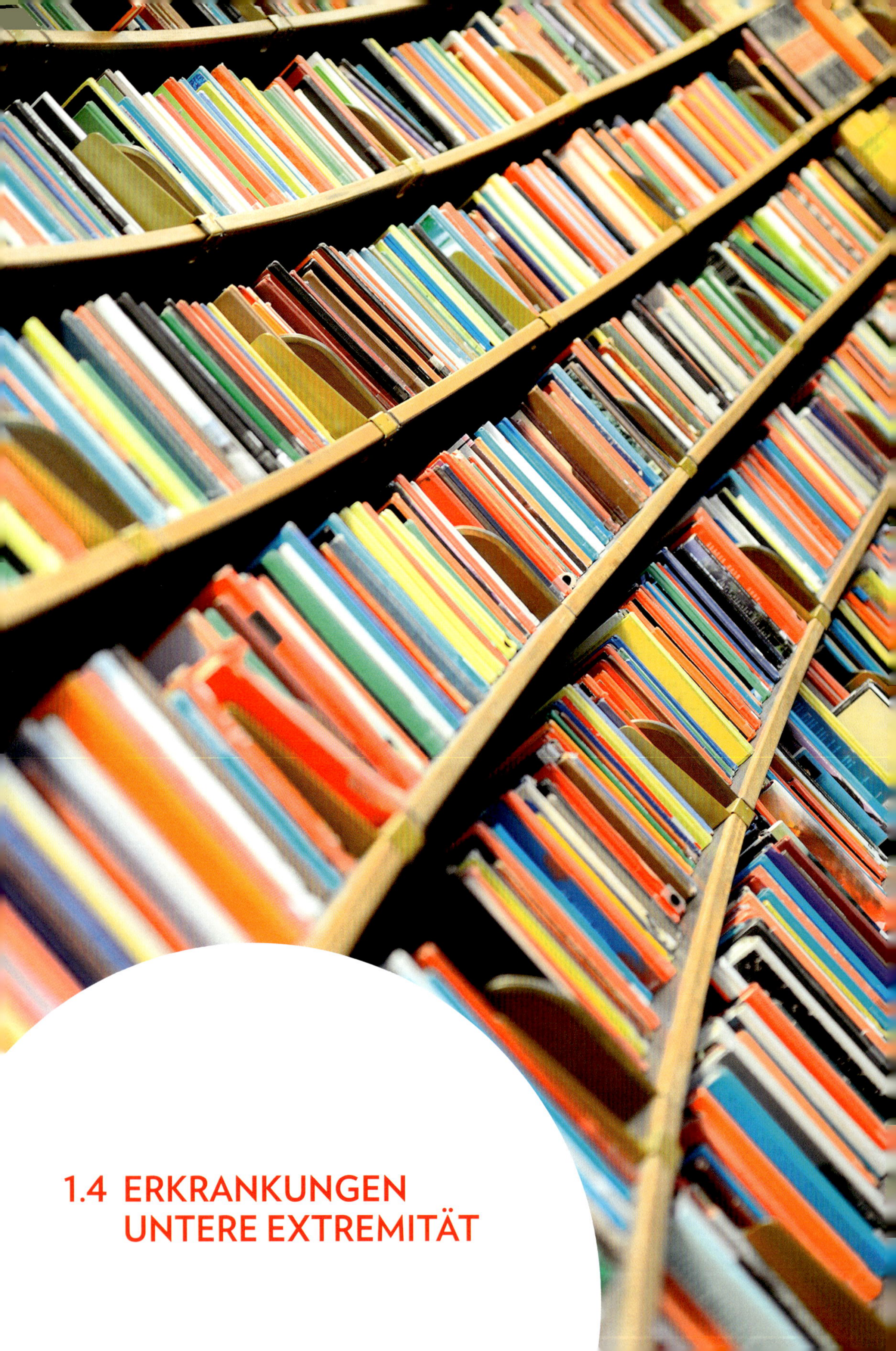

1.4 ERKRANKUNGEN UNTERE EXTREMITÄT

KOXARTHROSE: WELCHE THERAPIE IST KURZ- UND LANGFRISTIG ERFOLGREICHER – ANGELEITETES KRÄFTIGUNGSPROGRAMM, NORDIC WALKING ODER HEIMÜBUNGEN?

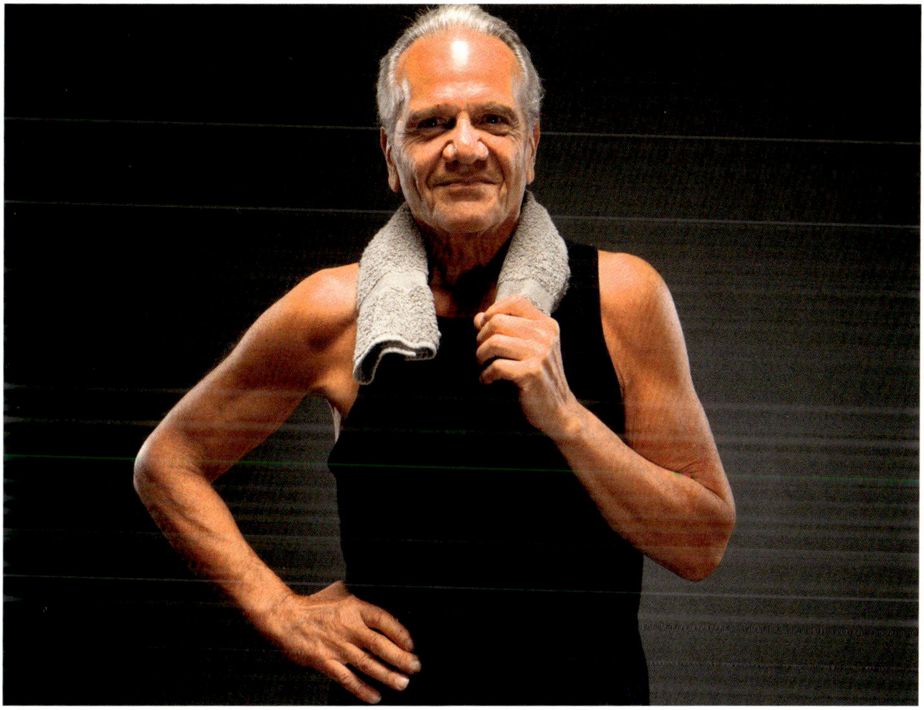

Da Patienten mit Koxarthrose eine eingeschränkte Muskelfunktion und Gelenkbeweglichkeit aufweisen, wird allgemein angenommen, dass die effektive Verbesserung dieser Parameter auch zur Schmerzlinderung und Beseitigung von Einschränkungen führt. Wissenschaftler der Universität Kopenhagen untersuchten, welche Therapie kurz- und langfristig die beste ist: Sie verglichen ein jeweils viermonatiges angeleitetes Kräftigungsprogramm oder Nordic-Walking (NW)-Programm mit einem Hausübungsprogramm. Die randomisierte kontrollierte Studie schloss 152 Patienten ein, die älter als 60 Jahre waren. Um inkludiert zu werden, durften sie keine symptomatische Arthrose von Knie oder Großzehe, Arthritis, Hüftfraktur oder Gelenkersatz an Hüfte oder Knie haben. Weitere Ausschlusskriterien waren Begleiterkrankungen, welche die Therapie einschränken würden, eine erfolgte Therapie der Hüftgelenke in den letzten drei Monaten oder Probleme bei der Benutzung von öffentlichen Verkehrsmitteln. Auch sollten die Patienten nicht mehr als zweimal pro Woche sportlich aktiv sein.

Unter wöchentlich jeweils zweimaliger physiotherapeutischer Aufsicht sowie einmal selbstständig führten 50 Probanden ein moderates progressives Krafttraining (bis 75 Prozent des Einwiederholungsmaximums) an Geräten in einem Fitnesscenter durch; weitere 50 Teilnehmer trainierten in der Nordic-Walking-Gruppe. Nach entsprechender Instruktion übten die restlichen 52 Personen als Kontrollgruppe im Übungszeitraum allein zu Hause; dabei nutzten sie elastische Bänder und ihr Eigengewicht. Bei allen Patienten wurden die isometrische Maximalkraft der Hüft- und Oberschenkelmuskulatur, die Muskelleistung während einer explosiven unilateralen Extensionsbewegung des Beins im Sitzen und die aktive Hüftbeweglichkeit zu Beginn sowie nach zwei, vier und zwölf Monaten erfasst.

Die Studienteilnehmer führten zum großen Teil die Übungsprogramme bis zum Ende durch; mehr als 80 Prozent übten wöchentlich dreimal für vier Monate. Der statistische Gruppenvergleich zeigte keinen signifikanten Unterschied hinsichtlich Muskelfunktion und Beweglichkeit. Kurzfristig wiesen einige Probanden der angeleiteten Kräftigungsgruppe einen Kraftzuwachs der Knieextensoren und -flexoren sowie der Außen- und Innenrotatoren der Hüfte auf. Innerhalb der NW-Gruppe konnte langfristig eine Zunahme der Muskelleistung bei einigen Personen festgestellt werden. In allen Gruppen erhöhte sich das Bewegungsausmaß der Hüftgelenke; Langzeiteffekte gab es hier nur in der NW-Gruppe und der Hausübungsgruppe. Die Autoren schließen daraus, dass ein viermonatiges angeleitetes Kräftigungsprogramm offenbar keine größeren Langzeiterfolge erzielt als Hausübungen oder Nordic Walking. Möglicherweise war die Intensität zu gering, viele Patienten konnten schmerzbedingt nicht bei 75 Prozent des Einwiederholungsmaximums trainieren.

Fazit

Die Wissenschaftler vermuten, dass eine Verbesserung der Kraft, Leistungsfähigkeit oder Beweglichkeit nicht automatisch gleichzusetzen ist mit Schmerzlinderung und der Reduzierung arthrosebedingter Einschränkungen.

Quelle: Bieler T, et al. 2017. Exercise induced effects on muscle function and range of motion in patients with hip osteoarthritis. Physiother. Res. Int. Oct 3. [Epub ahead of print]

Link zum Abstract: www.ncbi.nlm.nih.gov/pubmed/28971551

HÜFTARTHROSE: WIE WICHTIG IST DIE BEACHTUNG VON DOSIERUNGS-EMPFEHLUNGEN FÜR DAS TRAINING?

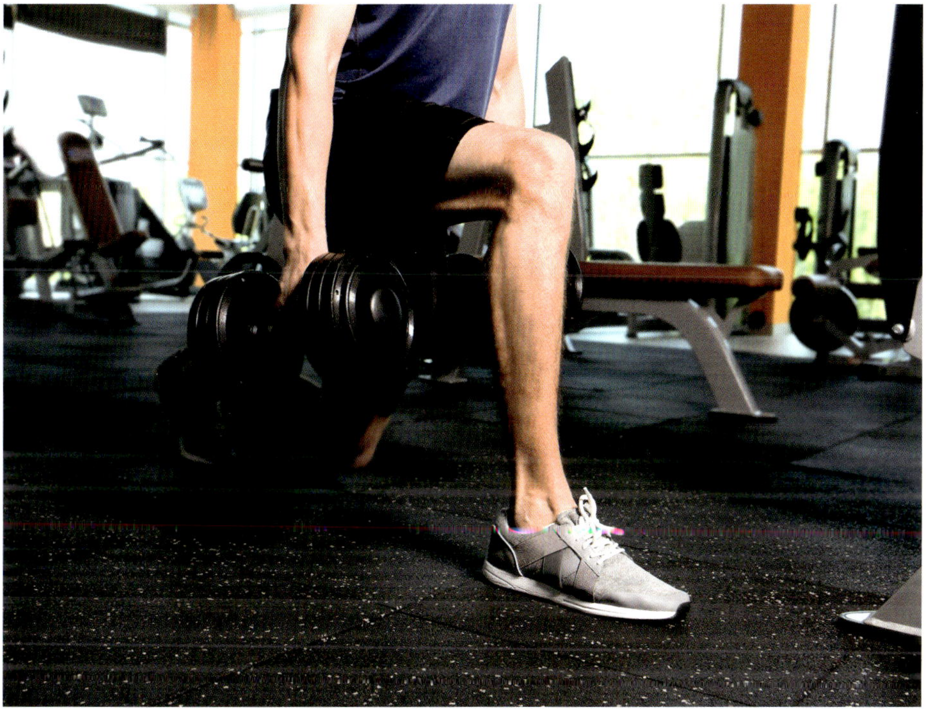

Dieser Frage gingen Forscher aus Norwegen im Rahmen einer systematischen Übersichtsarbeit nach. Das American College of Sports Medicine (ACSM) veröffentlichte bereits 2011 Empfehlungen mit Dosierungsangaben für die optimale Belastung zur Verbesserung von kardiorespiratorischen, muskuloskelettalen und neuromotorischen Parametern bei gesunden Erwachsenen. Die Forscher suchten daher in wissenschaftlichen Datenbanken nach randomisierten kontrollierten Studien, die unterschiedliche Formen von Übungsprogrammen (Kräftigung, Dehnungen, Herz-Kreislauf-Training) bei Patienten mit symptomatischer Hüftarthrose, jedoch ohne Hüftoperationen untersucht hatten. Als Kontrollgruppe kam entweder keine Therapie oder jegliche andere Intervention ohne Übungs- oder Trainingskomponente infrage. Studien mit der Intervention Wassergymnastik wurden ausgeschlossen. Cut-off der Recherche war April 2016. Die Qualität der Studien wurde mit dem Cochrane Risk of Bias Tool bewertet. Insgesamt wurden zwölf Studien mit 1.202 Patienten eingeschlossen. Das Durchschnittsalter der Teilnehmer lag bei 66 Jahren, der Frauenanteil betrug 63 Prozent. Die Interventionsdauer der Programme reichte von fünf bis zwölf Wochen und die Anzahl der professionell begleiteten Trainingseinheiten variierte von weniger als einmal pro Woche bis hin zu dreimal pro Woche. Es handelte sich immer um angeleitete Übungen, entweder isoliert oder in Kombination mit einem Heimübungsprogramm. Die Anzahl der angeleiteten Übungseinheiten lag zwischen sechs und 36 Terminen. Krafttraining war in allen zwölf Studien ein elementarer Bestandteil der Intervention – allerdings setzten nur vier Studien adäquate Tests zur Kraftmessung ein. In neun Studien gehörte ein Flexibilitätstraining zum Programm – hier nutzten aber nur drei Studien adäquate Messverfahren. Zwei Studien untersuchten ein Herz-Kreislauf-Training. In sieben Studien betrug die Compliance-Rate für die Einhaltung der ACSM-Empfehlungen mehr als 75 Prozent, in fünf Studien lag sie darunter.

Surftipp

Die Empfehlungen des ACSM im Überblick
www.acsm.org/about-acsm/media-room/news-releases/2011/08/01/acsm-issues-new-recommendations-on-quantity-and-quality-of-exercise

Fazit

Die Analysen zeigen, dass angeleitete Übungsprogramme, die sich in hohem Ausmaß an die ACSM-Empfehlungen hielten, signifikant größere Verbesserungen in Bezug auf die Schmerzsymptomatik erreichten als Programme, die sich nicht daran orientierten.

Quelle: Moseng H, et al. 2017. The importance of dose in land-based supervised exercise for people with hip osteoarthritis. A systematic review and meta-analysis. Osteoarthr. Cart. Jun 23. [Epub ahead of print]

Link zum Abstract: www.ncbi.nlm.nih.gov/pubmed/28648741

SOLLTEN PATIENTEN MIT HÜFTFRAKTUREN ZUSÄTZLICH EIN KRAFTTRAINING FÜR DIE KNIEEXTENSOREN DURCHFÜHREN?

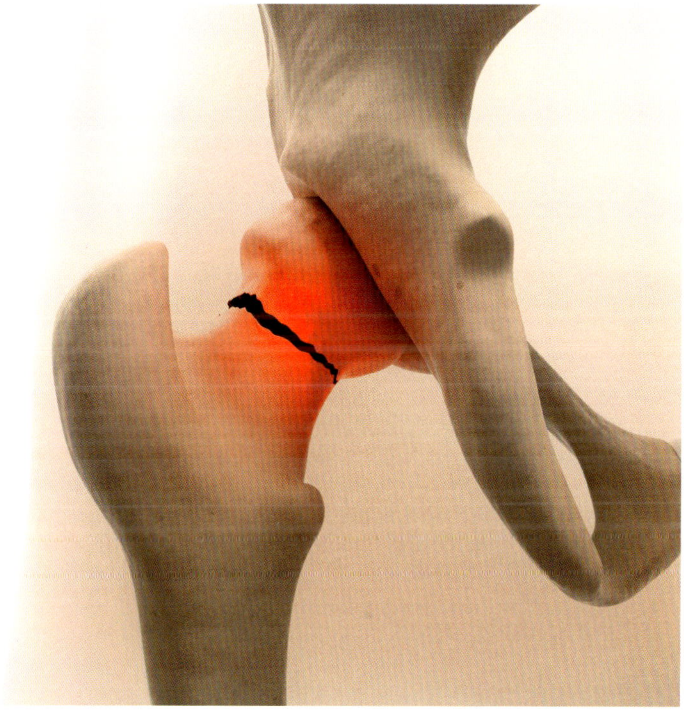

Forscher aus Dänemark schlossen 90 Patienten im Akutkrankenhaus mit operativ versorgter Hüftfraktur in ihre Studie ein. Alle Patienten erhielten nach der operativen Versorgung täglich ein- bis zweimal die übliche Physiotherapie, bestehend aus zwölf spezifischen und standardisierten Übungen zur Verbesserung der Mobilität mit individuell gesteuerter Progression. Die Wiederholungsanzahl und die Belastungsintensität waren nicht fest definiert. Ebenso führten die Patienten Gleichgewichtsübungen durch und trainierten das Treppensteigen. Die Gehhilfen wurden für jeden Patienten individuell angepasst. Die Therapie fand sowohl direkt im Zimmer der Patienten als auch im Gymnastikraum der Station statt. Die Interventionsgruppe führte zusätzlich zu dieser Standardversorgung noch ein progressives Krafttraining mit individuell angepassten Gewichtsmanschetten am Sprunggelenk für die Knieextensoren durch. Die Belastungsintensität war auf das Zehn-Wiederholungs-Maximum (10RM) festgelegt und die Patienten führten dreimal zehn Wiederholungen aus, nachdem sie fünf Knieextensionen ohne Belastung zum Aufwärmen gemacht hatten. Primäre Zielgröße war die maximale isometrische Kraft der Knieextensoren auf der betroffenen

Seite am zehnten Tag postoperativ beziehungsweise am Tag der Entlassung – und zwar prozentual gesehen im Vergleich zur gesunden Seite. Weitere Zielparameter waren die Ergebnisse im Timed-Up-and-Go-Test (sobald postoperativ durchführbar), die Ganggeschwindigkeit sowie die Sturzangst, gemessen mit der Kurzversion der Falls Efficacy Scale. Die Mobilität wurde täglich mittels Cumulated Ambulation Score erhoben. In der primären Analyse fanden die Forscher keine signifikanten Unterschiede zwischen den Gruppen.

Fazit

Im Rahmen einer Per-Protokoll-Analyse, die auf der Auswertung der Teilnehmer mit komplettem Datensatz beruhte, zeigte sich in der Gruppe mit zusätzlichem Krafttraining ein signifikanter und klinisch relevanter Effekt von zehn Prozent Kraftverbesserung. Das zusätzliche Krafttraining führte allerdings nicht zu einer Verbesserung der Funktionsfähigkeit oder körperlichen Aktivität.

Quelle: Kronborg L, et al. 2017. Effectiveness of acute in-hospital physiotherapy with knee-extension strength training in reducing strength deficits in patients with a hip fracture: a randomised controlled trial. PLoS One 12, 6:e0179867 Volltext frei

Link zum Abstract: www.ncbi.nlm.nih.gov/pubmed/28662153

1

FUNKTIONELLES TRAINING ZWÖLF WOCHEN NACH HÜFT-TEP – EFFEKTIVER ALS DIE STANDARDVERSORGUNG?

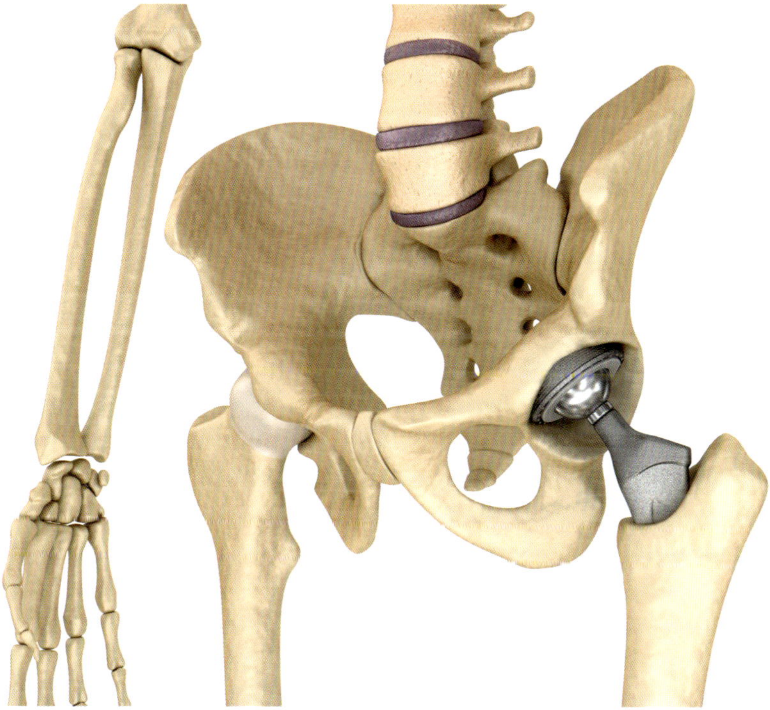

Ja, wie irische Forscher herausfanden. In ihrer randomisierten kontrollierten Studie werteten sie die Daten von 63 Patienten nach Hüftendoprothese aus. Zu den Einschlusskriterien gehörten ein Alter über 50 Jahre und die Implantation einer Totalendoprothese infolge einer Koxarthrose. Ausgeschlossen wurden Patienten unter anderem, wenn ein Verdacht auf postoperative Infektion bestand. Die Teilnehmer wurden präoperativ rekrutiert und nach dem Eingriff entweder in eine Kontrollgruppe mit der üblichen Versorgung (n = 31) oder in die Interventionsgruppe (n = 32) randomisiert. Erstere erhielt Edukation in Form eines Informationsheftes mit den ersten Übungen für den Aufenthalt im Krankenhaus, wie isometrische Anspannung des M. quadriceps, der Glutealmuskulatur und Bewegungsübungen für die Hüfte. Die Probanden dieser Kontrollgruppe wurden angewiesen, bis zur Wiedervorstellung beim Operateur sechs Wochen später mit Unterarmstützen zu gehen und die Gehstrecke allmählich zu erhöhen. Die Interventionsgruppe erhielt dieselbe Versorgung und zusätzlich zweimal wöchentlich eine 35-minütige Physiotherapieeinheit mit funktionellem Training unter Aufsicht. Dieses Programm begann zwölf Wochen postoperativ und dauerte sechs Wochen. Es beinhaltete zwölf Übungen, die bei Bedarf in der Intensität gesteigert wurden. Geübt wurden zum Beispiel Hüftabduktion und -extension im Stand, vorwärts und seitlich auf einen Step steigen, Einbeinstände, einbeinige Kniebeugen und Aufstehen vom Stuhl ohne Zuhilfenahme der Arme. Heimübungen waren nicht Teil der Intervention.

Primäre klinische Zielgröße war die Funktion im Western Ontario and McMaster Universities Osteoarthritis Index (WOMAC); sekundäre Outcomes waren die Gehgeschwindigkeit im Sechs-Minuten-Gehtest, die Kraft der Hüftabduktoren (gemessen mit Dynamometer), Schmerzen auf der Visuellen Analogskala und der bio-psycho-soziale Gesundheitszustand, erhoben mit dem Short Form 12 (SF12), Subskalen physische und mentale Gesundheit.

Nach Ende der Intervention, also 18 Wochen postoperativ, hatte sich die Interventionsgruppe verglichen mit der Kontrollgruppe signifikant im WOMAC und in der Gehgeschwindigkeit verbessert. Die Kraft der Hüftabduktoren, die Schmerzintensität und der mentale Gesundheitszustand im SF12 unterschieden sich hingegen nicht zwischen den Gruppen.

Fazit

Die Autoren schlussfolgern, dass von Physiotherapeuten vermittelte und begleitete funktionelle Übungen zu einer größeren Funktionsverbesserung für Patienten zwölf Wochen postoperativ nach Hüft-TEP führen als die Standardversorgung.

Quelle: Monaghan B, et al. 2017. Randomised controlled trial to evaluate a physiotherapy-led functional exercise programme after total hip replacement. Physiotherapy 103, 3:283–8

Link zum Abstract: www.ncbi.nlm.nih.gov/pubmed/27126617

1

WIE WICHTIG SIND KRÄFTIGUNGSÜBUNGEN FÜR DIE HÜFTAUSSENROTATOREN ZUR WIEDERHERSTELLUNG EINER NORMALEN FUNKTION NACH HÜFT-TEP?

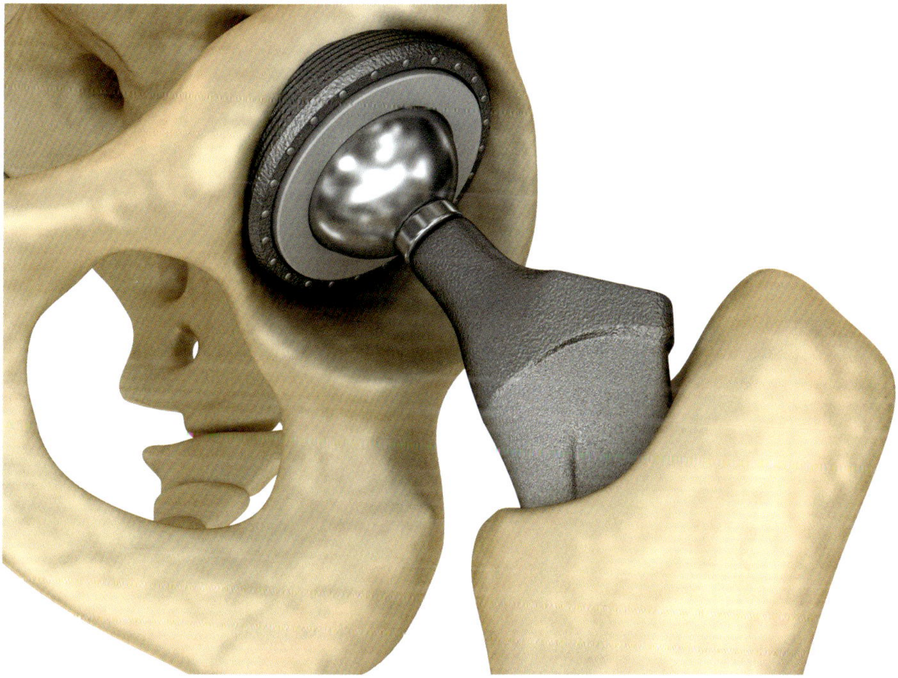

Japanische Forscher randomisierten 28 Patienten (davon 24 Frauen) im subakuten Stadium vier Wochen nach Implantation einer Hüfttotalendoprothese (Hüft-TEP) mit anterolateralem Zugang infolge Osteoarthrose in zwei gleich große Gruppen. Eine durchlief ein vierwöchiges Programm mit den gängigen Übungen (Aktivierung des M. quadriceps, der Hüftabduktoren und -extensoren, zum Beispiel durch Bridging, Abduktion aus Rückenlage ohne Widerstand, Verbesserung der Gelenksmobilität et cetera). In der Experimentalgruppe wurden zusätzlich fünfmal wöchentlich Übungen zur Ansteuerung der Hüftaußenrotatoren aus verschiedenen Ausgangsstellungen (Rücken-, Seit- und Bauchlage) ausgeführt, in den ersten zwei Wochen aktiv-assistiv, anschließend gegen den Widerstand eines elastischen Bandes (drei Sätze à acht bis zwölf Wiederholungen).

Als klinische Ergebnisse wurden Schmerzintensität, Kraft der Muskulatur der unteren Extremität (mit Dynamometer), Bewegungsumfang und Gehfähigkeit mit dem Timed-Up-and-Go-Test (TUG) gemessen.

Nach Studienende hatten die Probanden der Interventionsgruppe signifikant mehr Kraft der Hüftabduktoren als die Kontrollpersonen (Effektgröße 0,60) und bessere Werte im TUG (Effektgröße 0,53). Dass die Kräftigung der Hüftaußenrotatoren zu einer Stärkung der Abduktoren führt, lässt sich laut Autoren vermutlich durch die bessere Artikulation von Azetabulum und Femurkopf sowie die optimierte Zentrierung erklären.

Limitationen der Studie sind, dass nicht genau beschrieben wurde, wie oft die Probanden der Kontrollgruppe übten. Außerdem wurden nur Patienten mit anterolateralem OP-Zugang inkludiert und das Follow-up war mit vier Wochen relativ kurz.

Fazit

Ein Rehabilitationsprogramm, das die Aktivierung der Hüftaußenrotatoren betont, ist also empfehlenswert, um die Funktion nach Hüft-TEP zügig wiederherzustellen.

Quelle: Nankaku M, et al. 2016. Hip external rotator exercise contributes to improving physical functions in the early stage after total hip arthroplasty using an anterolateral approach: a randomized controlled trial. Disabil. Rehabil. 38, 22:2178-83

Link zum Abstract: www.ncbi.nlm.nih.gov/pubmed/26750398

VERBESSERT EIN HEIMÜBUNGSPROGRAMM DIE GLEICHGEWICHTSFÄHIGKEIT UND REDUZIERT DIE STURZNEIGUNG VON ÄLTEREN PERSONEN MIT GONARTHROSE?

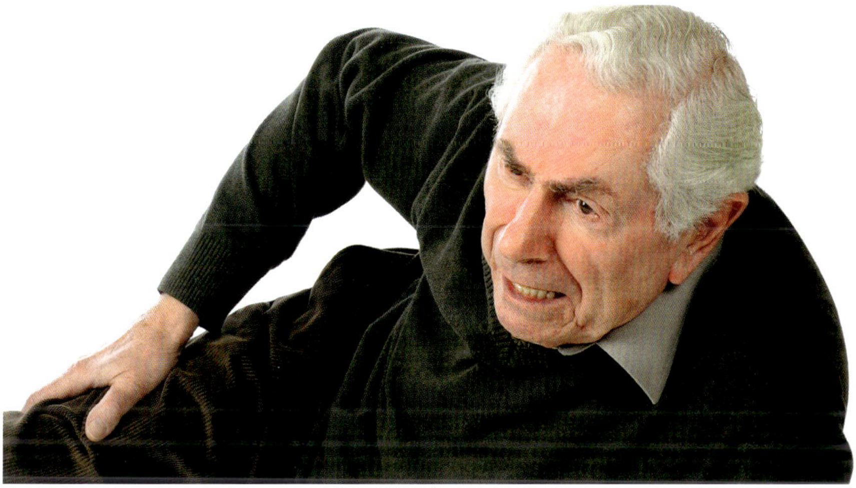

Eine Arthrose erhöht das Risiko für Stürze im Alltag. Es folgen die Ergebnisse einer kontrollierten Studie mit 50 über 65 Jahre alten Personen mit Kniearthrose, die entweder in den vergangenen zwölf Monaten zweimal gestürzt waren oder einen Sturz mit Verletzungsfolge hatten. Dabei handelt es sich um eine sekundäre Subgruppen-Analyse der Originalstudie „Malaysian Falls Assessment and Intervention Trial" (MyFAIT). Einschlusskriterien waren Knieschmerz und die röntgenologische Diagnose einer Arthrose (Kellgren-Lawrence-Grad zwei bis vier) sowie ein Ergebnis im Timed-Up-and-Go-Test (TUG) von über 13,5 Sekunden. Als klinische Zielgrößen maßen die Wissenschaftler zu Beginn und nach sechs Monaten das Ausmaß der Schwankbewegungen (postural sway) auf einer Kraftmessplatte während zweier Tests: Limits of Stability (LOS) und modifizierter Clinical Test of Sensory Interaction on Balance (mCTSIB), der vier verschiedene Testsituationen für jeweils zehn Sekunden beinhaltet:

1. Stand auf festem Untergrund mit geöffneten Augen
2. Stand auf festem Untergrund mit geschlossenen Augen
3. Stand mit geöffneten Augen auf einer instabilen Schaumunterlage
4. Stand mit geschlossenen Augen auf einer instabilen Schaumunterlage

Die Kniefunktion wurde mit dem Knee Injury and Osteoarthritis Outcome Score (KOOS) evaluiert, die Sturzangst mit der Short Falls Efficacy Scale-International

(FES-I). Die Probanden, die in die Interventionsgruppe randomisiert worden waren (n = 22), erhielten eine personalisierte multimodale Therapie; neben einer Überprüfung der Medikation, einer Optimierung der kardiovaskulären und visuellen Situation, einer Edukation über Stürze und einer Identifizierung von Gefahrenquellen für Stürze zu Hause waren auch an das Otago-Programm angelehnte Heimübungen zur Verbesserung der Kraft und Balance Teil der Intervention (siehe Kasten). So übten die Probanden sechs Monate lang dreimal wöchentlich für 30 Minuten. Inhalte der Übungen waren zum Beispiel Knieflexion und -extension, Hüftabduktion, bei Bedarf erschwert durch Gewichtsmanschetten, und Balanceaufgaben wie Tandem- und Einbeinstände, Rückwärtsgehen und vieles mehr. Zur Nachuntersuchung kamen die Probanden in den ersten drei Monaten dreimal ins Krankenhaus. Die Kontrollpersonen (n = 28) wurden allgemein zu Gesundheitsthemen beraten und erhielten die übliche Versorgung durch ihre Therapeuten zu Hause.

Zu Studienende konnten die Daten von 41 Probanden ausgewertet werden, davon 17 aus der Interventions- und 24 aus der Kontrollgruppe. Eine Limitation der Studie ist, dass die Probanden der Interventionsgruppe signifikant älter waren und zu Beginn eine höhere Sturzangst hatten als die Kontrollprobanden und dass die Studienabbrecherquote mit 20 Prozent relativ hoch war.

Otago-Programm

Das Programm wurde von Dr. Clare Robertson und Prof. John Campbell (Universität von Otago, Neuseeland) für den häuslichen Bereich entwickelt. Es besteht aus individuell angepasstem Balance- und Gehtraining sowie Kräftigungsübungen für die untere Extremität. Ein Physiotherapeut unterstützt die Patienten in Form von Hausbesuchen und Telefonanrufen. Die Wirksamkeit des Programms konnte in einem Cochrane Review bestätigt werden.

Quelle: www.physio-akademie.de/fileadmin/user/franzi/pdf/Menue_7_Service_u_Downloads/Otago-Uebungsprogramm.pdf

Fazit

Beim Follow-up nach sechs Monaten war die Interventionsgruppe der Kontrollgruppe überlegen, sie hatte sich signifikant in den Outcomes von mCTSIB, FES-I und LOS verbessert. Die Sturzhäufigkeit verringerte sich durch das Otago-Programm hingegen nicht.

Quelle: Mat S, et al. 2017. Effect of modified Otago exercises on postural balance, fear of falling, and fall risk in older fallers with knee osteoarthritis and impaired gait and balance: a secondary analysis. PM R. Aug 18. [Epub ahead of print]

Link zum Abstract: www.ncbi.nlm.nih.gov/pubmed/28827207

1

IST EIN ACHTWÖCHIGES ÜBUNGSPROGRAMM WIRKSAM BEI GONARTHROSE?

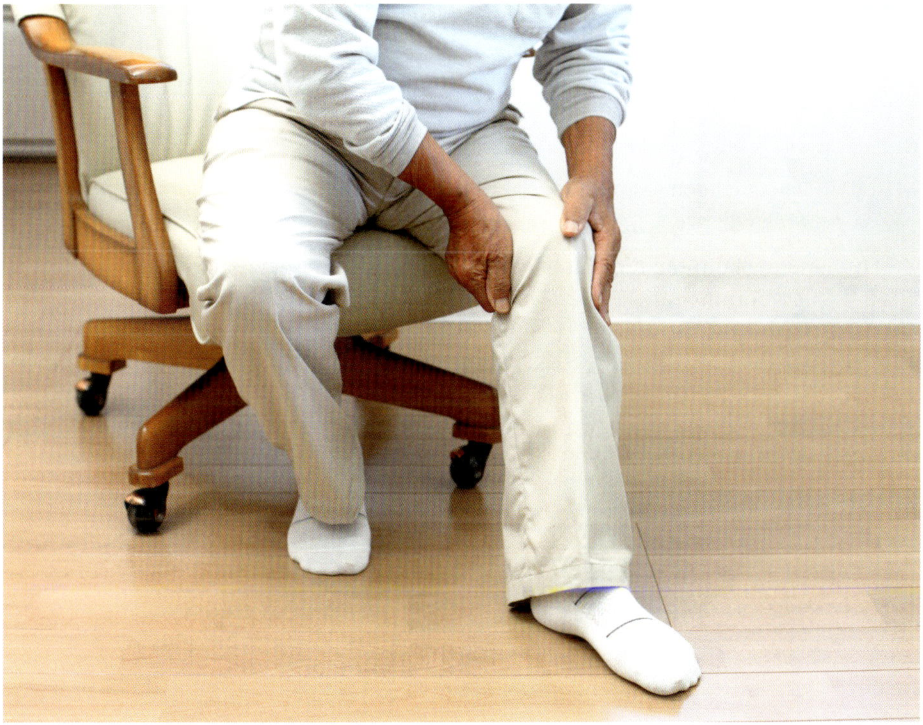

Um diese Frage zu beantworten, wurden in Dänemark 93 Patienten mit Gonarthrose rekrutiert (57 Prozent Frauen, 58 ± 8 Jahre alt, BMI 27 ± 4 kg/qm). Zu den Einschlusskriterien zählten persistierender Knieschmerz, klinische Diagnose einer Arthrose anhand der ACR-Kriterien (The American College of Rheumatology Criteria) mit oder ohne röntgenologische Auffälligkeiten. Die Probanden durften keine Kontraindikation für Übungen, NSAR-Einnahme (nichtsteroidale Antirheumatika) und Röntgenstrahlen haben und keine Traumen oder Operationen des betroffenen Beins in den letzten sechs Monaten.

Sie wurden einer von zwei Gruppen zufällig zugeordnet: Die Übungsgruppe (n = 47) führte nach einer zehnminütigen Erwärmung Funktions-, Propriozeptions- und Ausdauerübungen durch (NEMEX-Programm – neuromuskuläre Übungen). Der Schwerpunkt lag auf Rumpfstabilität und posturaler Kontrolle sowie Funktion und Kraft der unteren Extremität, Gleichgewicht und dynamischer Kniestabilität. Das Abwärmen bestand aus zehn Minuten Gehübungen, Walking, Jogging sowie Dehnübungen. Die einstündige Gruppentherapie mit maximal zehn Teilnehmern fand zweimal wöchentlich über einen Zeitraum von acht Wochen statt und wurde von erfahrenen Physiotherapeuten angeleitet. Die Progression der Übungen konnte schmerzabhängig gesteuert werden. Jede Übungseinheit wurde vorher und nachher hinsichtlich Anstrengungsniveau (Borg-Skala) und Schmerzintensität (VAS) evaluiert.

Die Kontrollgruppe (n = 46) erhielt Informationen über die optimale medikamentöse Versorgung mit Acetaminophen (Paracetamol) und oralen NSAR, entsprechend den dänischen Leitlinien. Die Teilnehmer sollten diese peripheren Analgetika und Entzündungshemmer schmerzabhängig bei Bedarf einnehmen. Im Fall einer zu geringen Wirkung wurde die Verordnung weiterer NSAR durch den betreuenden Allgemeinarzt angeordnet.

Die Compliance der Gruppen wurde anhand definierter Kriterien erfasst. Beide Gruppen wurden von erfahrenen Therapeuten, welchen die Gruppenzuordnung nicht bekannt war, mit folgenden Assessments untersucht:

- Ganganalyse barfuß mit selbstgewählter Geschwindigkeit im Bewegungslabor mit Kraftmessplatten und Kameras (3D VICON MX movement analysis system)
- Knie-Index (Veränderungen der Kniebelastung beim Gehen)
- Knee Injury and Osteoarthritis Outcome Score (KOOS)
- Tests zur funktionellen Leistungsfähigkeit
  - Kniebeuge-Test (maximale Anzahl Kniebeugen in 30 Sekunden)
  - Einbeinsprung-Test (Distanz des Einbeinsprungs)
  - One-Leg-Rise-Test (maximale Anzahl einbeiniges Aufstehen von 48 Zentimeter hohem Stuhl in 30 Sekunden)

Fazit

Nach etwa achtwöchiger Übungstherapie oder Medikation unterschieden sich die Gruppen nicht: Der Knie-Index und die Knieadduktion waren vergleichbar, funktionelle Unterschiede nicht signifikant und nicht klinisch relevant. Die Compliance der Übungsgruppe war mit 49 Prozent höher als die der Pharmagruppe mit nur sieben Prozent.

Quelle: Holsgaard-Larsen A, et al. 2016. The effect of instruction in analgesic use compared with neuromuscular exercise on knee-joint load in patients with knee osteoarthritis: a randomized, single-blind, controlled trial. Osteoarthritis Cartilage. Nov 9. [Epub ahead of print]

Link zum Abstract: www.ncbi.nlm.nih.gov/pubmed/27836677

WIE MOTIVIEREN SICH ARTHROSE-PATIENTEN ZUR ÜBUNGSTHERAPIE?

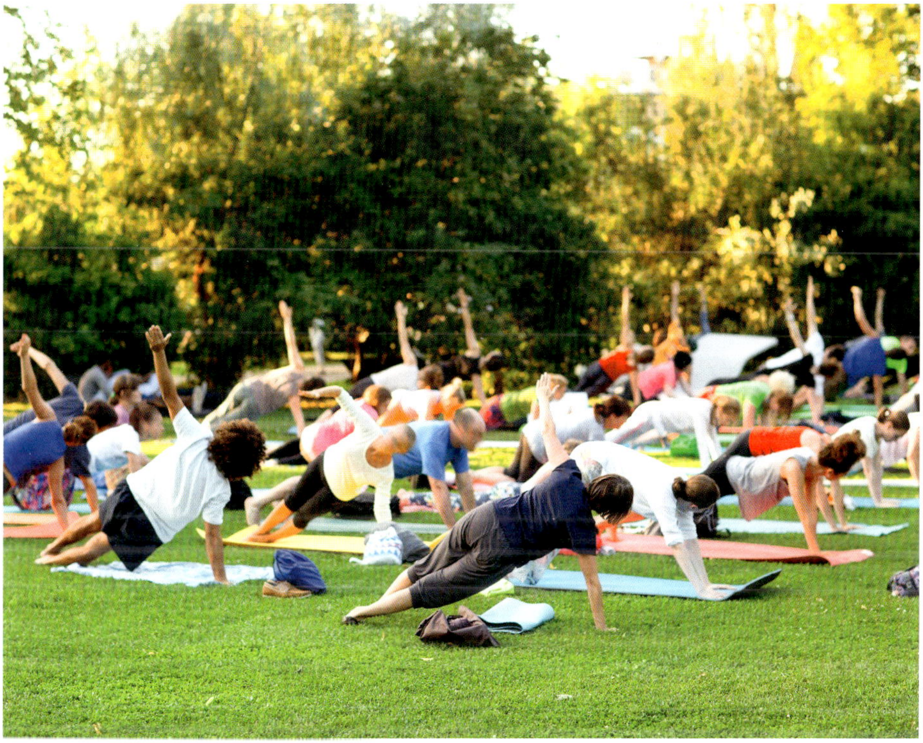

Keine Frage, Übungen sind essenziell in der Therapie von Arthrosen. Unklar ist jedoch, wie sich Patienten dazu motivieren. Deshalb befragten Tübinger Wissenschaftler die Patienten und bildeten Gruppierungen im Sinne der International Classification of Functioning, Disability and Health (ICF). 292 Erwachsene mit Gon- oder Coxarthrose füllten folgende Fragebogen aus:

- Bernese Motive and Goal Inventory in Leisure and Health Sports (BMZI)
- Hannover Functional Ability Questionnaire for Osteoarthritis
- WOMAC-Index (pain/stiffness)
- Selbstwirksamkeit (Self-Efficacy Scale)
- Fragebogen zu Barrieren

So konnten die fünf Übungsmotivationen Gesundheit, Körper/Figur, Ästhetik, Natur und Kontakt identifiziert werden. Außerdem wurden vier Phänotypen definiert: gesundheitsbezogene, sportliche Menschen; sportliche, naturbegeisterte Individualisten; funktionsorientierte Menschen, die primär mit Übungen ihre Gesundheit wiederherstellen möchten; naturbegeisterte, gesundheitsbewusste Menschen.

Die Ergebnisse dieser Studie unterstützen personenorientierte Übungsempfehlungen, die an die natürliche Motivation des Einzelnen für Bewegung anknüpfen. Bewegungsangebote sollten dies berücksichtigen und adäquat umsetzen. Motivierend können Freude, sozialer Kontakt und der Aufenthalt in der Natur sein.

Fazit

Diese Anreize sollten laut den Autoren neben dem gesundheitsfördernden Aspekt in verschiedene Übungsprogramme gezielt integriert werden, um Patienten mit Arthrose zu Bewegung zu motivieren.

Quelle: Krauss I, et al. 2017. Motives for physical exercise participation as a basis for the development of patient-oriented exercise interventions in osteoarthritis: a cross-sectional study. Eur. J. Phys. Rehabil. Med. Feb 17. [Epub ahead of print] Volltext frei

Link zum Abstract: www.ncbi.nlm.nih.gov/pubmed/28215059

WIE WIRKSAM IST DAS EVIDENZBASIERTE ARTHROSE-PROGRAMM GLA:D?

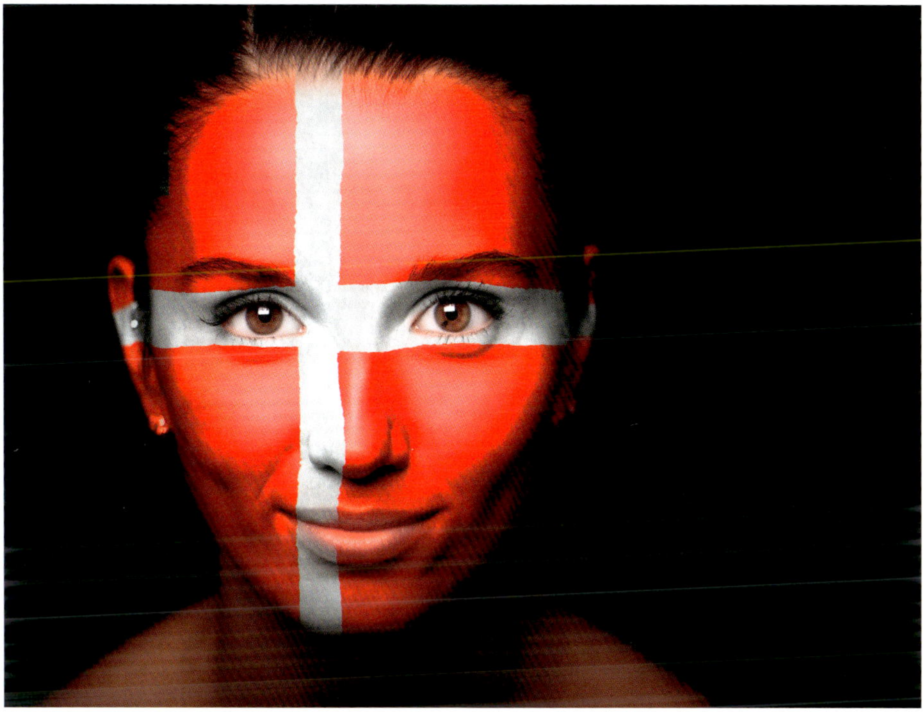

Die Umsetzung evidenzbasierter Leitlinien in der Praxis ist mitunter schwierig. Daher wurde 2013 das Programm „Good Life with osteoArthritis in Denmark" (GLA:D) mit dem Ziel implementiert, Leitlinien für die klinische Versorgung von Menschen mit Knie- oder Hüftarthrose landesweit umzusetzen. Die vorliegende Studie berichtet über die Ergebnisse zwischen 2013 und 2015.

Die Patienten erhielten drei Edukationseinheiten: zwei von einem speziell geschulten Physiotherapeuten – zum Beispiel über die Erkrankung Arthrose und die Bedeutung von Bewegung – und eine von einem sogenannten Expertenpatienten, einem ehemaligen Patienten, der das Programm bereits erfolgreich durchlaufen hatte. Zusätzlich machten sie in zwölf Einheiten innerhalb von sechs Wochen neuromuskuläre Übungen des NEuroMuscular Exercise Programme (NEMEX) für jeweils 60 Minuten, entweder supervidiert im Gruppensetting, zu Hause oder kombiniert. Im Follow-up nach drei Monaten wurden Strategien zur Aufrechterhaltung eines aktiven Lebensstils besprochen.

Vor Interventionsbeginn sowie nach drei und zwölf Monaten wurden folgende klinische Ergebnisse gemessen:

- Schmerzintensität (VAS null bis 100)
- körperliche Funktion (30s-Chair-Stand-Test, 40m-Fast-Paced-Walk-Test), physische Aktivität (Anzahl der Wochentage mit mindestens 30 Minuten körperlicher Aktivität)
- gelenkbezogene Lebensqualität (Knee Injury and Osteoarthritis Outcome Score – KOOS, Hip Disability and Osteoarthritis Outcome Score – HOOS)
- Zahl der Patienten, die Schmerzmedikamente einnehmen oder krankgeschrieben sind

Die Wissenschaftler werteten die Daten von insgesamt 9.825 Teilnehmern (74 Prozent Frauen) des GLA:D-Programms aus. GLA:D senkte die Schmerzintensität um 12,4 Punkte und erhöhte die Lebensqualität um 5,4 Punkte nach drei Monaten; nach einem Jahr lagen die Werte 13,7 und 9,4 Punkte höher. Nach drei Monaten verbesserten sich körperliche Funktion und Aktivität, außerdem verringerte sich der Prozentsatz der Medikamenteneinnahme signifikant von 55,9 auf 36,7 Prozent bei den Patienten mit Gonarthrose und von 58,1 auf 44,7 Prozent bei denjenigen mit Koxarthrose. Eine Limitation dieser Untersuchung ist die fehlende Kontrollgruppe.

Fazit

Nach zwölf Monaten waren weniger Patienten krankgeschrieben (insgesamt 14,9 Prozent) im Vergleich zum Jahr vor der Einführung von GLA:D (24,3 Prozent).

Quelle: Skou ST, et al. 2017. Good Life with osteoArthritis in Denmark (GLA:D™): evidence-based education and supervised neuromuscular exercise delivered by certified physiotherapists nationwide. BMC Musculoskelet. Disord. 18, 1:72 Volltext frei

Link zum Abstract: www.ncbi.nlm.nih.gov/pubmed/28173795

VERÄNDERT SICH DIE MUSKELAKTIVITÄT BEI PATIENTINNEN MIT PATELLOFEMORALEM SCHMERZ DURCH EIN TAPE?

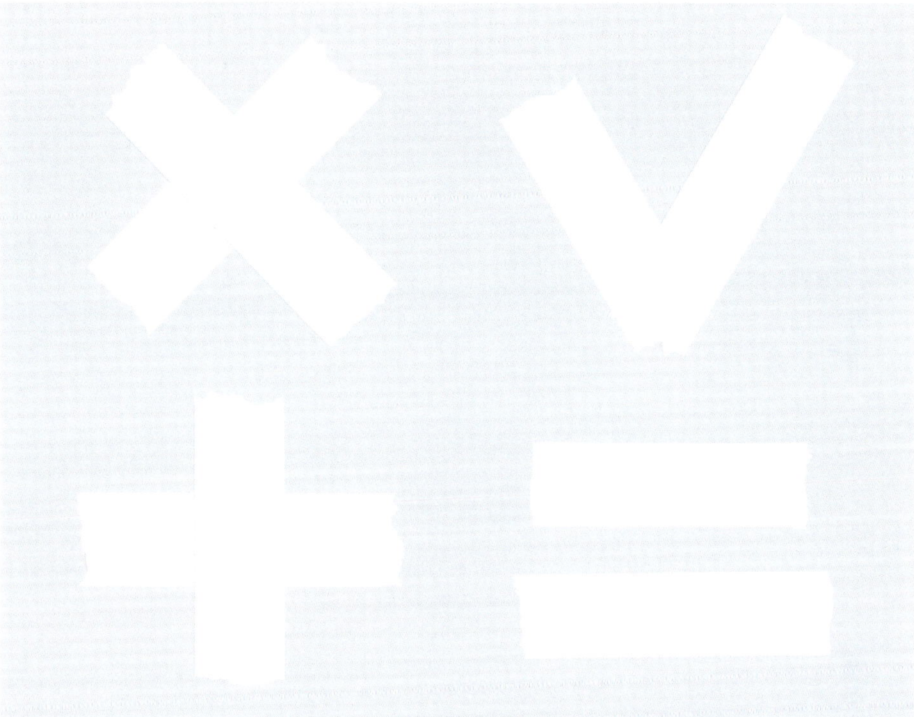

Brasilianische Physiotherapeuten wollten wissen, ob ein einfaches horizontales McConnell-Tape die Muskelaktivität von M. vastus medialis und vastus lateralis des M. quadriceps sowie M. gluteus medius in fünf verschiedenen Übungen positiv beeinflussen kann. Sie schlossen 40 Frauen mit durchschnittlichem Alter von 23 Jahren (18 bis 35 Jahre) und anteriorem Knieschmerz ein. Der Schmerz bestand seit drei Monaten und strahlte bei Kniebeugen, beim Treppensteigen, Knien, Rennen und längeren Sitzen aus. Ein erfahrener Physiotherapeut stellte nach der Untersuchung die Diagnose „patellofemoraler Schmerz". Die Teilnehmerinnen hatten in den letzten sechs Monaten weder eine Rehabilitation noch sonstige Übungen durchgeführt.

Die Wissenschaftler randomisierten die Frauen in zwei Gruppen: Die Interventionsgruppe (n = 20) führte die Übungen mit einem quer über die Patella applizierten Tape (McConnell) durch, das die Patella medialisieren sollte. Die Placebo-Kontrollgruppe (n = 20) erhielt ein vertikal über die Patella verlaufendes Tape, ohne medialen oder lateralen Einfluss auf die Patella.

Die Teilnehmerinnen waren verblindet, das heißt, sie wussten nicht, ob sie der Interventions- oder Placebogruppe angehörten. Sie führten fünf Übungen mit appliziertem Oberflächen-EMG (M. vastus medialis, M. vastus lateralis, M. gluteus medius) für jeweils 15 Sekunden durch, beispielsweise Isometrie der Knieextensoren und -flexoren oder einbeiniger Stand auf dem Minitrampolin. Vor und nach den Übungen wurde die Maximalkraft für den M. quadriceps am Dynamometer und für den M. gluteus medius in Seitlage ermittelt, um nach den Übungen die prozentuale Muskelaktivität zu bestimmen. Weitere Assessments waren die Anterior Knee Pain Scale (AKPS) und die Visuelle Analogskala (VAS).

Die vergleichbaren Gruppen unterschieden sich nicht hinsichtlich der Muskelaktivität, egal ob mit oder ohne Tape und unabhängig von der Tapeanlage. Der M. gluteus medius war beim Üben deutlich aktiver als der M. quadriceps; der M. vastus medialis war aktiver als der M. vastus lateralis.

Surftipp:

Demonstration eines McConnell-Tapes (englisch)
www.youtube.com/watch?v=jBRdsK3zRyk

Fazit

Die Autoren schlussfolgern, dass die Tapes die Muskelaktivität im kurzen Messzeitraum nicht wesentlich verändert haben.

Quelle: Araújo CG, et al. 2016. Mcconnell's patellar taping does not alter knee and hip muscle activation differences during proprioceptive exercises: a randomized placebo-controlled trial in women with patellofemoral pain syndrome. J. Electromyogr. Kinesiol. 31:72–80

Link zum Abstract: www.ncbi.nlm.nih.gov/pubmed/27693990

WELCHE FAKTOREN BEEINFLUSSEN DIE LANGFRISTIGE THERAPIEPROGNOSE NACH EINER VORDEREN KREUZBANDRUPTUR?

Ein internationales Forscherteam aus Schweden, Großbritannien, den USA, Dänemark und Deutschland analysierte retrospektiv die vorhandenen Daten aus einer randomisierten kontrollierten Studie (KANON-Studie). Insgesamt 118 konservativ und operativ therapierte Patienten mit einer vorderen Kreuzbandruptur wurden nach fünf Jahren erneut untersucht. Mit dem Ziel, zukünftig den Behandlungserfolg besser voraussagen zu können, stellten die Wissenschaftler Zusammenhänge zwischen den Therapieergebnissen und folgenden prognostischen Faktoren her:

- anfängliche Schäden von Knorpel, Meniskus, Knochen-Knorpel-Übergang
- anfängliches Streckdefizit
- anfängliche subjektive Beeinträchtigungen der Patienten
- Anzahl der Therapieeinheiten
- Re-Ruptur, kontralaterale vordere Kreuzbandruptur
- weitere Operationen am Knie
- durchgeführte konservative, operative Therapie

Diese setzten sie in Relation zum Therapieergebnis nach fünf Jahren. Die klinischen Outcomes waren Schmerz, weitere Symptome, Sport- oder Freizeitaktivitäten und Lebensqualität (quality of life – QOL). Als Assessment wurde unter anderem der Fragebogen Knee Injury and Osteoarthritis Outcome Score (KOOS) eingesetzt.

Es erfolgte eine Regressionsanalyse unter der Berücksichtigung von Geschlecht, Alter, Body-Mass-Index, Aktivitätslevel vor der Verletzung, Bildungsgrad und Rauchen. Bei allen Patienten führten folgende Punkte zu schlechten Therapieergebnissen:

- Re-Ruptur oder kontralaterale vordere Kreuzbandruptur
- weitere Operationen (außer der Kreuzbandplastik)
- schlechte anfängliche psychische Werte im SF-36

Die alleinige konservative Therapie führte zu prognostisch weniger Kniesymptomen, im Vergleich zur frühzeitig operativ versorgten Gruppe mit anschließender Therapie. Hatten die operierten Patienten zusätzlich eine Meniskusverletzung, so folgten daraus Einschränkungen im Sport oder bei Freizeitaktivitäten; ein Knorpelschaden war assoziiert mit einer späteren Beeinträchtigung der Lebensqualität bei den frühzeitig nach Kreuzbandruptur operativ versorgten Probanden. Im Falle einer weiteren, nicht das Kreuzband betreffenden OP oder niedrigen KOOS-Ausgangswerten verschlechterte sich die Prognose für alle KOOS-Subskalen im Fünfjahreszeitraum.

Die hinausgezögerte operative Therapie konnte bei den Patienten mit Meniskusläsionen Schmerzen erfolgreich reduzieren. Bei den ausschließlich konservativ behandelten Probanden verstärkten sich die Schmerzen durch eine Knieoperation, die nicht das Kreuzband betraf.

KANON-Studie

Die Abkürzung „KANON" steht für „Knee Anterior Cruciate Ligament, Nonsurgical versus Surgical Treatment". Diese schwedische randomisierte kontrollierte Studie wurde 2010 publiziert. Darin wurden 121 aktive Erwachsene (18 bis 35 Jahre alt) nach vorderer Kreuzbandruptur in zwei Gruppen aufgeteilt: Eine Gruppe erhielt eine frühzeitige Kreuzbandplastik mit anschließender Rehabilitation, die andere Gruppe bekam anfänglich nur die konservative Therapie und konnte sich danach optional für die Kreuzbandoperation entscheiden. Letzteres war nur bei 23 von 59 Patienten dieser Gruppe notwendig. Die Therapieerfolge der beiden Gruppen waren vergleichbar.

Quelle:
Frobell RB, et al. 2010. A randomized trial of treatment for acute anterior cruciate ligament tears. N. Engl. J. Med. 363, 4:331–42

Fazit

Die Kenntnis dieser prognostischen Faktoren kann helfen, den individuell sinnvollen Therapieansatz für Patienten mit vorderer Kreuzbandruptur auszuwählen, operativ oder konservativ.

Quelle: Filbay SR, et al. 2017. Delaying ACL reconstruction and treating with exercise therapy alone may alter prognostic factors for 5-year outcome: an exploratory analysis of the KANON trial. Br. J. Sports Med. May 17. [Epub ahead of print] Volltext frei

Link zum Abstract: www.ncbi.nlm.nih.gov/pubmed/28515057

Ist vor einer Hüft- oder Knie-TEP ein zwölfmonatiges präoperatives Übungsprogramm klinisch wirksam und kosteneffektiv?

Dänische Forscher randomisierten 165 Patienten mit Cox- oder Gonarthrose entweder in die Experimentalgruppe, die vor der OP zweimal wöchentlich für acht Wochen ein begleitetes neuromuskuläres Übungsprogramm absolvierte, oder in eine Kontrollgruppe, die ausschließlich operiert wurde. Neben dem Hip Disability and Osteoarthritis Outcome Score (HOOS) und dem Knee Injury and Osteoarthritis Outcome Score (KOOS) wurden auch die verbleibenden Lebensjahre in Gesundheit gemessen (Quality Adjusted Life Years – QALYs).

Im Follow-up nach zwölf Monaten hatte sich die Interventionsgruppe in den Lebensqualitätsdomänen von HOOS und KOOS (Effektstärken 0,09 bis 0,59) sowie in den QALYs signifikant verbessert. Obwohl durch die präoperative Therapie Kosten von 326 Euro pro Patient entstanden, unterschieden sich die Endkosten zwischen den Gruppen nicht signifikant. Mit der Kostenschwelle von 40.000 Euro war die präoperative Therapie mit 84-prozentiger Wahrscheinlichkeit kosteneffizient.

Quelle: Fernandes L, et al. 2017. Supervised neuromuscular exercise prior to hip and knee replacement: 12-month clinical effect and cost-utility analysis alongside a randomised controlled trial. BMC Musculoskelet. Disord. 18, 1:5 Volltext frei

Link zum Abstract: www.ncbi.nlm.nih.gov/pubmed/28061841

Wie gelenkschonend sind Übungen im Wasser wirklich?

Kutzner und Kollegen von der Charité in Berlin untersuchten die Gelenkbelastung an Land und im brusttiefen Wasser während verschiedener Übungen. Dazu instrumentierten sie die Hüft- und Knieendoprothesen (jeweils n = 6) von zwölf älteren Personen mit Sensoren, um in vivo Messungen durchführen zu können. Die Kräfte, die im Wasser auf das Gelenk wirkten, variierten zwischen 32 und 396 Prozent des Körpergewichtes. Die größten Kräfte wirkten bei dynamischen Bewegungen (zum Beispiel Kniehebelauf, Hampelmann), es folgten gewichtstragende (zum Beispiel Squats, Gehen) und langsame, nicht gewichtstragende Aktivitäten (zum Beispiel Abduktion der Hüfte). Im Vergleich zu denselben Übungen an Land reduzierte sich die auf das Gelenk wirkende Kraft im Wasser um 36 bis 55 Prozent. Der Widerstand erhöhte sich allerdings bei schnellen Bewegungen der betroffenen Extremität ohne Gewichtsbelastung und mit zusätzlichem Widerstand durch Aquafins (eine Art Miniflosse). Daher sollten die Ausgangsstellung, die Bewegungsgeschwindigkeit und der Einsatz von Widerstandsgeräten wie Aquafins dem Rehabilitationsverlauf angemessen gewählt werden.

Quelle: Kutzner I, et al. 2017. Does aquatic exercise reduce hip and knee joint loading? In vivo load measurements with instrumented implants. PLoS One 12, 3:e0171972 Volltext frei

Link zum Abstract: www.ncbi.nlm.nih.gov/pubmed/28319145

Kontinuierliches Gehen oder Gehen mit Pausen: Was ist empfehlenswert bei Gonarthrose?

27 Patienten mit unilateraler Gonarthrose wurden an zwei Tagen gebeten, auf einem Laufband bei einer Geschwindigkeit von 1,3 Metern pro Sekunde zu gehen: An einem Tag gingen sie 45 Minuten am Stück, am anderen Tag dreimal 15 Minuten, jeweils unterbrochen von einer einstündigen Pause. Die Wissenschaftler untersuchten die auf das Gelenk einwirkende Kraft sowie die Schmerzintensität in der ersten Gehminute und nach 15, 30 und 45 Minuten.
Während die Spitzenbelastung des Knies bei beiden Gehvarianten nach 30 und 45 Minuten zunahm, berichteten die Patienten nur beim kontinuierlichen Gehen über mehr Schmerzen. Die Autoren schlussfolgern, dass mehrere kürzere Gehstrecken günstiger sind, um eine Schmerzverstärkung zu vermeiden. Distanzen über 30 Minuten Gehdauer könnten zu einer unerwünschten Krafteinwirkung auf das Kniegelenk führen.

Quelle: Farrokhi S, et al. 2017. The influence of continuous versus interval walking exercise on knee joint loading and pain in patients with knee osteoarthritis. Gait Posture 56:129–33

Link zum Abstract: www.ncbi.nlm.nih.gov/pubmed/28544950

Gonarthrose: Welchen Einfluss hat die Therapiepräferenz auf die Adhärenz?

Wie können Therapeuten sicherstellen, dass Patienten mit Gonarthrose diszipliniert ihre Übungen machen? Spielen die Vorlieben des Einzelnen eine Rolle? Wissenschaftler randomisierten 69 Patienten mit Gonarthrose in zwei Gruppen: Eine wurde professionell angeleitet, die andere führte eigenständig ein Gehprogramm durch. Die Wünsche der Patienten wurden vorher abgefragt.
Nach sechs Monaten zeigten die Patienten, die eine Intervention bevorzugten und auch ihrer Wunschgruppe zugeordnet worden waren, eine höhere Therapietreue und hielten ihre Geh-Einheiten besser ein als diejenigen, die nicht ihrem Wunsch gemäß eingeteilt worden waren.
In der Nachuntersuchung neun Monate später verbesserten sich die Patienten, die ihre bevorzugte Maßnahme erhalten hatten, auch hinsichtlich Beweglichkeit (Western Ontario and McMaster Universities Osteoarthritis Index) und Funktion (Timed-Up-and-Go-Test). In der anderen Gruppe gab es keine vergleichbaren Erfolge.

Quelle: Loew L, et al. 2017. An evidence-based walking program among older people with knee osteoarthritis: the PEP (participant exercise preference) pilot randomized controlled trial. Clin. Rheumatol. Mar 22. [Epub ahead of print]

Link zum Abstract: www.ncbi.nlm.nih.gov/pubmed/28332010

Üben Patienten mit Gonarthrose besser unter Aufsicht oder allein zu Hause?

In dieser türkischen randomisierten Studie führten 78 Patienten mit Gonarthrose Übungen mit geringer Intensität für sechs Wochen durch. Diese umfassten schmerzlindernde, kräftigende, durchblutungs- oder gleichgewichtsfördernde Übungen für die untere Extremität. Eine Gruppe übte unter Anleitung eines Physiotherapeuten in der Klinik, die andere nach vorausgegangener Anweisung individuell zu Hause. Vor und nach der Therapie wurden Schmerzintensität, Muskelkraft des Quadrizeps und der Hamstrings, hämodynamische Parameter und der Sechs-Minuten-Gehtest (6MWT) gemessen.
56 Patienten beendeten die Therapie. Beide Gruppen waren schmerzärmer, kräftiger und leistungsfähiger im Gehtest, mit Vorteil für die angeleitete Gruppe. Diese wies zudem ein besseres Gleichgewicht auf.

Quelle: Kuru Çolak T, et al. 2017. The effects of therapeutic exercises on pain, muscle strength, functional capacity, balance and hemodynamic parameters in knee osteoarthritis patients: a randomized controlled study of supervised versus home exercises. Rheumatol. Int. 37, 3:399-407

Link zum Abstract: www.ncbi.nlm.nih.gov/pubmed/28078435

Sind intraartikuläre Injektionen, ergänzend zu einem Übungsprogramm, bei Patienten mit Kniearthrose notwendig?

Dänische Forscher randomisierten in ihrer doppelt verblindeten, placebokontrollierten Studie 100 Patienten mit Kniearthrose in zwei Gruppen: 50 Probanden erhielten intraartikuläre Kortikosteroidinjektionen, weitere 50 bekamen Placeboinjektionen mit isotonischer Kochsalzlösung. Alle Patienten führten außerdem ein Übungsprogramm durch. Folgende Assessments wurden verwendet: Knee Injury and Osteoarthritis Outcome Score (KOOS), MRT.
Die vorwiegend weiblichen Patienten mit mittlerem Alter von 62 Jahren hatten einen Kellgren-Lawrence-Grad 3 (Medianwert). Aus der Analyse der MRT-Aufnahmen ergaben sich zwischen den beiden Injektionsgruppen keine signifikanten Unterschiede hinsichtlich der Synovitis; die eingetretene Schmerzlinderung und Funktionsverbesserung stand nicht im Zusammenhang mit synovialen Gelenkveränderungen. Demzufolge sind laut den Autoren Kortikosteroidinjektionen für übende Patienten mit Kniearthrose nicht wirksamer als eine Placeboinjektion.

Quelle: Riis RG, et al. 2016. The effects of intra-articular glucocorticoids and exercise on pain and synovitis assessed on static and dynamic magnetic resonance imaging in knee osteoarthritis: exploratory outcomes from a randomized controlled trial. Osteoarthritis Cartilage Oct 13. [Epub ahead of print]

Link zum Abstract: www.ncbi.nlm.nih.gov/pubmed/27746377

Welche Strategien verbessern die Einhaltung von Übungsprogrammen?

Eine Forschergruppe führte eine Umfrage in Australien und Neuseeland durch, 230 Personen mit symptomatischer Gonarthrose und 143 Physiotherapeuten antworteten. Gefragt wurde, wie häufig Therapeuten Übungen anleiteten beziehungsweise Patienten diese gezeigt bekamen. Auch interessierten sich die Wissenschaftler für die angewendeten Strategien zur positiven Beeinflussung der Therapietreue und für die wahrgenommene Wirksamkeit von insgesamt 36 Techniken zur Verhaltensänderung. Patienten bewerteten die Effektivität aller eingesetzten Strategien signifikant geringer als die Therapeuten. Zwei Techniken, welche die Einhaltung von Trainingsprogrammen unterstützen sollen, wurden besonders häufig verwendet: die Klärung von Therapiezielen im Hinblick auf Schmerzlinderung und Funktionsverbesserung sowie die Wiederholung und Korrektur der Übungen im Behandlungsverlauf.

Quelle: Nicolson PJA, et al. 2017. Improving adherence to exercise: do people with knee osteoarthritis and physical therapists agree on the behavioural approaches likely to succeed? Arthritis Care Res. (Hoboken). Jun 2. [Epub ahead of print]

Link zum Abstract: www.ncbi.nlm.nih.gov/pubmed/28575544

Was halten Patienten mit Knie- oder Hüftarthrose von der Telerehabilitation?

Australische Forscher befragten dazu 330 Patienten ab 45 Jahren, die in Städten oder ländlichen Gegenden lebten.
Die meisten stimmten überein, dass mit der Telerehabilitation via Telefon oder Video Zeit gespart werden kann. Ebenso ist diese einfach in der Anwendung und die Privatsphäre bleibt erhalten. Die Patienten würden zum großen Teil den persönlichen Kontakt zu den Therapeuten vermissen und wären auch nur teilweise bereit, für die Maßnahme Geld auszugeben. Die Befragten glaubten, die Telerehabilitation sei eingeschränkt effektiv, wenn die Therapeuten die Therapie vorwiegend per Monitor oder Telefon begleiten.

Quelle: Lawford BJ, et al. 2016. Consumer perceptions of, and willingness to use, remotely-delivered service models for exercise management of knee and hip osteoarthritis: a cross-sectional survey. Arthritis Care Res. Nov 3. [Epub ahead of print]

Link zum Abstract: www.ncbi.nlm.nih.gov/pubmed/27813360

Ist ein intensives Trainingsprogramm sicher und effektiv für postmenopausale Frauen mit leichter Gonarthrose?

Finnische Wissenschaftler erforschten, ob Übungen bei dieser Patientenklientel zu einer Knochenfestigung führen, ohne den Gelenkknorpel des Knies ungünstig zu belasten. Sie randomisierten 80 Frauen in den Wechseljahren entweder in eine Übungs- oder eine Kontrollgruppe (jeweils n = 40). Die Struktur des Femurhalses wurde mit Dual-Röntgen-Absorptiometrie gemessen, der Kniegelenkknorpel via MRT beurteilt. Außerdem zeichnete ein Beschleunigungsmesser Körperbewegungen und Belastungen des Femurs auf.
In der Nachuntersuchung zwölf Monate später hatten die trainierenden Probandinnen eine signifikant höhere Biegefestigkeit des Femurhalses als die Kontrollpersonen. Die Zusammensetzung des Gelenkknorpels im Knie änderte sich durch das Training nicht. Die Autoren schlussfolgern, dass ein progressives, intensives Training für Frauen nach der Menopause mit leichter Gonarthrose sicher und sinnvoll ist.

Quelle: Multanen J, et al. 2016. Effect of progressive high-impact exercise on femoral neck structural strength in postmenopausal women with mild knee osteoarthritis: a 12-month RCT. Osteoporos. Int. Dec 29. [Epub ahead of print]

Link zum Abstract: www.ncbi.nlm.nih.gov/pubmed/28035445

Sind Übungen am Arbeitsplatz effektiv für ältere Arbeitnehmer mit Arthrose?

Diese Fragestellung untersuchten Forscher aus Kanada. Sie schlossen 24 Arbeitnehmer einer Universität mit Hüft- oder Kniearthrose in ihre Untersuchung ein und teilten sie per Zufall in zwei Gruppen auf: Die Interventionsgruppe nahm an einem zwölfwöchigen Übungsprogramm teil, die Kontrollgruppe bekam keine Intervention. Gemessen wurden Arbeitsfähigkeit, Leistungsfähigkeit sowie die von den Patienten selbst berichteten Symptome, wie Schmerzen, Funktionsfähigkeit, depressive Symptome und Selbstwirksamkeit. Während sich die Teilnehmer in der Interventionsgruppe signifikant verbesserten hinsichtlich Arbeitsfähigkeit, Schmerzen, Funktionsfähigkeit und depressiver Symptome, kam es in der Kontrollgruppe zu keinen positiven Effekten.
Diese Ergebnisse sollten in größeren Studien bestätigt werden. Wichtig ist auch, zu erforschen, wie die Therapieadhärenz erhöht werden kann.

Quelle: Chopp-Hurley JN, et al. 2017. Randomized controlled trial investigating the role of exercise in the workplace to improve work ability, performance, and patient-reported symptoms among older workers with osteoarthritis. J. Occup. Environ. Med. Apr 4. [Epub ahead of print]

Link zum Abstract: www.ncbi.nlm.nih.gov/pubmed/28379878

Patellofemorales Schmerzsyndrom: bessere Übungsausführung durch Echtzeitfeedback?

Jugendliche halten sich leider nicht immer an die genaue Übungsausführung – sie üben meist zu wenig und zu schnell. Dadurch kann der Heilungsverlauf beeinträchtigt werden. Dänische Wissenschaftler untersuchten, ob die sofortige Rückmeldung via Sensor im elastischen Band die Übungsausführung verbessern kann. 40 Jugendliche (15 bis 19 Jahre alt) mit Patellofemoralem Schmerzsyndrom führten sechs Wochen lang an jeweils drei Tagen der Woche drei verschiedene Übungen mit dem Band aus. Im Unterschied zur Kontrollgruppe wurde die Kontraktionszeit der Muskulatur auf acht Sekunden pro Wiederholung festgelegt und vom Physiotherapeuten sowie via Sensortechnik überwacht. Die Kniebeschwerden wurden mit der Kujala Patellofemoral Scale und dem Global Rating of Change erfasst. Die Interventionsgruppe wich deutlich geringer von der gewünschten Muskelkontraktionszeit ab (1,5 Sekunden) als die Kontrollgruppe (4,3 Sekunden). Insgesamt erfüllte sie somit zu rund 35 Prozent die gewünschte Übungsdosierung, die Kontrollgruppe nur zu 20 Prozent. Dies äußerte sich auch in besseren isometrischen Kraftwerten der Hüft- und Kniemuskulatur. Das hatte allerdings keinen signifikanten Einfluss auf die Kujala Patellofemoral Scale und das Global Rating of Change.

Quelle: Riel H, et al. 2017. Feedback leads to better exercise quality in adolescents with patellofemoral pain. Med. Sci. Sports Exerc. Aug 25. [Epub ahead of print]

Link zum Abstract: www.ncbi.nlm.nih.gov/pubmed/28846562

Können Patienten via Telerehabilitation Assessments zur Diagnostik bei Kniebeschwerden selbstständig anwenden?

Der Zugang zu Physiotherapie kann durch äußere Faktoren erschwert werden, zum Beispiel infrastrukturelle Erreichbarkeit. Eine Studie der University of Queensland in Australien überprüfte daher die Reliabilität und Genauigkeit der internetgestützten Eigenuntersuchung bei muskuloskelettalen Beschwerden des Knies durch den Patienten selbst. In wiederholten Messungen wurden 18 Probanden mit Knieschmerzen einmal von einem Physiotherapeuten befundet, zu einem anderen Zeitpunkt führten sie die Assessments online selbst durch; dazu gehörten aktive Bewegungen, funktionelle Aufgaben, Palpation und modifizierte orthopädische Tests.

Die resultierende Diagnose war in 67 Prozent der Fälle identisch, in 89 Prozent ähnlich. Die Intrarater-Reliabilität für die Telerehabilitations-Befundung war hoch (89 Prozent), die Interrater-Reliabilität betrug 67 Prozent. Die physiotherapeutische Diagnostik des Knies via Telerehabilitation erscheint also reliabel und praktikabel.

Quelle: Richardson BR, et al. 2017. Physiotherapy assessment and diagnosis of musculoskeletal disorders of the knee via telerehabilitation. J. Telemed. Telecare. 23, 1:88–95

Link zum Abstract: www.ncbi.nlm.nih.gov/pubmed/26985005

Wirkt ein webbasiertes Übungs- und Schmerzbewältigungsprogramm bei chronischem Knieschmerz?

Kim Bennell und Kollegen teilten 148 mindestens 50 Jahre alte Personen mit chronischem Knieschmerz randomisiert zwei Gruppen zu: Die Experimentalgruppe erhielt via Internet Edukationsmaterialien, sieben Skype-Sessions zum Erlernen von Heimübungen mit einem Physiotherapeuten und ein dreimonatiges Training der Schmerzbewältigungsfähigkeit; die Kontrollgruppe bekam ausschließlich die Edukation.
Die Experimentalgruppe gab eine signifikant bessere Funktion im Western Ontario and McMaster Universities Osteoarthritis Index und weniger Schmerz auf der Numerischen Ratingskala nach drei Monaten an. Dieses Ergebnis bestand auch noch nach neun Monaten. Auch in den sekundären klinischen Outcomes Lebensqualität, arthrosebezogene Selbstwirksamkeit, Schmerzbewältigung, Katastrophisierung und Veränderung insgesamt (global change) war die Interventionsgruppe überlegen. Eine Limitation der Studie ist die fehlende Verblindung der Teilnehmer.

Quelle: Bennell KL, et al. 2017. Effectiveness of an internet-delivered exercise and pain-coping skills training intervention for persons with chronic knee pain: a randomized trial. Ann. Intern. Med. Feb 21. [Epub ahead of print]

Link zum Abstract: www.ncbi.nlm.nih.gov/pubmed/28241215

Haben Patienten nach erfolgter Kreuzbandplastik gleiche Muskelaktivitäten wie Gesunde?

Mittels Oberflächen-EMG wurde die Muskelaktivität des M. quadriceps vastus medialis, M. gluteus medius und der ischiokruralen Muskulatur bei 15 Gesunden und 16 Patienten erfasst. Die Operation des vorderen Kreuzbandes (VKB) lag im Durchschnitt vier Jahre zurück. Alle Probanden führten den Star-Excursion-Balance-Test (SEBT) und die Step-Down Task (SDT) durch.
Die Aktivität des M. gluteus medius war in der operierten Gruppe in der Rückbewegung beim SEBT geringer als in der Kontrollgruppe. Die SDT zeigte unterschiedliche Aktivierungen in den verschiedenen Phasen: Beim Aufsteigen war die Aktivierung größer als beim Absteigen von der Stufe, während die Kontrollgruppe keine derartigen Unterschiede in den Bewegungsphasen aufwies. Bei der Muskelaktivierung des M. quadriceps vastus medialis und der ischiokruralen Muskulatur unterschieden sich die beiden Gruppen nicht, jedoch hatten die VKB-Patienten eine geringere Aktivität des M. gluteus medius.

Quelle: Harput G, et al. 2016. Comparison of muscle activation levels between healthy individuals and persons who have undergone anterior cruciate ligament reconstruction during different phases of weight-bearing exercises. J. Orthop. Sports. Phys. Ther. 46, 11:984-92

Link zum Abstract: www.ncbi.nlm.nih.gov/pubmed/27733087

Ist eine präoperative Physiotherapie empfehlenswert für Patienten mit vorderer Kreuzbandläsion?

Für diesen systematischen Literaturreview wurden die bekannten elektronischen Datenbanken bis Dezember 2015 durchsucht und acht relevante Studien mit insgesamt 451 Probanden (319 Männer) inkludiert. Das Alter der Studienteilnehmer lag zwischen 15 und 57 Jahren, die Studien erreichten eine Qualität von durchschnittlich 5,8 Punkten auf der PEDro-Skala und die Interventionen dauerten zwischen drei und 24 Wochen.

Die präoperative Physiotherapie erbrachte Verbesserungen in klinischen Ergebnissen wie der Muskelkraft der unteren Extremität und Kniefunktion. Obwohl sich die Lebensqualität am Ende der Interventionen im Vergleich zu Studienbeginn in den Übungsgruppen erhöht hatte, gab es doch keine signifikante Überlegenheit verglichen mit den Kontrollgruppen.

Quelle: Alshewaier S, et al. 2017. The effectiveness of pre-operative exercise physiotherapy rehabilitation on the outcomes of treatment following anterior cruciate ligament injury: a systematic review. Clin. Rehabil. 31, 1:34–44

Link zum Abstract: www.ncbi.nlm.nih.gov/pubmed/26879746

Ist präoperative Physiotherapie bei einer Knie-TEP sinnvoll?

50 indische Patienten zwischen 48 und 80 Jahren (durchschnittliches Alter: 63 Jahre; 18 Männer, 32 Frauen) wurden in zwei gleich große Gruppen randomisiert: die eine erhielt prä- und postoperative Physiotherapie, die andere nur die Nachbehandlung bei erfolgter Knie-TEP.

Die präoperative Physiotherapie umfasste Dehn-, Kräftigungs- und Beweglichkeitsübungen, Transfers, Geh- und Eigenübungen für 30 Minuten täglich; die postoperative Physiotherapie war ähnlich. In der sechswöchigen Rehabilitation nach Entlassung aus dem Krankenhaus führten die Patienten zweimal pro Woche Kräftigungs-, Beweglichkeits-, Geh- und Eigenübungen durch. Zusätzlich erhielten sie Elektrotherapie (TENS) für 20 Minuten. Gemessen wurden Schmerz (VAS) und Funktionen der unteren Extremität (Lower Extremity Functional Scale – LEFS) vor der Operation sowie drei und sechs Wochen danach.

Alle Patienten hatten zu beiden postoperativen Messzeitpunkten weniger Schmerzen und eine bessere Funktion, ein Gruppenunterschied konnte nicht festgestellt werden. Eine Limitation der Studie ist, dass die präoperative Physiotherapie nur von kurzer Dauer war: Sie fand durchschnittlich in den fünf Tagen vor der OP statt.

Quelle: Alghadir A, et al. 2016. Comparison of the effect of pre- and post-operative physical therapy versus post-operative physical therapy alone on pain and recovery of function after total knee arthroplasty. J. Phys. Ther. Sci. 28, 10:2754-58 Volltext frei

Link zum Abstract: www.ncbi.nlm.nih.gov/pubmed/27821929

Was nutzt nach Implantation einer Knieendoprothese mehr: ein zügig postoperativ beginnendes Krafttraining unter Supervision oder ein Hausaufgabenprogramm?

Jørgensen und Kollegen verglichen in ihrer randomisierten kontrollierten Studie diese zwei Interventionen miteinander. 55 Patienten gehörten der Experimentalgruppe an (zweimal wöchentlich supervidiertes progressives Krafttraining plus fünfmal pro Woche Heimübungen). Die Kontrollgruppe (n = 55) absolvierte täglich die Heimübungen, ohne zusätzliches Krafttraining. Die Wissenschaftler maßen die Therapieeffekte vor der OP, nach zehn Wochen und zwölf Monaten; dafür nutzten sie den Knee Injury and Osteoarthritis Outcome Score (KOOS), Kraftmessungen der Beinstrecker und Gangparameter in Abhängigkeit von Raum und Zeit. Nach einem Jahr standen noch 73 Prozent der Patienten für das Follow-up zur Verfügung. Die Kraft der Beinstrecker verbesserte sich bei allen Probanden nach zehn Wochen vergleichbar, auch KOOS und Gehgeschwindigkeit unterschieden sich nicht signifikant zwischen Interventions- und Kontrollgruppe. Als Fazit dieser Studie bleibt, dass ein zusätzliches progressives Krafttraining nach Knie-TEP nicht effektiver ist als ein alleiniges Heimprogramm gleichen Zeitumfangs.

Quelle: Jørgensen PB, et al. 2017. The efficacy of early initiated, supervised, progressive resistance training compared to unsupervised, home-based exercise after unicompartmental knee arthroplasty: a single-blinded randomized controlled trial. Clin. Rehabil. 31, 1:61–70

Link zum Abstract: www.ncbi.nlm.nih.gov/pubmed/27029938

Wie wirkt sich eine Intervention aus Verhaltens- und Übungstherapie auf die Funktion und Partizipation nach Knie-TEP aus?

44 Probanden wurden drei Monate postoperativ in zwei Gruppen randomisiert. Die Experimentalgruppe erhielt Verhaltenstherapie (Edukation) kombiniert mit intensiven Übungen, die Vergleichsgruppe bekam die Standardversorgung (Übungen). Die Maßnahmen dauerten drei Monate, danach führten die Studienteilnehmer weitere drei Monate zu Hause Übungen durch. Die körperlichen Funktionen und Aktivitäten wurden zu Studienbeginn und nach sechs Monaten gemessen. Die Experimentalgruppe hatte nach sechs Monaten eine verbesserte körperliche Funktion – erhoben mit dem RAND Questionnaire –, bessere Ergebnisse im Einbeinstand und weniger Schmerzen als die Vergleichsgruppe. Die Rate von Respondern (Probanden, die gut auf die Intervention ansprechen) war in der Experimentalgruppe ebenfalls höher als in der Vergleichsgruppe. Dieser ersten Machbarkeitsstudie sollen weitere groß angelegte Studien folgen.

Quelle: Piva SR, et al. 2017. A comprehensive behavioral and exercise intervention improves physical function and activity participation after total knee replacement – a pilot randomized study. Arthritis Care Res. (Hoboken). Feb 19. [Epub ahead of print]

Link zum Abstract: www.ncbi.nlm.nih.gov/pubmed/28217891

Welche Faktoren begünstigen den Wechsel von Studienteilnehmern mit Meniskusläsion von der Physiotherapiegruppe in die OP-Gruppe?

In Studien kommt es immer wieder vor, dass Personen, die in die Übungsgruppe randomisiert wurden, nachträglich in die Arthroskopiegruppe wechseln. Katz und Kollegen untersuchten Prädiktoren für diesen Wechsel und eventuelle Unterschiede zu den anderen Probanden. 164 Personen im Alter von mindestens 45 Jahren mit Gonarthrose und degenerativer Meniskusläsion gehörten der ASK-Gruppe (Meniskektomie plus Übungen) an, 177 der Physiotherapiegruppe.
48 Personen (27 Prozent) der konservativ behandelten Gruppe wechselten innerhalb der ersten 140 Tage in die ASK-Gruppe. Begünstigende Faktoren dafür waren Schmerzen von 40 oder höher im Western Ontario and McMaster Universities Osteoarthritis Index (WOMAC) und eine Schmerzdauer von unter einem Jahr. 73 Prozent der Probanden, die der Physiotherapiegruppe angehörten, hatten nach sechs Monaten eine Verbesserung von zehn oder mehr Punkten auf der Schmerzskala, dasselbe galt für 82 Prozent der Personen der ASK-Gruppe und 81 Prozent der Wechsler in die ASK-Gruppe.

Quelle: Katz JN, et al. 2016. Predictors and outcomes of crossover to surgery from physical therapy for meniscal tear and osteoarthritis: a randomized trial comparing physical therapy and surgery. J. Bone Joint Surg. Am. 98, 22:1890–6

Link zum Abstract: www.ncbi.nlm.nih.gov/pubmed/27852905

Was hilft in der konservativen Therapie bei Plattfüßen: Schuheinlagen, Schuhanpassungen oder Übungen?

Es gibt wenige Studien, die konservative Therapien bei Plattfüßen (Pes planus) vergleichen. Daher randomisierte eine türkische Forschergruppe 60 Patienten in drei Gruppen zu je 20 Personen: Die erste Gruppe erhielt eine Schuheinlage mit medialer Erhöhung, die zweite eine Thomas Heel (Modifikation im Fersenbereich des Schuhs zur Varisierung des Kalkaneus) und die dritte machte Übungen für das Fußlängsgewölbe. Das Follow-up erfolgte nach einem und drei Monaten.
Alle Gruppen verbesserten sich in der Fußfunktion, Schmerzintensität und Lebensqualität – am deutlichsten die Probanden mit den Schuheinlagen, gefolgt von denen mit Thomas Heel. Keine Unterschiede gab es in der Patientenzufriedenheit zwischen den letztgenannten Gruppen, genauso wenig bei den pedobarografischen Messungen (dynamische Fußdruckmessungen). Einlegesohlen scheinen die erste Therapiewahl bei Plattfüßen zu sein.

Quelle: Taspinar O, et al. 2016. Comparing the efficacy of exercise, internal and external shoe modification in pes planus: a clinical and pedobarographic study. J. Back Musculoskelet. Rehabil. Nov 11. [Epub ahead of print]

Link zum Abstract: www.ncbi.nlm.nih.gov/pubmed/27858680

1

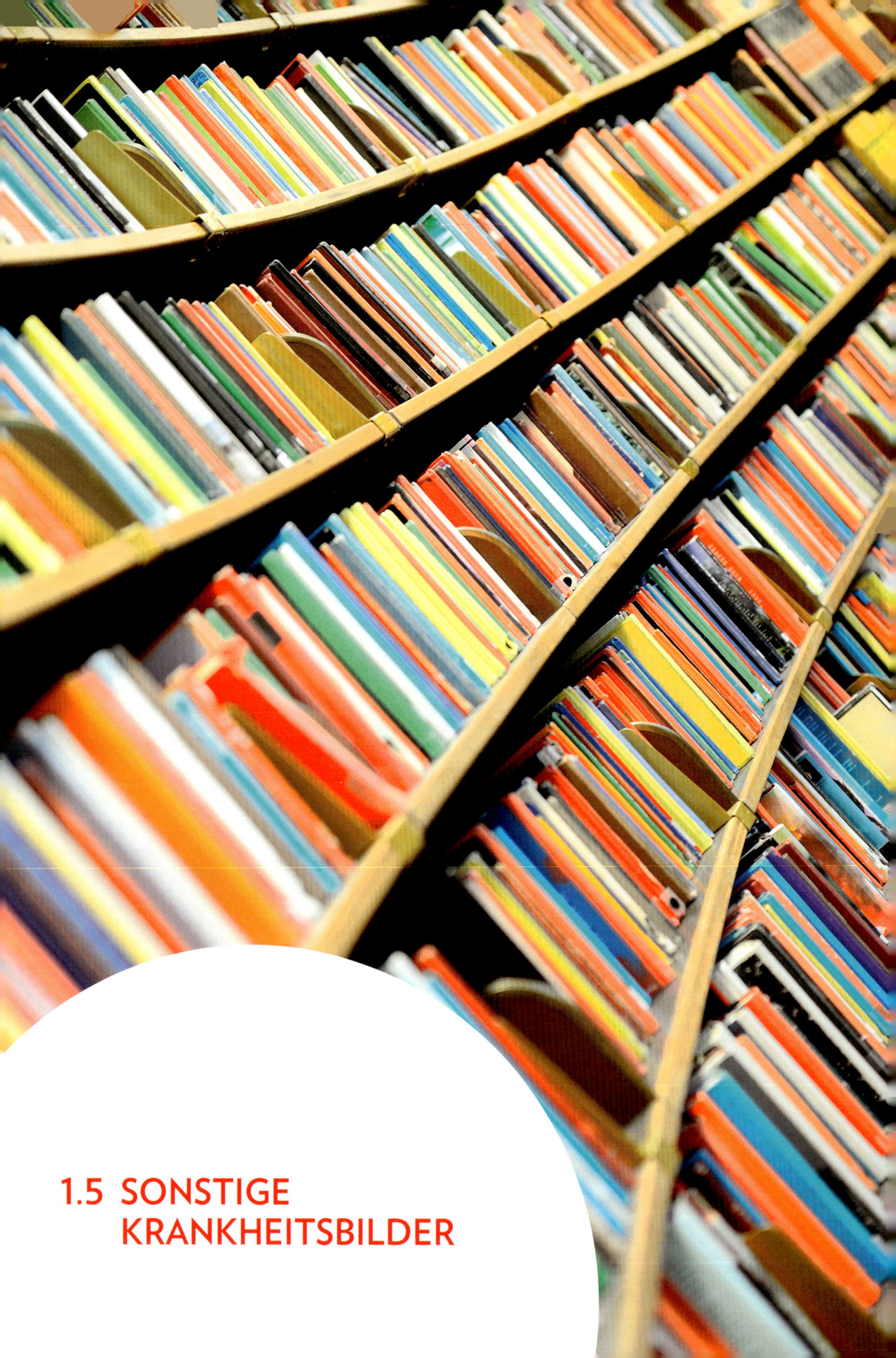

1.5 SONSTIGE KRANKHEITSBILDER

WIE HÄNGEN ÜBUNGSVOLUMEN UND DEPRESSION BEI PATIENTEN MIT FIBROMYALGIE ZUSAMMEN?

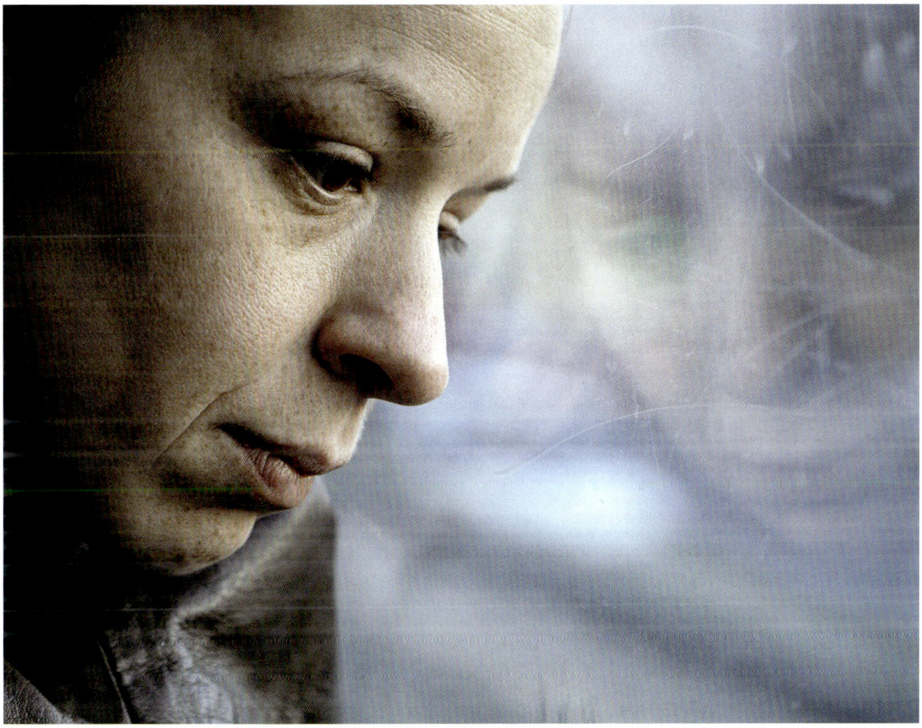

Patienten mit Fibromyalgie leiden nicht selten auch unter Depressionen. Ein Forscherteam aus Brasilien untersuchte nun den Zusammenhang zwischen dem wöchentlichen Übungsumfang und der depressiven Symptomatik. Sie inkludierten 215 Probanden (51,27 ± 9,57 Jahre alt; 97,2 Prozent Frauen). Der Großteil (162 Personen, 75,34 Prozent) zeigte Symptome einer Depression. Auf Grundlage eigener Angaben über die körperliche Aktivität wurden die Teilnehmer in drei Gruppen aufgeteilt: aktiv (mehr als dreimal wöchentlich Übungen für mindestens 30 Minuten), unzureichend aktiv (weniger als dreimal wöchentlich) und inaktiv (kein Sport).

32,5 Prozent der Probanden gehörten zur aktiven Gruppe. Angegebene Aktivitäten umfassten Walking, Wassergymnastik, Pilates, Krafttraining, Dehnungen, Yoga, Tanz und Physiotherapie. Als Assessment kam das Beck Depression Inventory zum Einsatz. Es zeigte sich, dass inaktive Patienten eher eine moderate (29,1 Prozent) oder schwere Depression (25 Prozent) hatten als ihre aktiven Pendants (26,1 beziehungsweise 8,7 Prozent). Das angegebene wöchentliche Übungspensum spielte eine wichtige Rolle: So war die Ausprägung der Depression positiv assoziiert mit körperlicher Inaktivität. Die häufiger übenden Patienten hatten ein um 88 Prozent niedrigeres Risiko für eine Depression.

Die Autoren nennen als Limitation ihrer Studie, dass die Art der körperlichen Bewegung nicht spezifiziert wurde.

Fazit

Das Fazit der Autoren lautet, dass bei Patienten mit Fibromyalgie Bewegungsübungen im Zusammenhang mit einer geringeren Ausprägung der Depression standen.

Quelle: Andrade A, et al. 2017. Does volume of physical exercise have an effect on depression in patients with fibromyalgia? J. Affect. Disord. 15, 208:214-7

Link zum Abstract: www.ncbi.nlm.nih.gov/pubmed/27792965

1

SOLLTEN ÜBUNGEN BEI PATIENTEN MIT CHRONISCHEN MUSKULOSKELETTALEN BESCHWERDEN SCHMERZHAFT SEIN?

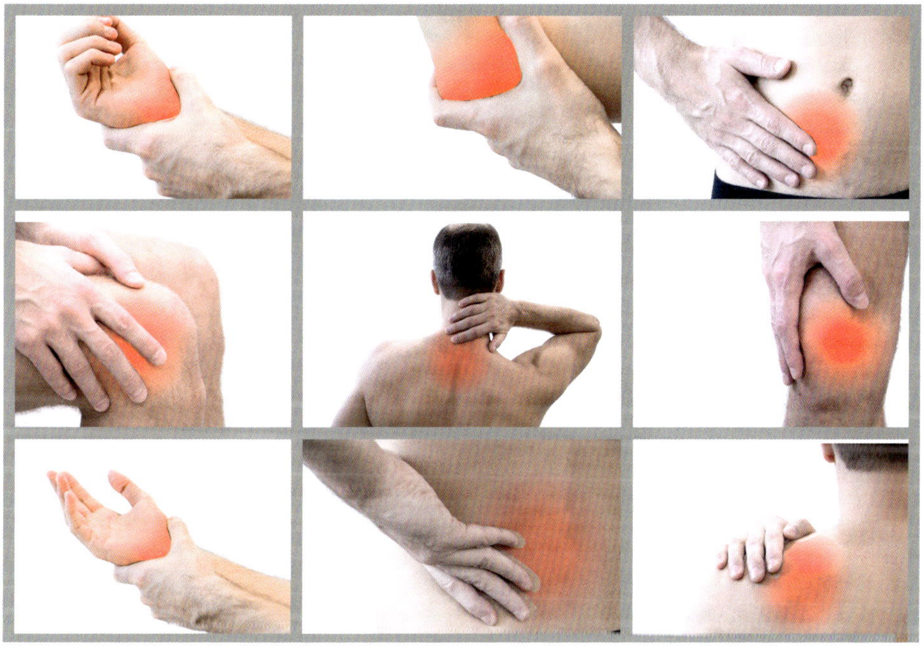

Eine häufige Frage in der Praxis! Mittlerweile gibt es für diese Patienten Übungsprogramme mit hohen Belastungsintensitäten, welche die Schmerzen kurzfristig verschlechtern können. Forscher aus Großbritannien recherchierten in wissenschaftlichen Datenbanken bis Oktober 2016 nach randomisierten kontrollierten Studien zum Thema. Es kamen Studien infrage, die Interventionen untersuchten, bei denen der Schmerz entweder forciert oder zumindest toleriert wurde, im Vergleich zu schmerzfreien Übungsansätzen. Wichtige Zielkriterien waren Schmerz, Einschränkungen und Funktionsfähigkeit. Ein Forscher führte die Suche durch und screente die Titel und Abstracts; anschließend sichteten zwei Forscher unabhängig voneinander die potenziell geeigneten Studien. Die Qualität der Studien wurde mit dem Cochrane Risk of Bias Tool bewertet. Neun Publikationen (von sieben unterschiedlichen Studien) mit insgesamt 385 Teilnehmern wurden in die Analyse eingeschlossen. Das Alter der Patienten betrug durchschnittlich 47 Jahre. In einer Studie wurden Patienten mit Kreuzschmerzen untersucht, drei Studien schlossen Patienten mit Schulterschmerzen ein, in zwei Studien ging es um Schmerzen im Bereich der Achillessehne und in einer Studie litten die Patienten unter plantarem Fersenschmerz.

Fazit

In Bezug auf die Schmerzlinderung schnitten die schmerzhaften Übungsprogramme kurzfristig besser ab, allerdings war die Effektgröße klein. Mittel- und langfristig gab es jedoch keine Unterschiede. In Bezug auf Funktionsfähigkeit und Einschränkungen war keine der Gruppen überlegen – weder kurz- noch langfristig. Während der Übungen auftretende Schmerzen sollten daher nicht überbewertet werden.

Quelle: Smith BE, et al. 2017. Should exercises be painful in the management of chronic musculoskeletal pain? A systematic review and meta-analysis. Br. J. Sports Med. Jun 8. [Epub ahead of print] Volltext frei

Link zum Abstract: www.ncbi.nlm.nih.gov/pubmed/28596288

WELCHE ROLLE SPIELT BEWEGUNGSANGST BEI PATIENTEN MIT MUSKULOSKELETTALEN BESCHWERDEN?

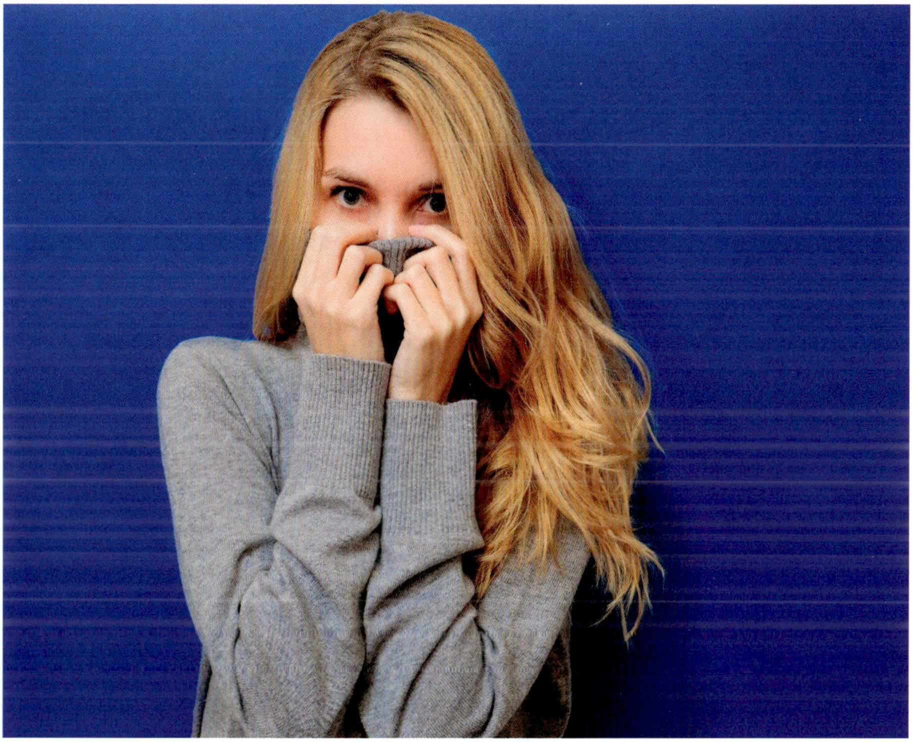

Als Physiotherapeuten behandeln wir vielfältige muskuloskelettale Beschwerden in verschiedenen Regionen des Körpers. Französische Kollegen erforschten in einer multizentrischen Studie von 2011 bis 2012, inwieweit Kinesiophobie (Bewegungsangst) sowohl bei Patienten als auch bei ihren verordnenden Ärzten von Bedeutung ist.

Dazu ermittelten sie die Ausprägung der Kinesiophobie bei Patienten mit muskuloskelettaler Symptomatik sowie deren Allgemeinärzten mit der Tampa Scale of Kinesiophobia (TSK). Ein Wert ab 40 Punkten weist auf Bewegungsangst hin. Weiterhin evaluierten sie Schmerzintensität, -akzeptanz, Zufriedenheit und Einnahme schmerzlindernder Medikamente. Die Messungen fanden zu Beginn, nach der fünften physiotherapeutischen Behandlung und nach Beendigung der Therapie statt.

Die 186 randomisierten Allgemeinärzte stellten im Untersuchungszeitraum Verordnungen für 700 Patienten wegen muskuloskelettalen Beschwerden wie Degenerationen, posttraumatischen Einschränkungen, Entzündungen und Rheuma aus. Die

Patienten mit akuten bis chronischen Beschwerden waren mit 55 Prozent überwiegend Frauen und durchschnittlich 50,3 ± 16 Jahre alt.

79 Prozent der Patienten (n = 501) hatten eine Kinesiophobie. Sie waren deutlich älter, weniger körperlich aktiv, hatten mehr Schmerzen und eine geringere Schmerzakzeptanz. Ihre Ärzte waren überwiegend männlich. Zeigte der überweisende Allgemeinarzt eine Kinesiophobie (23 Prozent), hatten die Patienten starke Schmerzen und höhere TSK-Punktwerte.

Nach fünf physiotherapeutischen Behandlungen waren die Patienten ohne Bewegungsangst im Allgemeinen zufriedener. Bei denjenigen, die schmerzlindernde Medikamente vor den Behandlungen einnahmen (26 Prozent), stieg die Zufriedenheit mit der Physiotherapie deutlich. Diese präventive analgesierende Maßnahme führten vorwiegend Ärzte durch, die eine schmerztherapeutische Fortbildung hatten und die Kinesiophobie bei den Patienten erkannten, in einer Privatpraxis tätig waren oder wenn bereits eine Schmerzmedikation im Vorfeld bestand.

Fazit

Die Autoren schlussfolgern unter anderem, dass eine Schmerzmedikation vor der Physiotherapie Patienten mit Kinesiophobie helfen könnte.

Quelle: Perrot S, et al. 2017. Kinesiophobia and physical therapy related-pain in musculoskeletal pain: a national multicenter cohort study on patients and their general physicians. Joint Bone Spine. Jan 3. [Epub ahead of print]

Link zum Abstract: www.ncbi.nlm.nih.gov/pubmed/28062380

1

WELCHE MASSNAHMEN VERBESSERN DIE EINHALTUNG VON ÜBUNGSPROGRAMMEN?

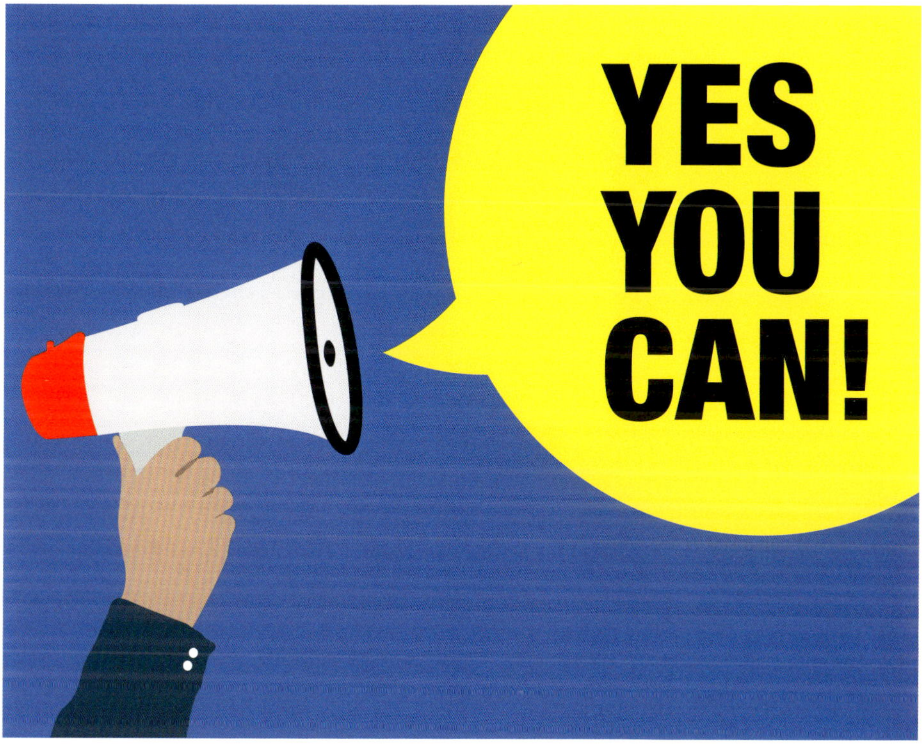

Forscher aus Australien und Großbritannien durchsuchten systematisch fünf bekannte Datenbanken bis August 2016. Sie schlossen neun randomisierte kontrollierte Studien mit insgesamt 1.045 Probanden ein, in denen die Einhaltung von Übungsprogrammen bei älteren Erwachsenen (mindestens 45 Jahre alt) mit chronischem LWS-Schmerz, Gonarthrose und/oder Koxarthrose untersucht wurde. Die Dauer der Interventionen variierte zwischen den Studien, von drei Therapieeinheiten in acht Wochen bis 23 Einheiten in 55 Wochen. Die Strategien zur Stärkung der Übungsadhärenz reichten von positiver Verstärkung, Edukation und Beratung über abgestufte Übungen bis hin zu Auffrischungseinheiten und audio- oder videoassistierten Verfahren. Die Einhaltung der Übungen wurde überwiegend von den Patienten selbst in Therapietagebüchern festgehalten. Vier Studien untersuchten Strategien, um die Motivation zu erhöhen (zum Beispiel Edukation, Zielsetzungen, Thematisierung von Barrieren für Übungen) oder evaluierten den Effekt von verhaltenstherapeutischen Ansätzen mit Übungen und berichteten über signifikant bessere Ergebnisse verglichen mit den Kontrollgruppen, die zwar auch übten, aber keine explizite Maßnahme zur Stärkung der Übungsadhärenz erhielten.

Andere Maßnahmen, wie etwa Audio- oder Videoübungsmaterial oder verhaltensbezogene Beratungen, hatten keinen signifikanten Effekt. Aufgrund der großen Heterogenität der Studien konnten nur zwei zu einer Meta-Analyse zusammengeführt werden. Diese besagt, dass physiotherapeutische Auffrischungseinheiten Betroffenen mit Gon- und Koxarthrose helfen, ihr Übungsprogramm einzuhalten (mittlere Evidenz).

Fazit

Die Wissenschaftler folgern, dass Motivationsstrategien oder verhaltenstherapeutische Ansätze für Patienten mit chronischen unteren Rückenschmerzen wirksam sind, ihr Übungsprogramm einzuhalten.

Quelle: Nicolson PJ, et al. 2017. Interventions to increase adherence to therapeutic exercise in older adults with low back pain and/or hip/knee osteoarthritis: a systematic review and meta-analysis. Br. J. Sports Med. Jan 13. [Epub ahead of print]

Link zum Abstract: www.ncbi.nlm.nih.gov/pubmed/28087567

WAS IST IN KOMBINATION MIT ÜBUNGEN WIRKSAMER: TENS ODER KINESIO-TAPE?

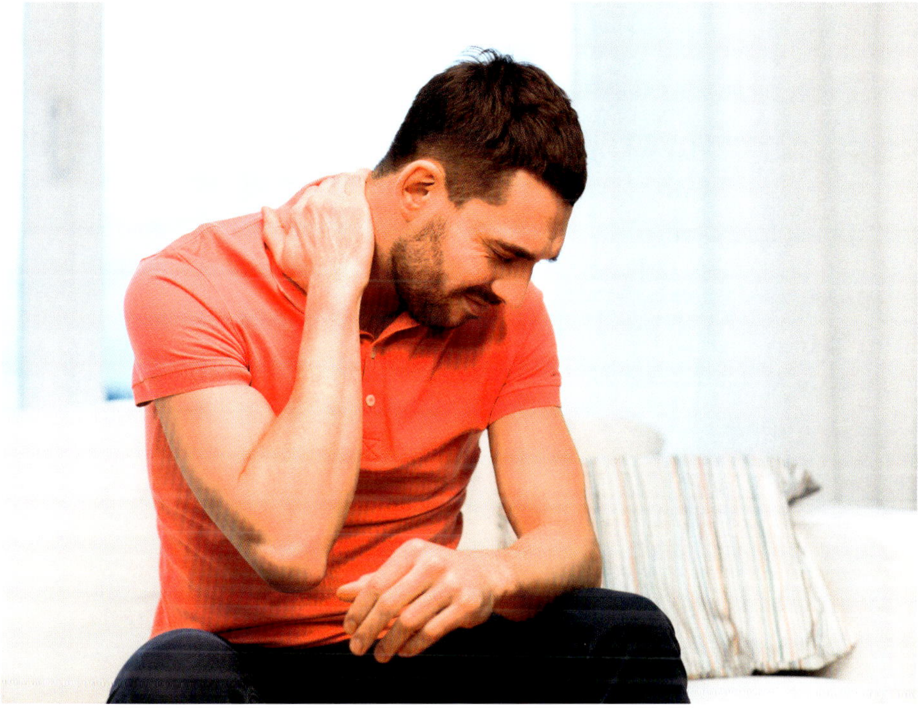

Türkische Wissenschaftler randomisierten 72 Patienten zwischen 20 und 65 Jahren mit myofaszialem Schmerz und mindestens einem Triggerpunkt im M. trapezius pars descendens in drei Gruppen: Eine Gruppe (n = 23) erhielt Übungen und TENS (transkutane elektrische Nervenstimulation), die zweite (n = 23) Übungen und Kinesio-Tape und die Kontrollgruppe (n = 23) nur die Übungen.

Die Teilnehmer wurden in der Schulter-, HWS- und BWS-Region sowie neurologisch untersucht. Zu den Ausschlusskriterien gehörten vorherige Triggerpunktinjektionen, Physiotherapie in den letzten zwölf Monaten, akute Traumen, Gelenkentzündungen, Muskelerkrankungen, Infektionen, Tumore, Radikulopathien, Myelopathien, Fibromyalgie und mangelnde Kooperation.

Alle Patienten sollten für zwei Wochen dreimal täglich mit zehn Wiederholungen Dehnungen des M. trapezius descendens durchführen. Dort wurde auch TENS zwei Wochen lang für 20 Minuten appliziert (insgesamt zehn Termine) oder das 20 Zentimeter lange Kinesio-Tape (PINO) angebracht. In zwei Wochen erfolgten vier Tapeanlagen. Die Studienteilnehmer wurden vor und nach der Intervention sowie nach drei Monaten auf folgende Kriterien untersucht:

- Schmerzintensität (VAS)
- Schmerzschwelle
- Nackeneinschränkungen (Neck Disability Index – NDI)
- kontralaterale Lateralflexion der HWS

Alle drei Gruppen hatten sich zu Therapieende und nach weiteren drei Monaten in den Assessments verbessert. Die einzigen signifikanten Unterschiede konnten in der Schmerzintensität festgestellt werden: Die Gruppe mit dem Kinesio-Tape hatte zu Therapieende weniger Schmerzen als die TENS-Gruppe, die wiederum geringere Schmerzen als die Kontrollgruppe angab.

Fazit

Zum letzten Untersuchungszeitpunkt nach drei Monaten hatten die TENS- und die Tape-Gruppe eine niedrigere Schmerzintensität als die Übungsgruppe.

Quelle: Azatcam G, et al. 2016. Comparison of effectiveness of transcutaneous electrical nerve stimulation and Kinesio Taping added to exercises in patients with myofascial pain syndrome. J. Back Musculoskelet. Rehabil. Nov 11. [Epub ahead of print]

Link zum Abstract: www.ncbi.nlm.nih.gov/pubmed/27858689

Fibromyalgie: Reduzieren sich durch Übungen auch Angstsymptome?

Fibromyalgie-Patienten sind oftmals körperlich inaktiv und ängstlich. Irische Wissenschaftler wollten wissen, ob die Ängste durch Übungstherapie verringert werden können. Bis Juni 2016 durchsuchten sie Google Scholar, MEDLINE, PsycINFO, PubMed und Web of Science. Sie schlossen zehn Studien mit insgesamt 595 Patienten ein (Durchschnittsalter 47,6 Jahre, 97,5 Prozent weiblich). Die Studien hatten verschiedene Patienten verglichen: übende und inaktive. Die Übungstherapie dauerte maximal 30 Wochen und wurde im Schnitt dreimal pro Woche für etwa 46 Minuten durchgeführt. Die Patienten nahmen regelmäßig an der Therapie teil, die Therapietreue betrug 72 Prozent während des Übungszeitraums. Angstsymptome wurden vorwiegend mit dem Anxiety Subscale of the Fibromyalgia Impact Questionnaire und dem State-Trait Anxiety Inventory erfasst. Die 297 Personen, die Übungstherapie erhalten hatten, wiesen nach Studienende weniger Angstsymptome auf als die Kontrollprobanden ohne Übungen. Der Effekt war umso größer, wenn die Interventionen länger als 26 Wochen dauerten.

Quelle: McDowell CP, et al. 2017. The effects of exercise training on anxiety in fibromyalgia patients: a meta-analysis. Med. Sci. Sports Exerc. 49, 9:1868–76

Link zum Abstract: www.ncbi.nlm.nih.gov/pubmed/28419024

Sind Kardiotraining und Kräftigungsübungen effektiv für Patienten mit entzündlicher rheumatoider Arthritis?

Diese systematische Übersichtsarbeit mit Meta-Analyse stammt aus Norwegen. Die Forscher recherchierten in verschiedenen medizinischen Datenbanken nach geeigneten Studien; Cut-off der Recherche war April 2016.

Studien waren geeignet, wenn sie Kardiotraining und Kräftigungsübungen mit der herkömmlichen Versorgung verglichen und die Auswirkungen der Interventionen auf Entzündung, Gelenkschädigung und Symptome untersucht hatten. 26 Studien mit insgesamt 1.286 Patienten wurden in die Analyse eingeschlossen. Es gibt Evidenz hoher bis moderater Qualität für kleine positive Effekte auf die Krankheitsaktivität und die Gelenkschädigung. Zudem gibt es Evidenz moderater Qualität für kleine positive Effekte auf die Erythrozyten-Sedimentationsrate.

Auf das C-reaktive Protein haben die Interventionen aber keinen Effekt. Für die Verbesserung der Symptome durch die Interventionen wurde ebenfalls Evidenz gefunden.

Quelle: Sveaas SH, et al. 2017. Effect of cardiorespiratory and strength exercises on disease activity in patients with inflammatory rheumatic diseases: a systematic review and meta-analysis. Br. J. Sports Med. Apr 28. [Epub ahead of print]

Link zum Abstract: www.ncbi.nlm.nih.gov/pubmed/28455366

Profitieren Frauen mit rheumatoider Arthritis von Wassergymnastik?

Brasilianische Wissenschaftler rekrutierten 133 Frauen mit rheumatoider Arthritis und teilten diese zufällig in eine Gymnastikgruppe im Wasser (n = 33), eine an Land (n = 33) oder eine Kontrollgruppe ein. Die Gruppen übten dreimal pro Woche, die Nachuntersuchung fand nach acht und 16 Wochen statt. Als klinische Ergebnisse dieser 16-wöchigen Intervention wurde die Muskelkraft mit Dynamometer gemessen und ein Rheumatologe erhob Daten zu Krankheitsaktivität (Disease Activity Score – DAS-28) sowie funktioneller Leistungsfähigkeit (Health Assessment Questionnaire). Densitometrie (Dichtemessung) sollte Informationen zur Zusammensetzung des Körpers liefern.
82 Teilnehmerinnen komplettierten die Studie. Nach 16 Wochen gab es keine signifikanten Unterschiede zwischen den Gruppen in Bezug auf die Körperzusammensetzung oder Muskelkraft im Kniebereich. Die Wassergymnastikgruppe hatte allerdings zu beiden Nachbeobachtungszeitpunkten bessere Werte in der funktionellen Leistungsfähigkeit und der Krankheitsaktivität.

Quelle: Siqueira US, et al. 2017. Effectiveness of aquatic exercises in women with rheumatoid arthritis: a randomized, controlled, 16-week intervention – the HydRA Trial. Am. J. Phys. Med. Rehabil. 96, 3:167–75

Link zum Abstract: www.ncbi.nlm.nih.gov/pubmed/27386811

Hilft zusätzliche berufsbezogene psychosoziale Beratung mehr zur Prävention muskuloskelettaler Beschwerden als alleinige Physiotherapie?

Wissenschaftler der Universität Düsseldorf untersuchten diese Frage und randomisierten 68 Krankenschwestern in eine Kontrollgruppe (n = 34) oder Interventionsgruppe (n = 34). Beide bekamen zehn Wochen lang individuelle Physiotherapie einmal wöchentlich; die Interventionsgruppe erhielt zusätzlich an fünf Terminen psychosoziales Coaching, um zu lernen, besser mit Stressoren am Arbeitsplatz umzugehen. Mithilfe von Fragebogen und körperlichen Untersuchungen wurden die muskuloskelettalen Beschwerden, Arbeitsfähigkeit und berufsbezogenes Wohlbefinden gemessen.
Die Probandinnen, die zusätzlich gecoacht wurden, gaben signifikant weniger Schmerz bei alltäglichen Bewegungen an als die Kontrollgruppe. Auch hatten sie eine bessere physische Arbeitsfähigkeit und ein höheres Wohlbefinden, ihre Wirbelsäulenbeweglichkeit war im Follow-up tendenziell besser. Keine Auswirkungen hatten die Interventionen auf die Muskelkraft oder die erlebten Einschränkungen im Alltag.

Quelle: Becker A, et al. 2017. The prevention of musculoskeletal complaints: a randomized controlled trial on additional effects of a work-related psychosocial coaching intervention compared to physiotherapy alone. Int. Arch. Occup. Environ. Health. Mar 2. [Epub ahead of print]

Link zum Abstract: www.ncbi.nlm.nih.gov/pubmed/28255756

Welche Prädiktoren gibt es für ein zufriedenstellendes Ergebnis nach Physiotherapie?

In Dänemark untersuchten Forscher in einer prospektiven Kohortenstudie an 2.706 Patienten mit muskuloskelettalen Beschwerden, welche Prädiktoren (Vorhersagefaktoren) es für ein zufriedenstellendes Ergebnis nach Physiotherapie gibt. Die Daten wurden mithilfe eines Online-Fragebogens erhoben, vor Beginn der Physiotherapie sowie sechs Wochen, drei und sechs Monate später. Als primäres Outcome diente der Patient Acceptable Symptom State (PASS). Die meisten Patienten hatten Probleme im LWS-Bereich oder eine HWS-Symptomatik. Sechs Wochen nach der physiotherapeutischen Intervention beurteilten 32 Prozent ihren Zustand als akzeptabel, nach drei Monaten 43 Prozent und nach sechs Monaten 52 Prozent. Die Wahrscheinlichkeit für Zufriedenheit mit dem Ergebnis war höher, wenn die Probanden berentet waren, kein Schadenersatzanspruch bestand, die Schmerzfrequenz geringer war, ihre Schmerzen erst kurz bestanden, sie kein ausgeprägtes Angst-Vermeidungs-Verhalten zeigten, eine bessere mentale Gesundheit hatten und Nichtraucher waren. Die primäre Schmerzlokalisation hingegen spielte eine untergeordnete Rolle.

Quelle: De Vos Andersen NB, et al. 2017. Clinical course and prognosis of musculoskeletal pain in patients referred for physiotherapy: does pain site matter? BMC Musculoskelet. Disord. 18, 1:130 Volltext frei

Link zum Abstract: www.ncbi.nlm.nih.gov/pubmed/28356140

Wie lange hält der Therapieerfolg nach muskuloskelettalen Beschwerden an?

Vor über zehn Jahren und in der zweijährigen Nachuntersuchung erwies sich die Kombination aus Verhaltenstherapie und Physiotherapie in der Behandlung von schwedischen Patienten mit subakuten muskuloskelettalen Beschwerden als erfolgreich. Nun wollten die Wissenschaftler klären, ob dieser Effekt auch nach einem zehnjährigen Zeitraum noch nachweisbar ist. Die ursprünglich 97 Patienten hatten in der randomisierten Studie entweder Physiotherapie und Verhaltenstherapie oder als Kontrollgruppe nur Physiotherapie mit Übungen erhalten.

Nach zehn Jahren konnten noch 44 ehemalige Patienten untersucht werden. Die Ergebnisse beider Gruppen hinsichtlich Schmerz und Einschränkungen waren vergleichbar. Der einzige Unterschied bestand in den häufigeren Krankheitstagen der Kontrollgruppe (n = 23).

Quelle: Emilson C, et al. 2017. A 10-year follow-up of tailored behavioural treatment and exercise-based physiotherapy for persistent musculoskeletal pain. Clin. Rehabil. 31, 2:186-96

Link zum Abstract: www.ncbi.nlm.nih.gov/pubmed/27009057

Heimübungsprogramme – sind Handouts oder Apps überlegen?

Australische Forscher randomisierten 80 Personen mit muskuloskelettalen Erkrankungen der oberen oder unteren Extremität in zwei Gruppen: Die Interventionsgruppe (n = 40) nutzte für ihr Heimübungsprogramm eine App, die mit der kostenlosen Website www.physiotherapyexercises.com verlinkt war. Zusätzlich wurden die Probanden angerufen und bekamen SMS, um sie zum regelmäßigen Üben zu motivieren. Die Kontrollgruppe (n = 40) übte mithilfe eines Papier-Handouts. Vor Beginn der vierwöchigen Intervention leitete ein Physiotherapeut alle Teilnehmer an, um eine korrekte Ausführung der Übungen sicherzustellen. Nach Studienende konnten die Wissenschaftler Daten von 77 Teilnehmern auswerten: Diejenigen, die mithilfe der App geübt hatten, zeigten eine höhere Therapietreue (laut eigenen Angaben der Probanden) und eine bessere Funktion in der Patient-Specific Functional Scale.

Quelle: Lambert TE, et al. 2017. An app with remote support achieves better adherence to home exercise programs than paper handouts in people with musculoskeletal conditions: a randomised trial. J Physiother. 63, 3:161-7 Volltext frei

Link zum Abstract: www.ncbi.nlm.nih.gov/pubmed/28662834

1

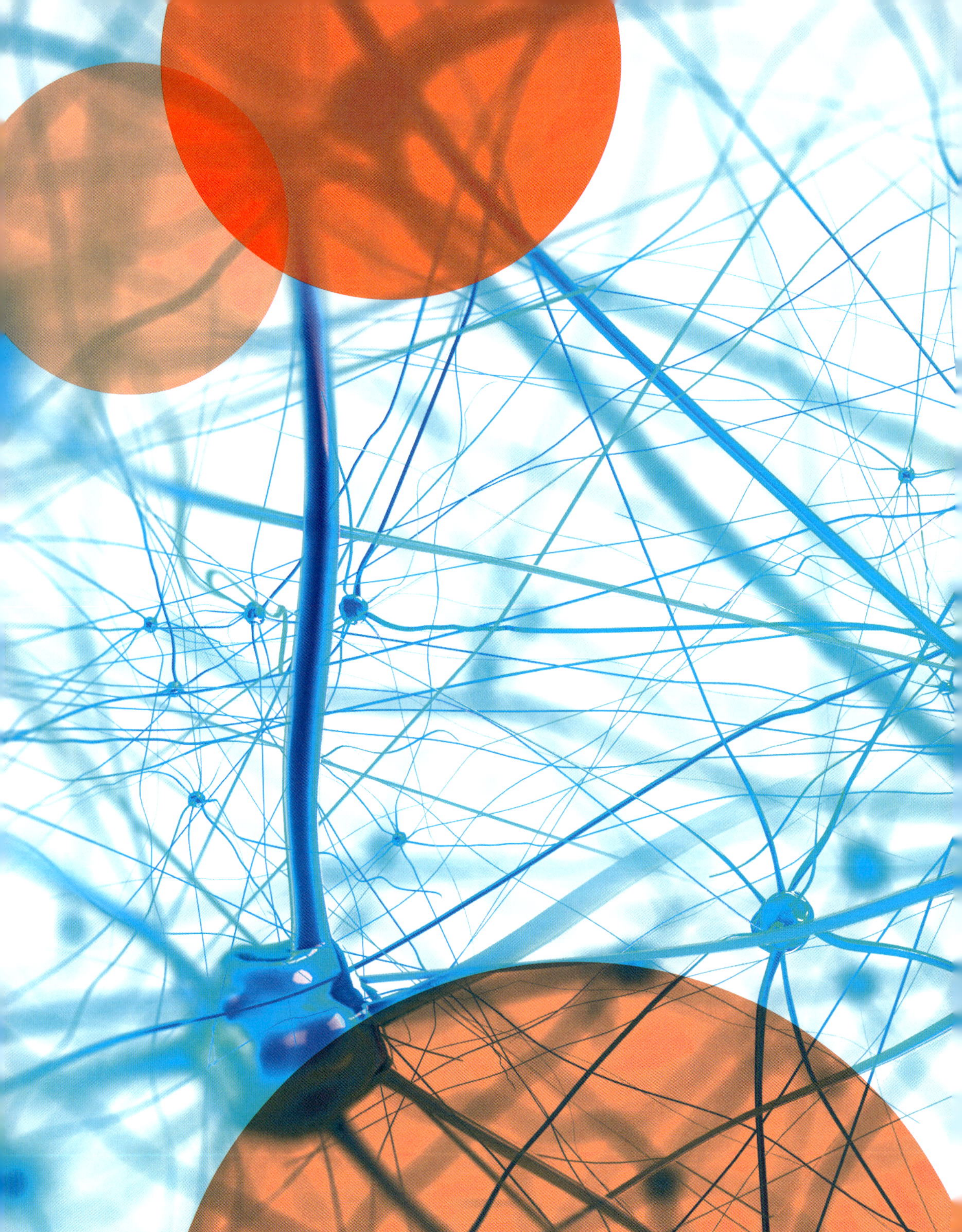

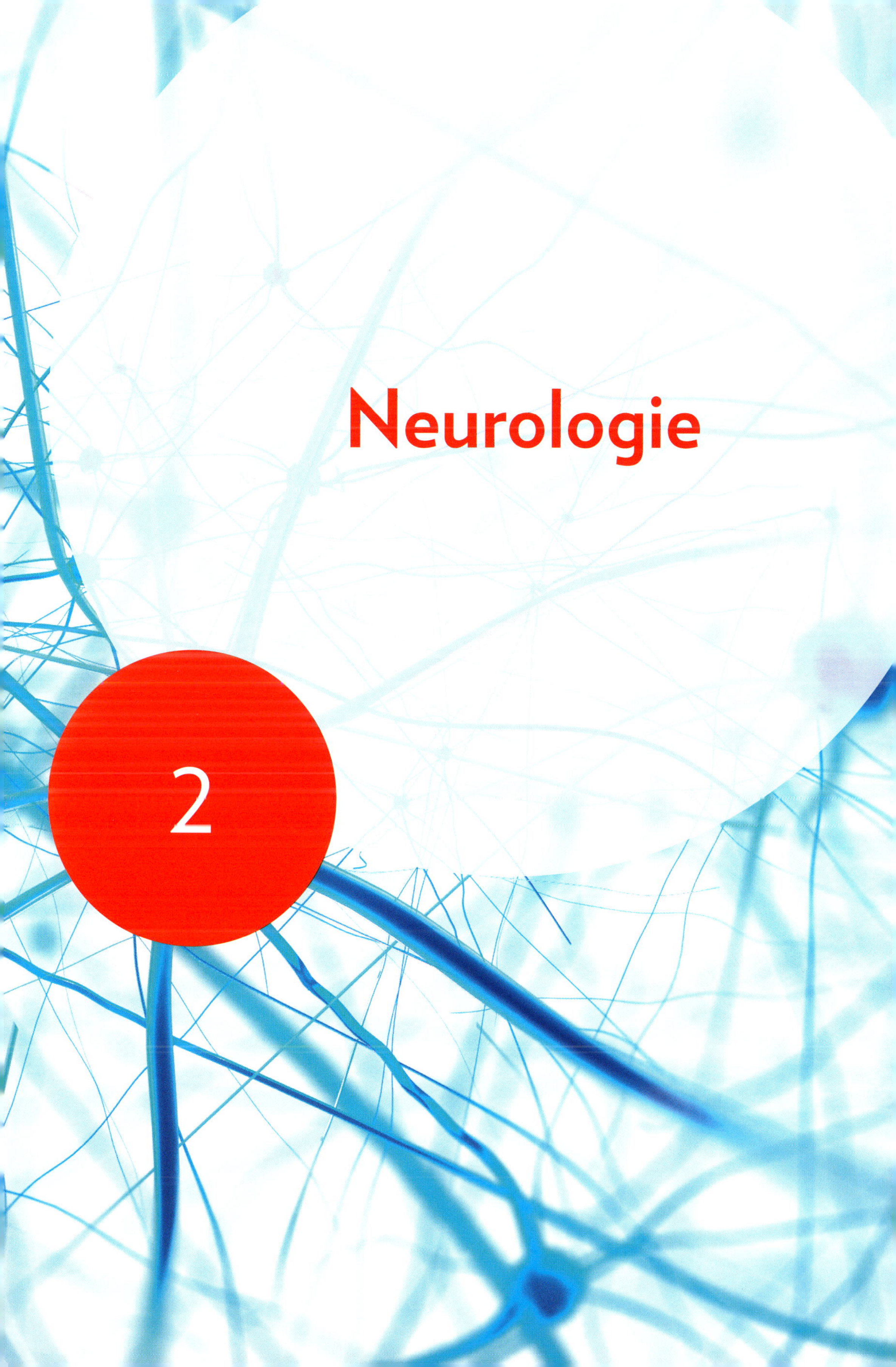

2 Neurologie

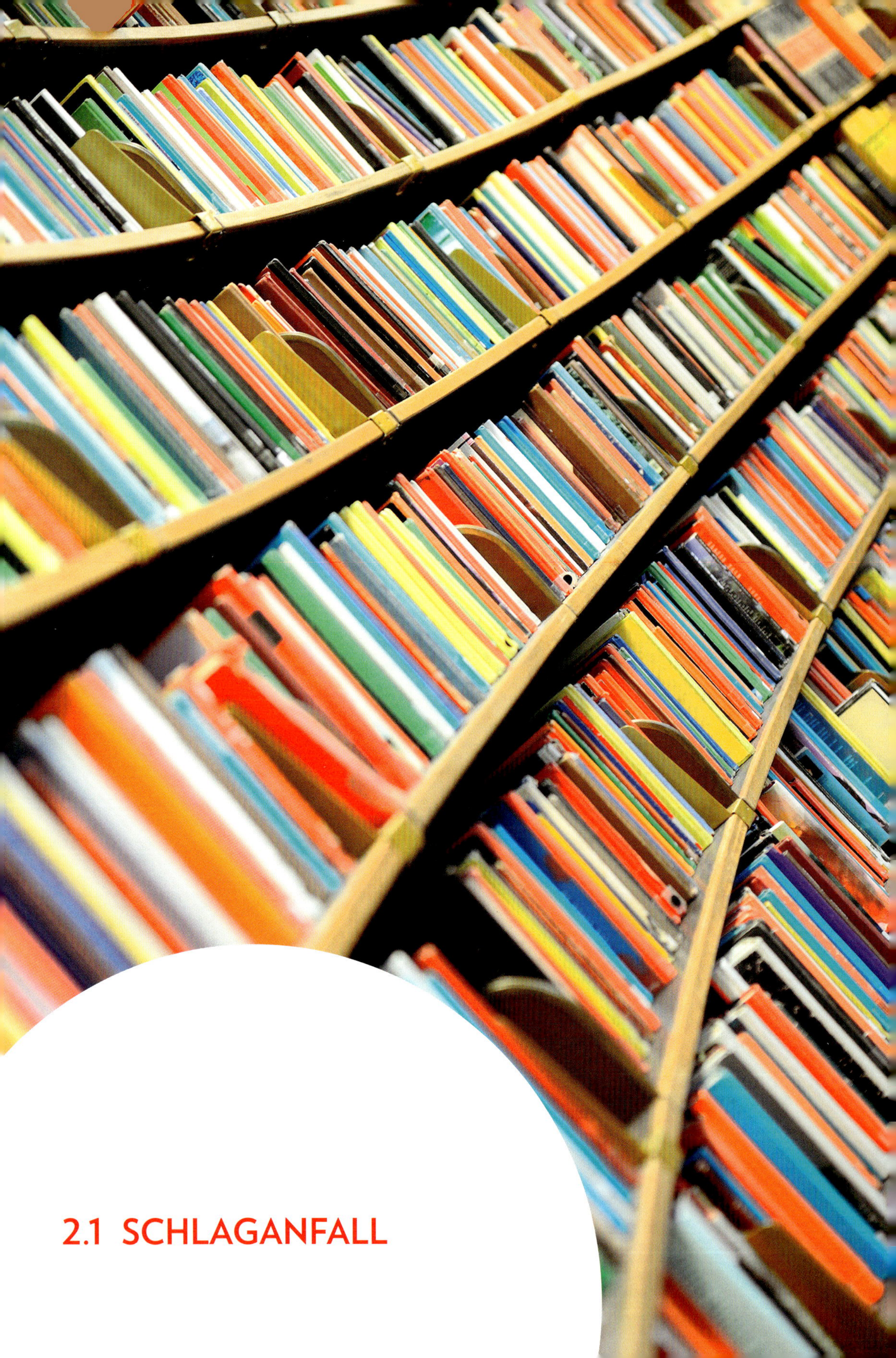

2.1 SCHLAGANFALL

VERBESSERT GEHTRAINING IN GEBÜCKTER HALTUNG DEN EINSATZ DES BETROFFENEN BEINES BEI HEMIPLEGIKERN?

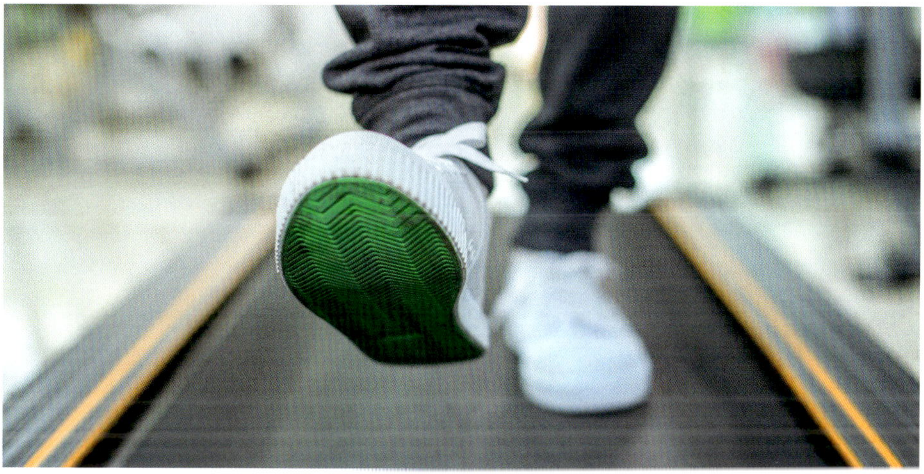

Eine kürzere Standbeinphase auf dem betroffenen, schwächeren Bein ist unter anderem ein Merkmal des hemiplegischen Gangbildes. Italienische Forscher betrachten den reduzierten Einsatz der betroffenen Seite als eine Art erlerntes Nichtbenutzen (learned non-use) und untersuchten, ob eine leicht gebückte Haltung mit Hüftflexion und circa 30 Grad Knieflexion zu einer stärkeren Aktivierung der hemiplegischen Seite führt, im Sinne einer Forced-Use-Intervention (siehe Kasten). In dieser Haltung, so die Hypothese, müssen die Muskeln der unteren Extremität aktiver sein, um den Körper im Gleichgewicht zu stabilisieren. Die Autoren wollten herausfinden, ob dieses Gangbild zu einer symmetrischeren Beanspruchung beider Körperhälften führt. Sie inkludierten zwölf gesunde Erwachsene und sieben Hemiplegiker, deren Apoplex einen bis 127 Monate zurücklag (Median: 1,6). Mithilfe eines Laufbandes mit Kraftmessfunktion werteten sie unter anderem die Parameter Schrittlänge, Kontaktzeiten der Füße mit dem Laufband, Gelenkbewegungen in sagittaler Ebene (mit Kamerasystem und Körpermarkierungen), Muskelaktivierung und Spitzenleistung (mit Oberflächen-EMG an M. tibialis anterior, M. gastrocnemius, M. soleus, M. semitendinosus, M. vastus medialis, M. rectus femoris, M. glutaeus maximus) sowohl während des aufrechten als auch während des gebückten Gangs aus.

Die Gehgeschwindigkeit lag bei 0,3 Metern pro Sekunde. Patienten zeigten in beiden Gangvarianten eine kürzere Schrittlänge und auch verkürzte Stand- und Schwungbeinphasen im Vergleich zu den Kontrollpersonen, sowohl auf der betroffenen als auch auf der nicht betroffenen Seite. Gegenüber den Kontrollprobanden war bei den Hemiplegikern beim aufrechten Gang die Aktivierung der Hüft- und Knieextensoren sowie der Plantarflexoren des oberen Sprunggelenks im gesunden Bein höher (98 bis 165 Prozent) als im plegischen Bein (83 bis 90 Prozent). Beim gebückten Gang war das gesunde Bein aktiver als das betroffene, aber die Spitzenkraftentwicklung war durchgängig höher als beim aufrechten Gang. Die Veränderungen hin zu mehr Symmetrie zwischen paretischem und nicht betroffenem Bein waren vor allem im Hüftbereich zu beobachten, weniger im Knie- oder Sprunggelenk.

Limitationen dieser Studie sind die kleine Stichprobe, das durchschnittlich 31 Jahre höhere Lebensalter der Patienten im Vergleich zur gesunden Kontrollgruppe und die geringgradige Hemiparese der Probanden. Außerdem ist die gebückte Gehhaltung unbequem und könnte zu einer Überlastung von Hüft- und Kniegelenken führen, daher sind Untersuchungen sinnvoll, um zu klären, ob Patienten auch längere Gehstrecken in dieser Körperhaltung tolerieren. Zur Bestätigung der Ergebnisse müssen größer angelegte Studien folgen.

Forced Use

Ein intensives Training mit der betroffenen Seite, meist mit gleichzeitiger Beschränkung der nicht betroffenen Seite, zum Beispiel durch Tragen eines gepolsterten Handschuhs, um den Einsatz der gesunden Hand nach Schlaganfall im Alltag zu reduzieren (Constraint-Induced Movement Therapy nach Taub – CIMT).

Quelle: Tesio L, et al. 2017. Crouch gait can be an effective form of forced-use/no constraint exercise for the paretic lower limb in stroke. Int. J. Rehabil. Res. 40, 3:254–67 Volltext frei

Link zum Abstract: www.ncbi.nlm.nih.gov/pubmed/28574860

Fazit

Die Autoren schlussfolgern aufgrund dieser Ergebnisse, dass Gehtraining in gebückter Haltung mit Hüftflexion und circa 30 Grad Knieflexion eine geeignete Forced-Use-Übung ist, um die Aktivierung des paretischen Beines zu erhöhen.

Quelle: Carling A, et al. 2017. CoDuSe group exercise programme improves balance and reduces falls in people with multiple sclerosis: a multi-centre, randomized, controlled pilot study. Mult. Scler. 23, 10:1394–404 Volltext frei

Link zum Abstract: www.ncbi.nlm.nih.gov/pubmed/27834736

SOLLTE ROBOTERASSISTIERTES GANGTRAINING NACH SCHLAGANFALL SCHNELL ODER LANGSAM DURCHGEFÜHRT WERDEN?

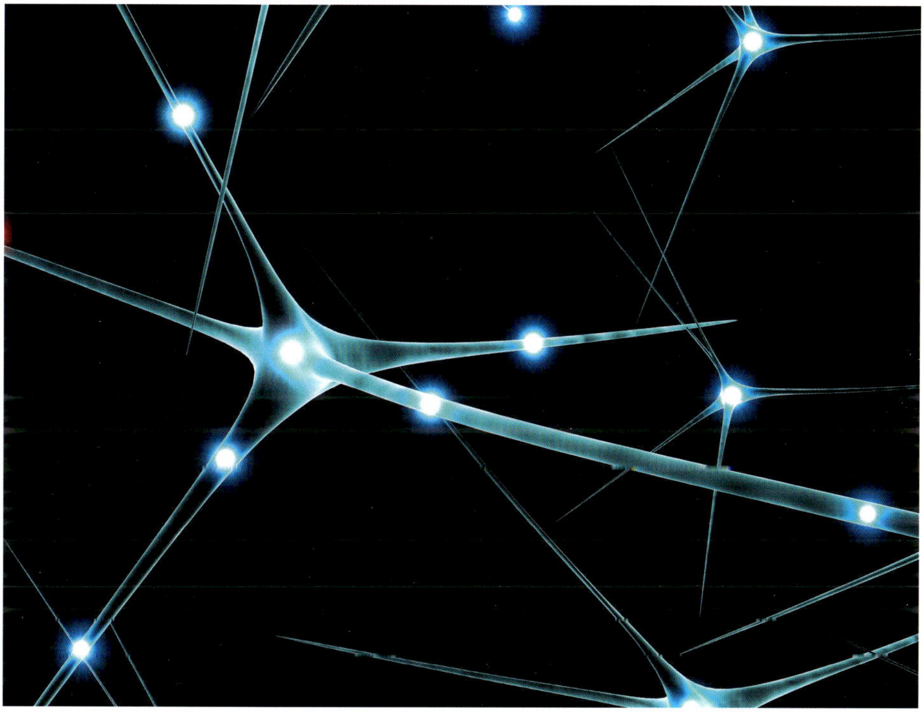

Heutzutage ist das roboterassistierte Training in der neurologischen Rehabilitation von Schlaganfall-Patienten eine gängige Therapiemethode. Das Laufbandtraining mit mehr oder weniger Körpergewichtsentlastung wird vor allem zur Verbesserung des Gangs eingesetzt. Eine hohe Gehgeschwindigkeit soll rhythmische Bewegungen hervorrufen, hier stehen Reflexe auf spinaler Ebene im Vordergrund. Ein langsameres Gehtempo erfordert hingegen eher Einzelbewegungen, die Verschaltung ist komplexer und erfolgt auf kortikaler Ebene. Brasilianische Wissenschaftler untersuchten in ihrer Studie nun mit dem Lokomat den Effekt von niedriger und hoher Gehgeschwindigkeit bei 18 schwer betroffenen chronischen Schlaganfall-Patienten von Oktober 2014 bis März 2016. Der erstmalige Schlaganfall lag mindestens sechs Monate zurück, die Patienten (21 bis 70 Jahre) wiesen einen maximalen Punktwert von eins bis zwei im Functional Ambulation Categories (FAC) auf. Sie übten fünfmal in der Woche an 30 Terminen für jeweils 30 Minuten mit einer der beiden Geschwindigkeiten. Während die schnelle Gruppe mit zunehmender Übernahme des Körpergewichts die Geschwindigkeit von anfänglichen 1,4 Kilometern pro Stunde auf maximal 1,9 Kilometer pro Stunde steigerte, verringerte die langsame Übungsgruppe die Geschwindigkeit mit zunehmender Gewichtsbelastung. Folgende Untersuchungen erfolgten vor und nach der Intervention:

- Functional Ambulation Categories (FAC)
- Timed-Up-and-Go-Test (TUG)
- Sechs-Minuten-Gehtest (6MWT)
- Zehn-Meter-Gehtest (10MWT)
- Berg-Balance-Skala (BBS)
- Fugl-Meyer-Assessment (FMA)

Die Patienten mit der langsamen Geschwindigkeit wiesen deutliche Verbesserungen bei FAC, 6MWT, BBS, TUG und FMA auf. Das schnelle roboterassistierte Gehen bewirkte nur eine Verbesserung in der BBS.

Fazit

Daraus schließen die Autoren, dass schwer betroffene Patienten nach Schlaganfall von langsamem roboterassistierten Gehtraining stärker profitieren. Diese Ergebnisse sollten in größeren Studien mit einem längeren Nachbeobachtungszeitraum überprüft werden.

Quelle: Rodrigues TA, 2017. Slow versus fast robot-assisted locomotor training after severe stroke: a randomized controlled trial. Am. J. Phys. Med. Rehabil. 96, 10 Suppl. 1:S165–70

Link zum Abstract: www.ncbi.nlm.nih.gov/pubmed/28796648

SIND MUSIK UND HIPPOTHERAPIE SINNVOLL IN DER SPÄTPHASE DER SCHLAGANFALL-REHABILITATION?

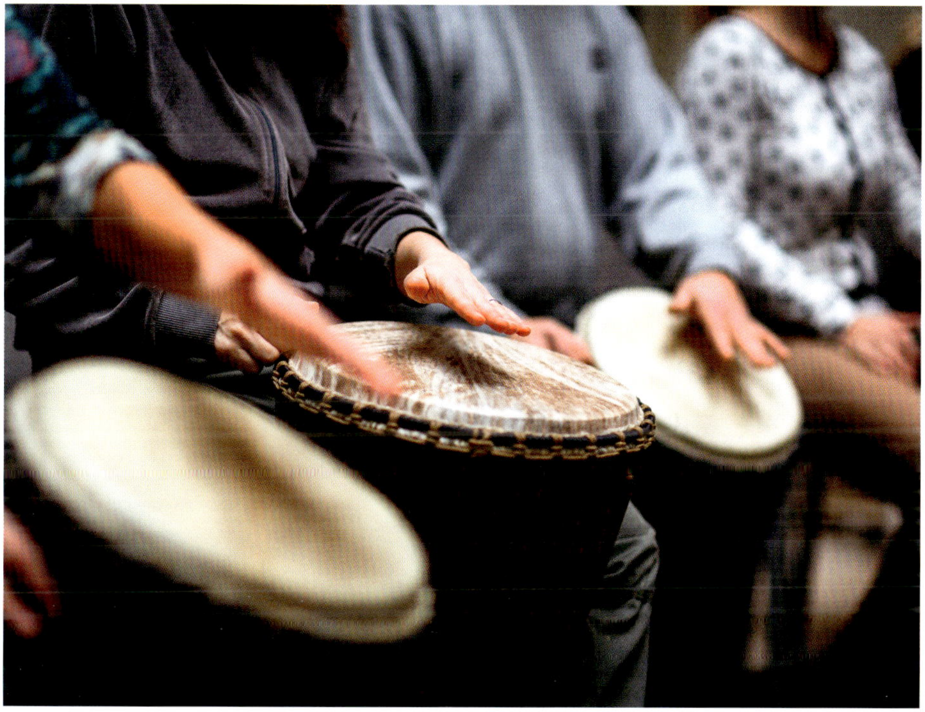

Die Rehabilitation nach Schlaganfall kann lange dauern; die Funktion soll so weit wie möglich wiederhergestellt werden. Die Autoren einer schwedisch-australischen Studie untersuchten, ob dieses Ziel durch multimodale Therapieansätze mit Musik- oder Hippotherapie erreicht werden kann.

Die Patienten im Alter von 50 bis 75 Jahren wurden unter Berücksichtigung des Geschlechts und der vom Schlaganfall betroffenen Seite in drei Gruppen randomisiert: Eine erhielt Rhythmus- und Musiktherapie, die zweite Hippotherapie und die dritte bildete die Kontrollgruppe, welche erst nach einem Jahr die Musiktherapie bekam. Die Therapien fanden drei Monate lang zweimal pro Woche statt.

Nach drei, sechs und neun Monaten wurden die Patienten untersucht: Die Stroke Impact Scale sollte die wahrgenommenen Veränderungen der Patienten erfassen; sekundäre Ergebnisparameter waren Handkraft, Kognition, Gleichgewicht und Gang, die unter anderem mit dem Timed-Up-and-Go-Test und der Berg Balance Scale erhoben wurden.

Von 123 Patienten nahmen 41 an der Musiktherapie und weitere 41 an der Hippotherapie teil. Direkt nach Studienende berichteten die Patienten der Musik- und der Hippotherapie-Gruppen über größere Veränderungen als die Kontrollgruppe (n = 41). Ebenso zeigten sich Verbesserungen bei den sekundären Outcomes.

Fazit

Die positiven Auswirkungen waren in beiden Gruppen auch sechs Monate später noch nachweisbar.

Quelle: Bunketorp-Käll L, et al. 2017. Long-term improvements after multimodal rehabilitation in late phase after stroke: a randomized controlled trial. Stroke 48, 7:1916–24

Link zum Abstract: www.ncbi.nlm.nih.gov/pubmed/28619985

WIE KÖNNEN LUNGENFUNKTION UND THORAXMOBILITÄT BEI SCHLAGANFALL-PATIENTEN VERBESSERT WERDEN?

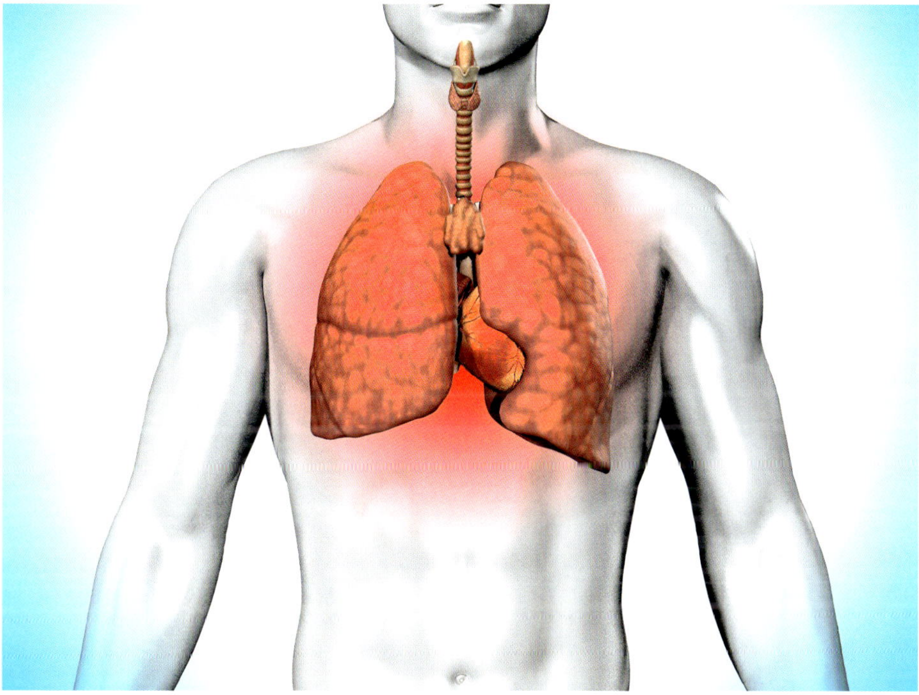

Zur Beantwortung der Fragestellung verglichen die koreanischen Autoren zwei gängige Therapieansätze: Rumpfstabilisation und Thoraxmobilisation. Sie randomisierten 30 Patienten, bei denen der Schlaganfall länger als sechs Monate zurücklag, in gleich große Gruppen (n = 15). Über einen Zeitraum von vier Wochen erhielten die Probanden dreimal pro Woche für 30 Minuten die jeweilige Übungstherapie.

Die Rumpfstabilisation beinhaltete folgende Übungen:

- Kontraktion des M. transversus abdominis in Bridging-Position
- ein Bein beim Bridging jeweils abheben
- beide Beine/beide Arme/Arme und Beine in Rückenlage heben

Die Rumpfmobilisation umfasste:

- forcierte Ein- und Ausatmung in Rückenlage
- Dehnung der Skalenus- und Sternocleidomastoid-Muskeln

- Seitdehnung der paretischen Körperhälfte im Sitz
- Pectoralisdehnung im Sitz mit der Atmung

Eingeschlossen wurden Patienten mit mehr als 24 Punkten im Mini-Mental-Status-Test (MMST, koreanische Version) und höchstens zwei Punkten auf der Modifizierten Ashworth-Skala (MAS). Ausschlusskriterien waren Lungen- oder Atemwegserkrankungen, Rippenfrakturen und orthopädische Erkrankungen. Vor und nach der Intervention wurden die Lungenfunktion mit dem Spirometer und die Brustkorbausdehnung mit einem Maßband ermittelt.

Beide Therapieansätze bewirkten bei den Patienten eine deutliche Zunahme der Einsekundenkapazität und der forcierten Vitalkapazität. Zusätzlich erhöhte die Rumpfstabilisation den exspiratorischen Spitzenfluss, während die Rumpfmobilisation die Thoraxausdehnung im oberen und unteren Bereich vergrößerte. Jedoch war keine Therapie der anderen überlegen.

Fazit

Beide Therapieansätze scheinen geeignet, um die Thoraxausdehnung bei Schlaganfall-Patienten mit der Atmung zu verbessern.

Quelle: Park SJ, et al. 2017. Comparison of the effects of core stabilization and chest mobilization exercises on lung function and chest wall expansion in stroke patients. J. Phys. Ther. Sci. 29, 7:1144–7 Volltext frei

Link zum Abstract: www.ncbi.nlm.nih.gov/pubmed/28744034

SCHLAGANFALL: WELCHE PATIENTEN PROFITIEREN AM MEISTEN VON PHYSIOTHERAPIE MIT ROBOTERGESTÜTZTEM GANGTRAINING?

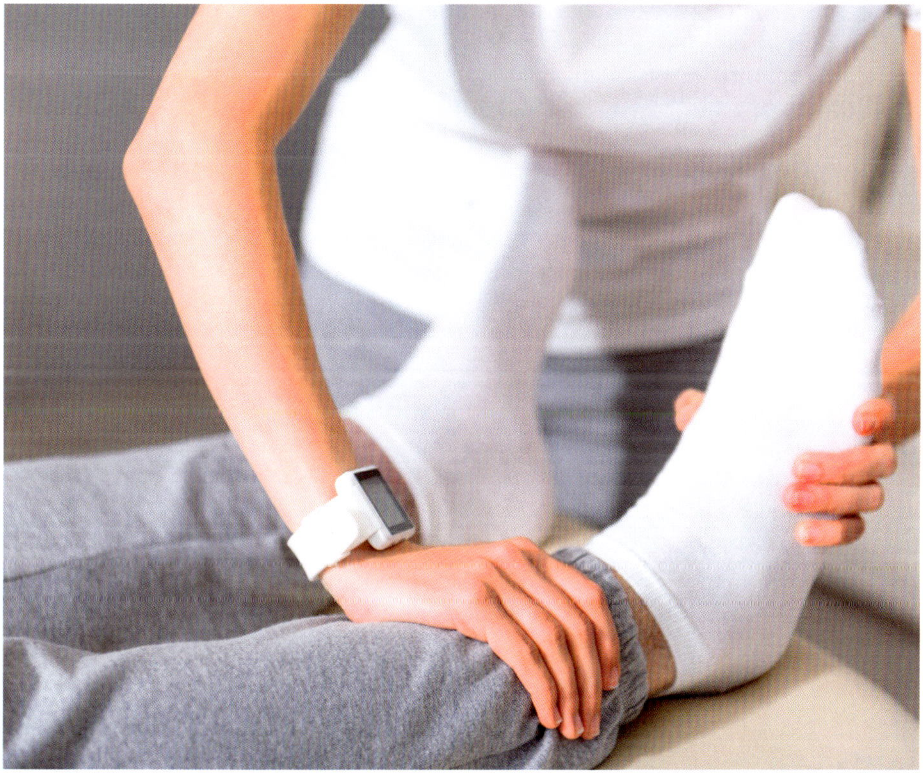

In seiner Studie unterschied das internationale Forscherteam aus Belgien, Frankreich und Israel bei erwachsenen Schlaganfall-Patienten mit Hemiparese zwischen hämorrhagischer (n = 20) und ischämischer Ätiologie (n = 20). Der Schlaganfall lag zum Zeitpunkt der Intervention zehn bis 50 Wochen zurück. Um inkludiert zu werden, mussten die Studienteilnehmer einen Barthel-Index von 60 oder weniger haben, was einer starken Einschränkung im Alltag entspricht.

Die Gruppen waren vergleichbar hinsichtlich Alter, Geschlecht und Ausmaß der Gehbehinderung. Beide erhielten im Zeitraum von vier Wochen 20-mal Physiotherapie (nach Bobath, 45 Minuten) und robotergestütztes Gangtraining (Lokomat, 60 Minuten). Mit folgenden Assessments wurden die Probanden vor und nach der Intervention untersucht:

- Functional Ambulation Category (FAC)
- Postural Assessment Scale for Stroke (PASS)
- Tinetti Performance Oriented Mobility Assessment (POMA)
- Sechs-Minuten-Gehtest (6MWT)
- Timed-Up-and-Go-Test (TUG)
- Zehn-Meter-Gehtest (10MWT)

Beide Patientengruppen verbesserten sich signifikant im FAC, PASS, 6MWT und 10MWT. Probanden mit ischämischer Schlaganfall-Ursache konnten nach der Therapie zudem deutlich schneller aufstehen, gehen und sich hinsetzen (TUG). Die größten Veränderungen im FAC und POMA erzielten im Schnitt die Patienten mit hämorrhagischem Schlaganfall.

Fazit

Den Autoren zufolge weisen diese Ergebnisse darauf hin, dass die neurologische Reha (Physiotherapie und robotergestützes Gangtraining) bei Schlaganfall-Patienten gleich erfolgreich sein kann, unabhängig von der Ätiologie.

Quelle: Dierick F, et al. 2017. Hemorrhagic versus ischemic stroke: who can best benefit from blended conventional physiotherapy with robotic-assisted gait therapy? PLoS One 12, 6:e0178636 Volltext frei

Link zum Abstract: www.ncbi.nlm.nih.gov/pubmed/28575054

SOLLTEN ALLE PATIENTEN NACH TIA ODER SCHLAGANFALL AN EINEM ÜBUNGS- UND EDUKATIONSPROGRAMM TEILNEHMEN?

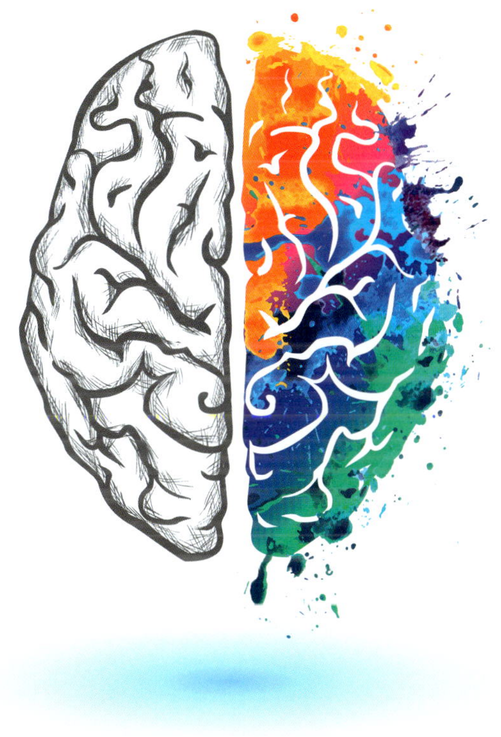

Ja – denn wenn Patienten nach einer transitorischen ischämischen Attacke (TIA) oder einem kleinen Schlaganfall an einem Übungsprogramm mit Edukation teilnehmen, können sie ihre kardiovaskulären Krankheitsrisiken minimieren.

Den Langzeiteffekt eines solchen achtwöchigen Programms direkt nach der TIA (ABCD-Score ≥ 2) oder dem Hirninfarkt (National Institutes of Health Stroke Scale -NIHSS ≤ 5) untersuchte ein Forscherteam aus Großbritannien, den USA und Neuseeland bei 60 Patienten (n = 31 männlich; 61 bis 81 Jahre alt). Ausgeschlossen wurden unter anderem Patienten mit instabilen kardialen Risiken, unkontrolliertem Diabetes mellitus, starkem Gefäßverschluss und schwerer Demenz. Nach ungefähr 3,5 Jahren wurden die klinischen Ergebnisse und Kosten ermittelt.

Die Patienten (n = 30), die am Übungs-Edukations-Programm teilgenommen hatten, waren nach 3,5 Jahren deutlich weniger von TIAs oder Schlaganfällen betroffen als eine vergleichbare Kontrollgruppe mit ausschließlicher Medikation (n = 3 vs. n = 13). In der Interventionsgruppe war im Zeitraum kein Patient verstorben, in der Kontrollgruppe dagegen vier. Die Teilnehmer hatten auch tendenziell weniger folgende Krankenhausaufenthalte (n = 48 vs. n = 102). Demnach war das Übungs-Edukations-Programm langfristig kostengünstiger und erfolgreicher als die übliche pharmakologische Behandlung. Leider wird das durchgeführte Programm im Volltext nicht beschrieben.

ABCD-Score

Der ABCD-Score wurde 2005 veröffentlicht. Er bewertet nach der TIA das Schlaganfall-Risiko anhand von vier Faktoren:

a. Alter
b. Blutdruck
c. Symptome
d. Dauer

Die Weiterentwicklung zum ABCD2-Score schließt zusätzlich das Diabetesrisiko mit ein.

Fazit

Den Autoren zufolge verdeutlichen die Ergebnisse den Vorteil von sekundärer Prävention für die Patienten und die Gesundheitswirtschaft.

Quelle: Faulkner J, et al. 2017. Long-term effect of participation in an early exercise and education program on clinical outcomes and cost implications, in patients with TIA and minor, non-disabling stroke. Transl. Stroke Res. 8, 3:220–7

Link zum Abstract: www.ncbi.nlm.nih.gov/pubmed/27844274

WELCHE THERAPIEPARAMETER UND PATIENTENCHARAKTERISTIKA SIND WICHTIG FÜR DIE STEIGERUNG DER AEROBEN FITNESS UND DIE VERBESSERUNG DER GEHFÄHIGKEIT BEI PATIENTEN NACH SCHLAGANFALL?

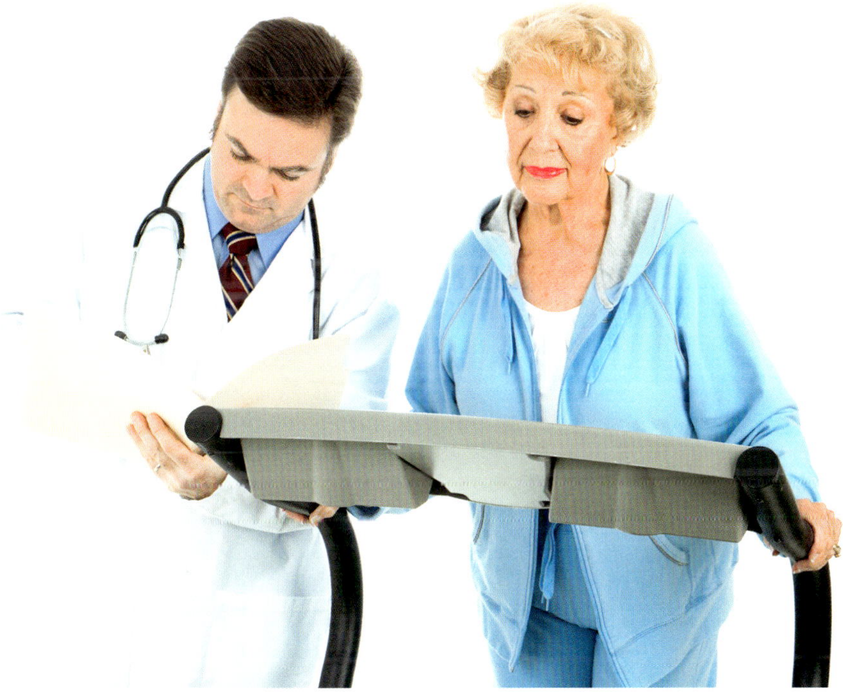

Boyne und Kollegen sichteten für ihre systematische Literaturübersicht mit Meta-Analyse Studien in den bekannten elektronischen Datenbanken bis November 2015 und inkludierten 20 Arbeiten. Eingeschlossen wurden Studien, die aerobe Übungen (Interventionsgruppen) mit nichtaerobem Training (Kontrollgruppen) verglichen; die Probanden mussten ohne die Hilfe einer anderen Person gehen können und sich in einem chronischen Stadium nach Schlaganfall befinden. Folgende klinische Outcomes wurden gemessen:

- maximale Sauerstoffaufnahme während der Übungen (VO_2peak)
- Gehgeschwindigkeit (Zehn-Meter-Gehtest)
- Gehstrecke (Sechs-Minuten-Gehtest)

Unabhängige Variablen waren Übungsintensität (moderat bis kraftvoll), Ausgangsstellung (sitzend oder gehend), Trainingsumfang (Anzahl der Stunden pro Woche) und Patientencharakteristika zu Beginn der Interventionen (aerobe Kapazität).

Aerobe Übungen führten zu einer Verbesserung der aeroben Leistungsfähigkeit. Für eine signifikante Verbesserung der Gehgeschwindigkeit und -strecke im Sechs-Minuten-Gehtest war die Übungsspezifität wichtig: Nur wenn die Studienteilnehmer zuvor auch ein Gangtraining absolviert hatten, verbesserten sie sich in diesen Parametern. Übungen im Sitzen brachten hingegen keinen Zusatznutzen. Höhere Trainingsintensitäten verbesserten die maximale Sauerstoffaufnahme deutlicher.

Fazit

Eine höhere maximale Sauerstoffaufnahme zu Studienbeginn war signifikant assoziiert mit größeren Verbesserungen derselben im Studienverlauf. Klinisch bedeutsam ist die Aussage dieses Reviews, dass ein im Sitzen ausgeführtes aerobes Training keine Verbesserung der Gehfähigkeit erzielt.

Quelle: Boyne P, et al. 2016. Factors influencing the efficacy of aerobic exercise for improving fitness and walking capacity after stroke: a meta-analysis with meta-regression. Arch. Phys. Med. Rehabil. Oct 12. [Epub ahead of print]

Link zum Abstract: www.ncbi.nlm.nih.gov/pubmed/27744025

WIE WIRKEN SICH FAZILITIERENDE ÜBUNGEN, ELEKTROTHERAPIE, VIBRATIONSTHERAPIE UND TRANSKRANIELLE MAGNETSTIMULATION AUF DIE REHABILITATION DER HEMIPLEGISCHEN HAND BEI SCHLAGANFALL-PATIENTEN AUS?

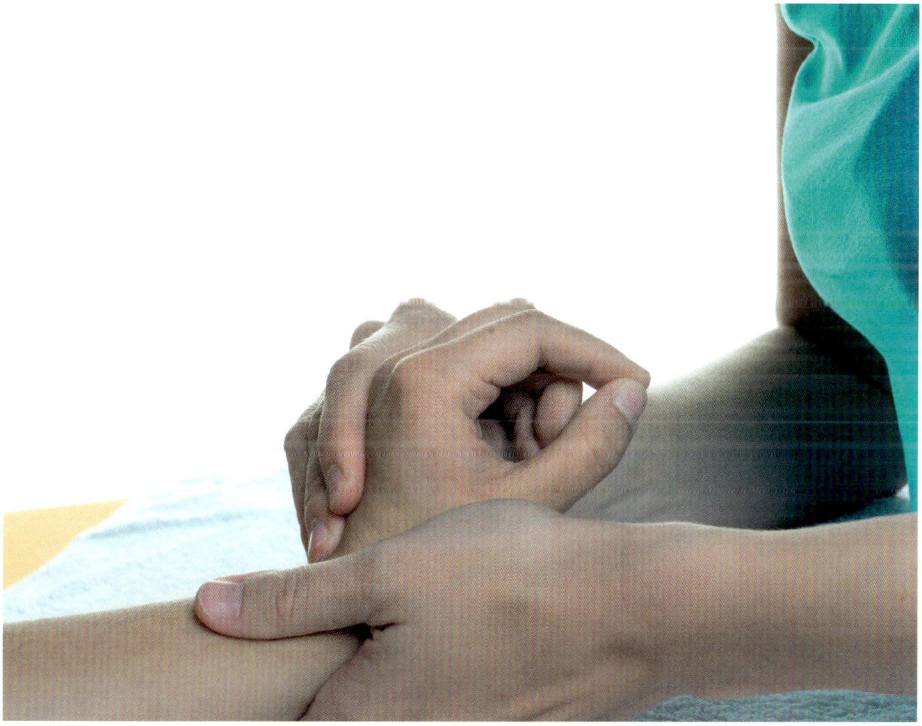

Japanische Wissenschaftler untersuchten die Wirksamkeit dieser Behandlungsmaßnahmen bei Schlaganfall-Überlebenden im chronischen Stadium. An der Studie nahmen 33 Patienten teil: Sie waren durchschnittlich 60,1 Jahre alt (± 8,6) und der Schlaganfall lag circa 36,2 Monate zurück (± 28,6). Alle hatten motorische Einschränkungen der oberen Extremität (mindestens Brunnstrom-Stadium III) und erhielten fünfmal wöchentlich 40 Minuten Therapie (Alltagsübungen, Mobilisierungen, Physiotherapie, Sprachtherapie).

15 Teilnehmer bekamen repetitive fazilitierende Übungen (passive Dehnungen, Tappings zur Aktivierung der Muskulatur, Innervationsschulung durch Bewegungsvor-

stellung, assistierte Bewegungen der oberen Extremität) und vier Minuten transkranielle Magnetstimulation. Neun Teilnehmer erhielten die fazilitierenden Übungen und zusätzlich elektrische Stimulation der Zielmuskulatur sowie lokale Vibrationstherapie zur Relaxation der hypertonen Antagonisten und Reduzierung der Spastizität. Weitere neun Probanden bekamen alle genannten Therapiemaßnahmen, die Dauer der transkraniellen Magnetstimulation betrug hier zehn Minuten. Die klinischen Veränderungen wurden mit dem Fugl-Meyer-Assessment (FMA), dem Action-Research-Arm-Test (ARAT) und der Modified Ashworth Scale (MAS) gemessen.

Fazit

Zwischen den drei Gruppen gab es keine signifikanten Unterschiede hinsichtlich der Verbesserungen im FMA, ARAT oder MAS. Allerdings zeigten sich innerhalb der Gruppen signifikante Verbesserungen in den Scores.

Quelle: Etoh S, et al. 2016. Effects of repetitive facilitative exercise with neuromuscular electrical stimulation, vibratory stimulation and repetitive transcranial magnetic stimulation of the hemiplegic hand in chronic stroke patients. Int. J. Neurosci. 126, 11:1007-12

Link zum Abstract: www.ncbi.nlm.nih.gov/pubmed/26473535

2

IST EIN FRÜHZEITIGES BETT-ERGOMETER-TRAINING AUF DER NEUROLOGISCHEN INTENSIVSTATION UNPROBLEMATISCH?

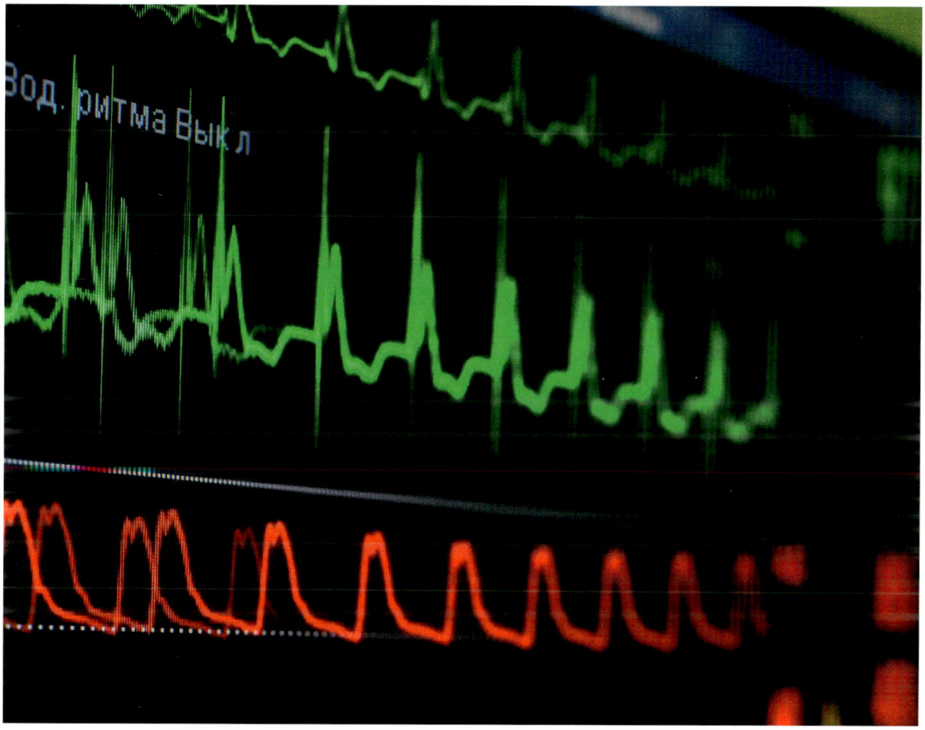

Die Bedeutung von Physiotherapie bei Patienten nach Schlaganfall oder Hirntraumen ist unstrittig. Jedoch sind die intrakraniellen und hämodynamischen Auswirkungen ungewiss. Deswegen untersuchten schwedische Wissenschaftler die Wirkung eines Bett-Ergometertrainings (MOTOmed letto) bei Patienten auf der neurologischen Intensivstation zwischen August 2013 und Februar 2015.

20 Personen (48 ± 18 Jahre alt, sieben Frauen, 13 Männer) führten 7 ± 5 Tage nach Aufnahme auf der Intensivstation für 20 Minuten das Ergometertraining durch, das sowohl passiv als auch aktiv betrieben werden kann. Währenddessen wurden dreimal intrakranielle und hämodynamische Untersuchungen vorgenommen, außerdem noch fünf und zehn Minuten vor und nach dem Training. Erhoben wurden folgende Werte:

- intrakranieller Druck, Hirndruck (ICP)
- zerebraler Perfusionsdruck (CPP)

- mittlerer arterieller Blutdruck (MAP)
- Herzzfrequenz (HR)
- pulsoxymetrisch gemessene periphere Sauerstoffsättigung (SpO2)
- Herzminutenvolumen (CO)
- Schlagvolumen (SV)
- Schlagvolumen-Variation (SVV)

Beim Ergometertraining erhöhten sich der mittlere arterielle Blutdruck und das Schlagvolumen signifikant. Nach dem Üben verringerten sich Herzminutenvolumen, Schlagvolumen, mittlerer arterieller Blutdruck und zerebraler Perfusionsdruck. Alle anderen Parameter blieben konstant. Die meisten Patienten hatten Schwierigkeiten, sich über die gesamte Übungszeit zu konzentrieren. Die Tretbewegungen wurden überwiegend passiv mit etwa 20 Umdrehungen in der Minute ausgeführt.

Fazit

Die Autoren schlussfolgern, dass ein Bett-Ergometertraining auf der neurologischen Intensivstation bei Patienten nach Schlaganfall und weiteren Hirntraumen eine klinisch sichere Maßnahme sei.

Quelle: Thelandersson A, et al. 2016. Effects of early bedside cycle exercise on intracranial pressure and systemic hemodynamics in critically ill patients in a neurointensive care unit. Neurocrit. Care. 25, 3:434–9

Link zum Abstract: www.ncbi.nlm.nih.gov/pubmed/27216931

Verbessern Gleichgewichtsübungen in Kombination mit TENS die Rumpfstabilität bei Patienten nach Schlaganfall?

Dazu randomisierten koreanische Wissenschaftler insgesamt 60 Patienten mit Hemiparese nach Schlaganfall in drei Gruppen: In einem Zeitraum von sechs Wochen führten alle Teilnehmer fünfmal pro Woche für 30 Minuten Gleichgewichtsübungen mit Verlagerung des Körpergewichts durch. Die Interventionsgruppe erhielt dabei zusätzlichen TENS-Strom für den M. erector spinae und M. obliquus externus. Eine weitere Gruppe bekam den TENS-Strom als Placebobehandlung, während die Kontrollgruppe nur übte.

Alle Patienten erhielten außerdem herkömmliche Physiotherapie für weitere 60 Minuten, ebenfalls fünfmal wöchentlich. Vorher und nachher wurden die Muskelaktivität, die maximale Reichweite (maximum reaching distance) und die Rumpfkontrolle (Trunk Impairment Scale – TIS) ermittelt.

Im Vergleich zu den beiden anderen Gruppen zeigte die Übungsgruppe mit der zusätzlichen TENS-Applikation nach dem Training eine bessere Aktivität des M. obliquus externus, eine größere Reichweite und bessere Rumpfkontrolle.

Quelle: Jung KS, et al. 2016. Effects of weight-shifting exercise combined with transcutaneous electrical nerve stimulation on muscle activity and trunk control in patients with stroke. Occup. Ther. Int. 23, 4:436-43

Link zum Abstract: www.ncbi.nlm.nih.gov/pubmed/27753145

Wie wirkt sich Wassertherapie auf das Gleichgewicht von Schlaganfall-Patienten im subakuten Stadium aus?

In dieser randomisierten kontrollierten Studie erhielten 32 Patienten nach der Rehabilitation für sechs Wochen jeweils zweimal wöchentlich Physiotherapie. 17 Teilnehmer bekamen zusätzlich Wassertherapie, bei der Gleichgewichts-, Dehnungs-, Kräftigungs- und Ausdauerübungen im Wasser durchgeführt wurden. Die generelle Therapie umfasste neben Gleichgewichts- und Kräftigungsübungen auch Transfers und Gehübungen. Als Assessments wurden die Berg-Balance-Skala, der Timed-Up-and-Go-Test, der Zwei-Minuten-Gehtest und der Community Balance and Mobility Score verwendet.

Die Patienten, die zusätzlich im Wasser übten, hatten nach sechs Wochen ein besseres Gleichgewicht.

Quelle: Chan K, et al. 2016. The effect of water-based exercises on balance in persons post-stroke: a randomized controlled trial. Top Stroke Rehabil. Nov 3. [Epub ahead of print]

Link zum Abstract: www.ncbi.nlm.nih.gov/pubmed/27808012

Wie effektiv ist Atemtherapie für die Atemfunktion, Atemmuskulatur und Übungstoleranz von Patienten nach Schlaganfall?

Dieser Frage gingen brasilianische Wissenschaftler in einem Review mit Meta-Analyse nach, bei dem sie die gesamte Literatur zum Thema in den bekannten Datenbanken bis November 2015 analysierten. Eingeschlossen wurden klinische Studien, die Atemtherapie mit Kontrollinterventionen verglichen. Zwei unabhängige Untersucher führten die Literaturrecherche und PEDro-Bewertung der Studien durch.

Acht Studien konnten eingeschlossen werden. Durch die Atemtherapie verbesserten sich die gewichtete mittlere Differenz (WMD) des maximalen Einatemdrucks (MIP), die Differenz zwischen den Mittelwerten (SMD) der forcierten Vitalkapazität (FVC), das forcierte exspiratorische Volumen (FEV1) sowie die Übungstoleranz. Es gab keine negativen Vorkommnisse.

Die Autoren schlussfolgern, dass die Atemtherapie eine effektive Methode zur Verbesserung der respiratorischen Funktion, Kräftigung der Atemmuskulatur und Steigerung der Übungstoleranz bei Patienten nach Schlaganfall ist.

Quelle: Gomes-Neto M, et al. 2016. Effects of respiratory muscle training on respiratory function, respiratory muscle strength, and exercise tolerance in patients poststroke: a systematic review with meta-analysis. Arch. Phys. Med. Rehabil. 97, 11:1994-2001

Link zum Abstract: www.ncbi.nlm.nih.gov/pubmed/27216224

Führen hoch- oder niedrigintensive Übungen zu verbesserten kognitiven Funktionen nach Schlaganfall?

Kanadische Wissenschaftler randomisierten 50- bis 80-jährige Probanden in zwei Gruppen, deren Apoplex länger als ein Jahr zurücklag. Eine Gruppe führte sechs Monate lang dreimal wöchentlich für 60 Minuten hochintensive aerobe Übungen bei 40 bis 80 Prozent der Herzfrequenzreserve (HFR) durch. Die andere Gruppe absolvierte niedrig dosierte nichtaerobe Übungen zur Verbesserung der Gleichgewichtsfähigkeit und Beweglichkeit (unter 40 Prozent der HFR). Gemessen wurden unter anderem das verbale Gedächtnis und Arbeitsgedächtnis (Verbal-Digit-Span-Test), die selektive Aufmerksamkeit und die Konfliktlösung.

47 Probanden beendeten die Studie, davon waren 22 in der aeroben Gruppe. Das verbale Kurzzeitgedächtnis verbesserte sich bei allen Testpersonen; in den anderen Outcomes (Arbeitsgedächtnis, Konfliktlösung) gab es keine signifikanten Veränderungen durch die Interventionen.

Quelle: Tang A, et al. 2016. High- and low-intensity exercise do not improve cognitive function after stroke: a randomized controlled trial. J. Rehabil. Med. 48, 10:841–6 Volltext frei

Link zum Abstract: www.ncbi.nlm.nih.gov/pubmed/27786346

Profitieren Patienten mit motorischen Einschränkungen nach Apoplex mehr von einem videogestützten oder einem herkömmlichen Heimprogramm?

Moderne Technologien werden zunehmend für Heimprogramme in der Physiotherapie eingesetzt. Australische Forscher inkludierten in ihrer randomisierten kontrollierten Studie 62 Patienten nach Schlaganfall mit motorischen Defiziten der oberen Extremität. Sie untersuchten, ob die Regelmäßigkeit des Übens, der Funktionsstatus (gemessen mit dem Wolf-Motor-Function-Test) und die Patientenzufriedenheit davon abhängen, ob die Probanden ihre Übungen auf dem Tablet-Computer präsentiert bekommen oder herkömmliche Unterlagen in Papierform benutzen.

In keinem der genannten Outcomes war ein Verfahren überlegen. Therapeuten können hier also auch die Vorlieben ihrer Patienten berücksichtigen.

Quelle: Emmerson KB, et al. 2016. Home exercise programmes supported by video and automated reminders compared with standard paper-based home exercise programmes in patients with stroke: a randomized controlled trial. Clin. Rehabil. Dec 5. [Epub ahead of print]

Link zum Abstract: www.ncbi.nlm.nih.gov/pubmed/27920262

Sind bei chronischen Schlaganfall-Patienten Übungen mit dem eigenen Körpergewicht ähnlich effektiv wie Übungen an Geräten?

Vinstrup und Kollegen ließen 18 Patienten drei Wiederholungen der folgenden Übungen durchführen: Chair Rise (Aufstehen von einem Stuhl), Hip Thrust (ähnlich dem Bridging, siehe Internet-Tipp unten), unilaterale und bilaterale Beinpresse. Mithilfe eines Oberflächen EMGs maßen sie die Aktivität von zehn Muskeln der unteren Extremität des paretischen Beines und setzten diese ins Verhältnis zur maximalen Kontraktionsfähigkeit im nicht betroffenen Bein.

Chair Rise und Hip Thrust aktivierten sechs von zehn Muskeln im paretischen Bein in vergleichbarem Ausmaß wie die bilaterale Beinpresse. Die unilaterale Beinpresse war allen anderen Übungen überlegen. Chronische Schlaganfall-Patienten, die keinen Zugang zu Trainingsgeräten haben, können die Mehrzahl ihrer Beinmuskeln gut mithilfe der Übungen Chair Rise und Hip Thrust trainieren.

Video zur Übung Hip Thrust auf Englisch: www.youtube.com/watch?v=SEdqd1n0cvg

Quelle: Vinstrup J, et al. 2017. Electromyographic comparison of conventional machine strength training versus bodyweight exercises in patients with chronic stroke. Top Stroke Rehabil. Jan 6. [Epub ahead of print]

Link zum Abstract: www.ncbi.nlm.nih.gov/pubmed/28056670

Was halten Physiotherapeuten von robotergestützter Therapie für Schlaganfall-Patienten?

Der Wert von robotergestützter Therapie zur Verbesserung der Mobilität der oberen Extremität bei Patienten nach Schlaganfall ist bekannt – der Effekt auf funktionelle Fähigkeiten ist jedoch begrenzt.

Unklar ist, welche Erfahrungen Therapeuten mit robotergestützter Therapie gemacht haben. Forscher befragten daher in einem Schlaganfallzentrum in Nordengland sechs Physiotherapeuten in semistrukturierten Interviews zu ihrer Meinung über diese Therapieform.

Alle Therapeuten waren der robotergestützten Therapie gegenüber positiv eingestellt und sahen darin eine wirksame Ergänzung zur konventionellen Behandlung; sie wiesen aber auch auf Barrieren für die Implementierung im Alltag hin, zum Beispiel im Hinblick auf Ressourcen und Kompetenzen. Eine Leitlinie zu diesem Thema sollte aus Sicht der Autoren folgen.

Quelle: Stephenson A, et al. 2017. An exploration of physiotherapists' experiences of robotic therapy in upper limb rehabilitation within a stroke rehabilitation centre. Disabil. Rehabil. Assist. Technol. Apr 1. [Epub ahead of print]

Link zum Abstract: www.ncbi.nlm.nih.gov/pubmed/28366037

Welche Übungen erhöhen die Muskelaktivität im Unterarm nach Schlaganfall?

Wissenschaftler aus Dänemark und Spanien inkludierten 18 Patienten nach Schlaganfall im chronischen Stadium und mit Hemiparese in ihre Untersuchung. Alle führten Fingerflexion und -extension gegen den elastischen Widerstand von drei unterschiedlich starken Thera-Bändern durch. Mithilfe von Oberflächen-EMG wurde die Aktivierung des M. flexor digitorum superficialis und des M. extensor digitorum am paretischen Arm gemessen und mit der gesunden Seite verglichen.

In der betroffenen Hand war die Aktivität beider Muskeln während der Flexion höher als während der Extension. Keine Rolle spielte hingegen, welche Stärke das Thera-Band während der Fingerflexion hatte. Die Autoren empfehlen die Fingerflexion als bevorzugte Kräftigungsübung für Patienten im chronischen Stadium nach Apoplex, um eine hohe Muskelaktivierung der Unterarmflexoren und -extensoren zu erreichen. Die Extension könnte aber weiterhin zum Zweck der besseren neuromuskulären Kontrolle geübt werden.

Quelle: Vinstrup J, et al. 2017. Hand strengthening exercises in chronic stroke patients: dose-response evaluation using electromyography. J. Hand Ther. May 17. [Epub ahead of print]

Link zum Abstract: www.ncbi.nlm.nih.gov/pubmed/28527751

Wie wirkt sich ein progressives Kraft- und Gleichgewichtstraining nach Schlaganfall aus?

Forscher der Universität Uppsala in Schweden rekrutierten für ihre randomisierte kontrollierte Studie 67 Personen im Alter zwischen 65 und 85 Jahren (76 Prozent Männer), bei denen der Apoplex ein bis drei Jahre zurücklag. Diese wurden in eine Experimental- und eine Kontrollgruppe aufgeteilt. Die Experimentalgruppe (n = 34) führte ein progressives Trainingsprogramm durch, das aus Kraft- und Balanceübungen sowie motivierenden Gesprächen im Gruppensetting bestand. Als primäre klinische Zielgrößen ermittelten die Wissenschaftler nach drei Monaten die Gleichgewichtsfähigkeit mit der Berg Balance Scale und die Mobilität mit der Short Physical Performance Battery. Bei der Nachuntersuchung hatten sich die Probanden der Experimentalgruppe im Vergleich zu den Kontrollpersonen signifikant in der Gleichgewichtsfähigkeit verbessert. Auch das angenehme Gehtempo auf zehn Metern, eines der sekundären Outcomes, erhöhte sich; dies war auch noch nach sechs Monaten nachweisbar. Die anderen Ergebnisse waren in beiden Gruppen vergleichbar. Ein dreimonatiges Trainingsprogramm plus motivierende Gespräche erhöhte kurzfristig effektiv die Balance und das Gehtempo bei Personen im chronischen Stadium nach Schlaganfall.

Quelle: Vahlberg B, et al. 2017. Short-term and long-term effects of a progressive resistance and balance exercise program in individuals with chronic stroke: a randomized controlled trial. Disabil. Rehabil. 39, 16:1615–22

Link zum Abstract: www.ncbi.nlm.nih.gov/pubmed/27415645

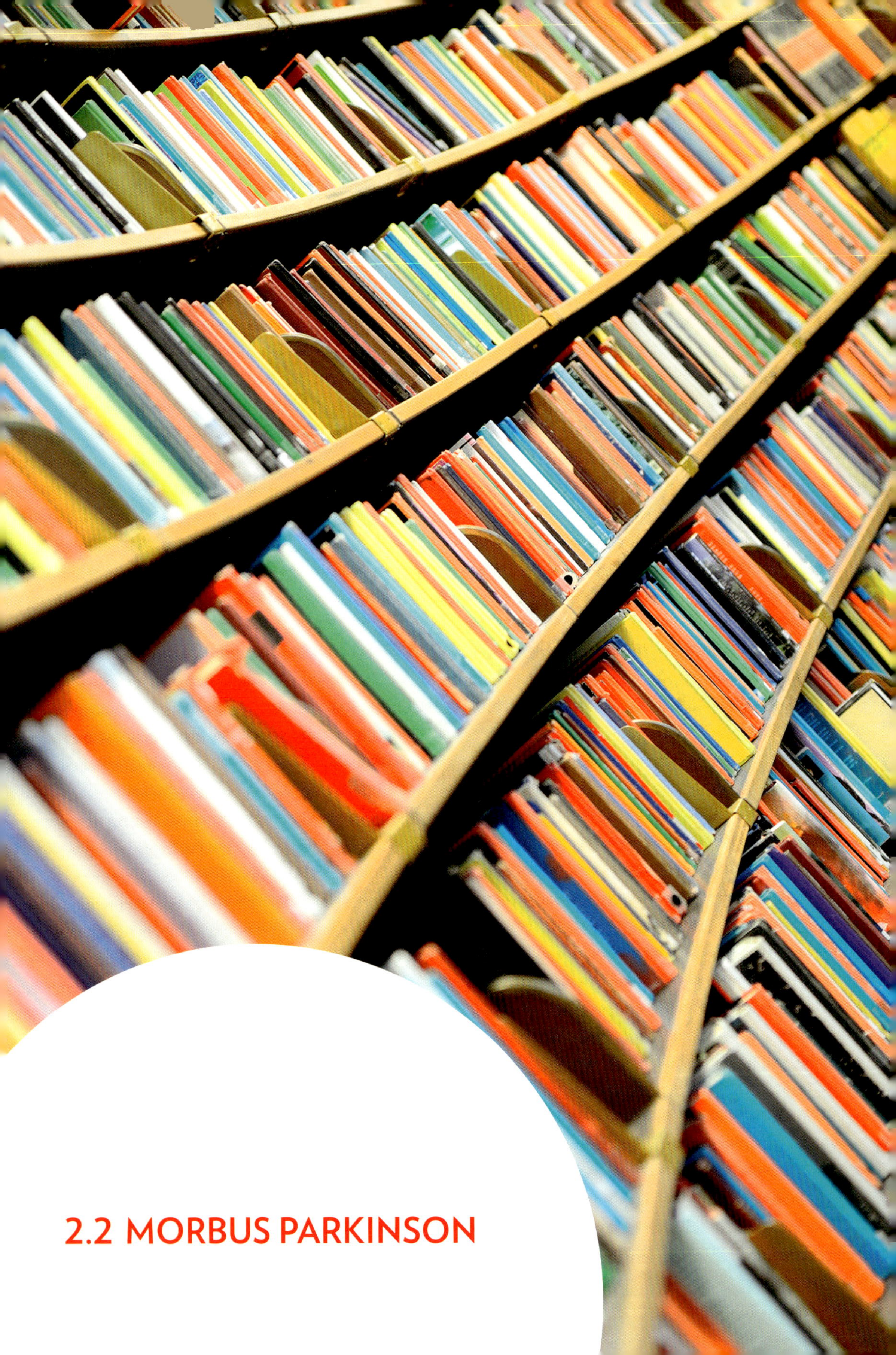

2.2 MORBUS PARKINSON

GRUPPENTHERAPIE ODER HEIMÜBUNGEN FÜR BESSERE BALANCE BEI MORBUS PARKINSON?

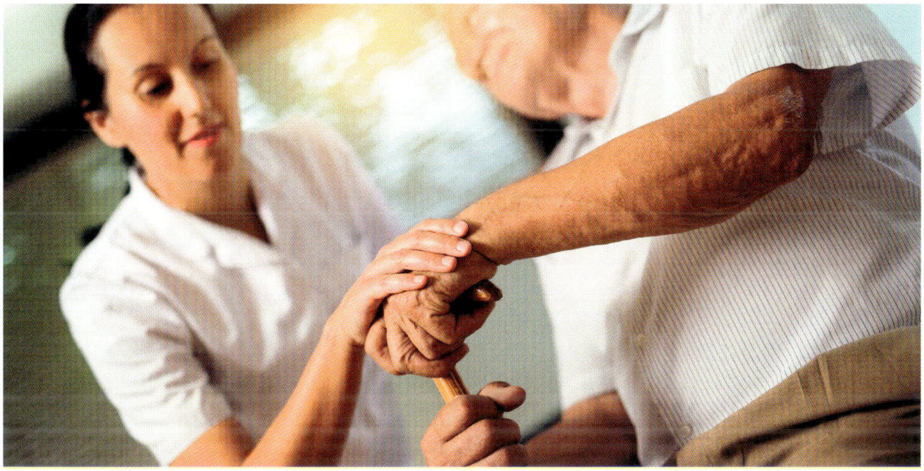

Südafrikanische Forscher untersuchten, wie sich ein achtwöchiges Gleichgewichtstraining auf Gangparameter bei Patienten mit idiopathischem Morbus Parkinson auswirkt. Dazu teilten sie 40 Betroffene in zwei Gruppen ein: Eine erhielt ein physiotherapeutisch angeleitetes Übungsprogramm zur Verbesserung der Balancefähigkeit (n = 24), die andere (n = 16) führte dieselben Übungen mithilfe einer DVD zu Hause und mit Unterstützung durch eine Begleitperson (zum Beispiel Ehepartner) aus. Einschlusskriterien waren eine Parkinson-Erkrankung im Stadium I bis III nach Hoehn und Yahr, ein Alter zwischen 50 und 80 Jahren und ein Montreal Cognitive Assessment (MoCA) Score größer als 17 – dies bedeutet, dass keine ausgeprägten kognitiven Einschränkungen vorliegen. Folgende Assessments wurden eingesetzt:

- Timed-Up-and-Go-Test
- Functional Gait Analysis (FGA)
- Activity-Specific Balance Confidence (ABC) Scale
- Intrinsic Motivation Inventory (IMI)

Die Tests wurden zu Studienbeginn und -ende zur selben Tageszeit in der On-Phase der Medikamente im häuslichen Umfeld durchgeführt. Die Probanden übten dreimal wöchentlich für 40 bis 60 Minuten mit progressiv gesteigerter Intensität. Die Trainingseinheiten bestanden aus einer Aufwärmphase, einem Hauptteil mit Gleichgewichtsübungen und einem Cool-down inklusive Entspannungstechniken. Die Teilnehmer wurden angeleitet, ihre Körperhaltung wahrzunehmen und zu korrigieren sowie ihren Körperschwerpunkt über schmalen Unterstützungsflächen (zum Beispiel im Tandemstand) auszubalancieren. Zudem wurden Augenbinden oder Kopfbewegungen zur Verringerung der visuellen Kontrolle genutzt. Beide Gruppen verbesserten sich in der Schrittlänge und der FGA, die physiotherapeutisch angeleitete Gruppe um neun Prozent, die Heimübungsgruppe um 16 Prozent. Erstere erreichte bessere Ergebnisse in der ABC-Scale und zudem eine höhere Schrittgeschwindigkeit und -frequenz. Außerdem war sie motivierter als die zu Hause Übenden.

Fazit

Die Autoren schließen mit dem Fazit, dass beide Balance-Programme für Personen mit leicht bis moderat ausgeprägter Parkinson-Erkrankung hilfreich waren, das durch einen Physiotherapeuten angeleitete allerdings mehr.

Quelle: Atterbury EM, et al. 2017. Balance training in individuals with Parkinson's disease: therapist-supervised vs. home-based exercise programme. Gait Posture 55:138-44

Link zum Abstract: www.ncbi.nlm.nih.gov/pubmed/28445854

2

MORBUS PARKINSON: INWIEFERN PROFITIEREN PATIENTEN DES AKINETISCH-RIGIDEN (AR) TYPS VON PROGRESSIVEM KRAFTTRAINING?

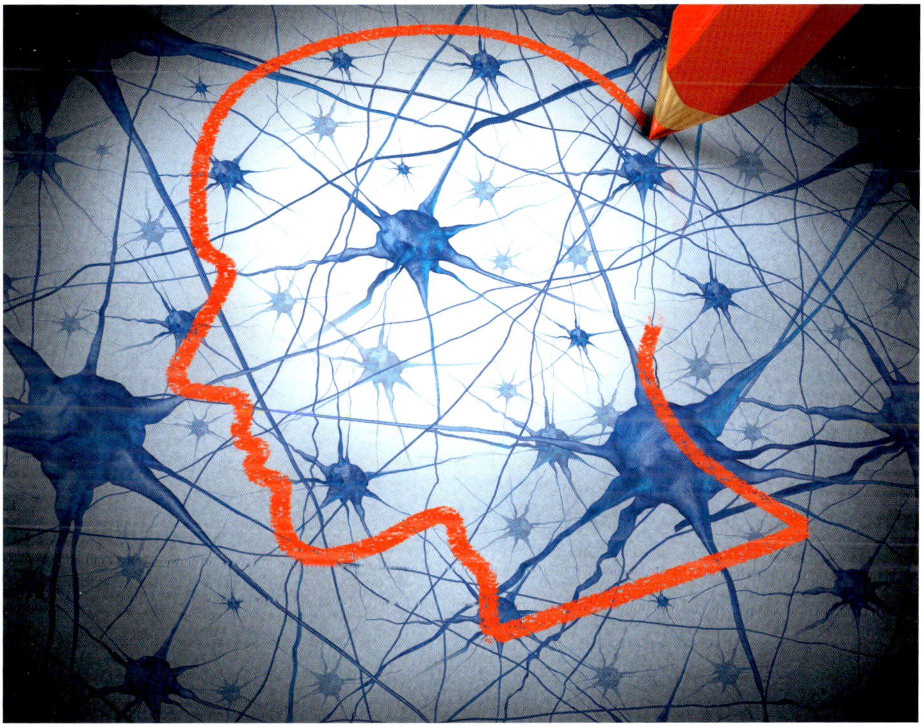

Erste Antworten auf diese Frage liefert eine spanische Studie. 28 Patienten mit Morbus Parkinson vom Typ AR nahmen an der Studie teil. 13 Patienten teilten die Forscher der Experimentalgruppe zu, 15 Patienten dienten als Kontrollgruppe.

In beiden Gruppen führten die Patienten ihre normalen täglichen Aktivitäten durch. Die Patienten der Experimentalgruppe absolvierten zusätzlich 16 Trainingseinheiten in acht Wochen. Jede Einheit dauerte zwischen 60 und 70 Minuten und startete mit einem Warm-up. Das angeleitete Krafttraining beinhaltete folgende Übungen, die alle in einer sitzenden Position durchgeführt wurden:

- Knieextension
- Knieflexion
- Brustpresse

- Latzug vorne
- Latzug hinten
- Rudern Arme

Zum Schluss jeder Einheit führten die Patienten Dehnübungen durch. Die Belastungsintensität für die Übungen sowie deren Progression über den Studienverlauf ermittelten die Forscher individuell für jeden Patienten. Zur Messung der Effekte nutzten die Forscher die statische Posturografie, setzten den Zehn-Meter-Gehtest ein und erhoben die Einschränkungen sowie die Lebensqualität der Patienten durch verschiedene Fragebogen (Freezing of Gait Questionnaire, Movement Disorders Society Unified Parkinson's Disease Rating Scale, 39-item Parkinson's Disease Questionnaire). Getestet und befragt wurden die Patienten vor Beginn der Therapie, am Ende der Trainingsphase sowie vier Wochen später.

Fazit

Die Studie liefert Hinweise darauf, dass ein progressives, angeleitetes Krafttraining bei dieser Subgruppe von Patienten mit Morbus Parkinson eine positive Wirkung auf Balancefähigkeit, Gang und Lebensqualität hat.

Quelle: Santos L, et al. 2017. Effects of progressive resistance exercise in akinetic-rigid Parkinson's disease patients: a randomized controlled trial. Eur. J. Phys. Rehabil. Med. Mar 13. [Epub ahead of print] Volltext frei

Link zum Abstract: www.ncbi.nlm.nih.gov/pubmed/28290191

WELCHES ÜBUNGSPROGRAMM IST ERFOLGREICH ZUR VERBESSERUNG DES GANGBILDES BEI PARKINSON-PATIENTEN?

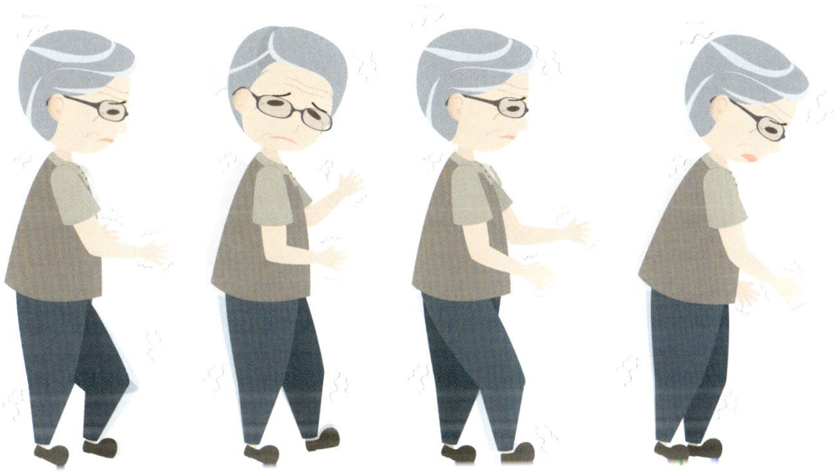

Bei Patienten mit Parkinson zeigte bereits eine Studie den Erfolg eines progressiven Krafttrainings. In dieser zweiten randomisierten klinischen Studie wurde nun überprüft, wie sich das Training auf Gangparameter auswirkt im Vergleich zu einem Übungsprogramm ohne Progression.

48 Patienten mit Parkinson nahmen für 24 Monate zweimal wöchentlich an einem der beiden Übungsprogramme teil. Beide Interventionen beinhalteten Beweglichkeits-, Dehn- Gleichgewichts- und Kräftigungsübungen. Der Unterschied bestand darin, dass beim progressiven Krafttraining mit Widerständen trainiert wurde und eine Steigerung der Anforderung erfolgte. Folgende Parameter wurden in Bezug zum gemächlichen und schnellen Gehen sowie mit und ohne Medikamente gemessen und mit den Werten von 24 Gesunden verglichen:

- Gehgeschwindigkeit
- Schrittlänge
- Gangrhythmus
- Standphase

Nach zwei Jahren konnten die Daten von 38 Patienten ausgewertet werden; die Parkinson-Gruppen unterschieden sich nicht signifikant. In beiden Gruppen verbesserten die Patienten ihren schnellen Gang ohne Medikamenteneinfluss und den Gangrhythmus unter den verschiedenen Bedingungen. Die Kraft der Plantarflexoren war mit und ohne Medikamenteneinnahme gestiegen. Die kräftigere Plantarflexion stand im deutlichen Zusammenhang mit der Gehgeschwindigkeit und der Schrittlänge im Untersuchungszeitraum, verbesserte jedoch nicht den Gang an sich.

Progressive Resistance Exercise Training in Parkinson Disease (PRET-PD)

Bereits vor zwei Jahren wurden Ergebnisse der PRET-PD-Studie veröffentlicht: Es zeigte sich, dass progressives Krafttraining genauso gut ist wie ein modifiziertes empfohlenes Übungsprogramm. Alle Parkinson-Patienten verbesserten innerhalb von zwei Jahren ihre funktionellen körperlichen Fähigkeiten.

Quelle: Prodoehl J, et al. 2015. Two year exercise program improves physical function in Parkinson's disease: the PRET-PD study. Neurorehabil. Neural Repair. 29, 2:112-22 Volltext frei

Link zum Abstract: www.ncbi.nlm.nih.gov/pmc/articles/PMC4276552

Fazit

Beide Gruppen erzielten durch die Interventionen annähernd gute Gangparameter wie Gesunde.

Quelle: Rafferty MR, et al. 2017. Effects of 2 years of exercise on gait impairment in people with Parkinson disease: the PRET-PD randomized trial. J. Neurol. Phys. Ther. 41, 1:21–30

Link zum Abstract: www.ncbi.nlm.nih.gov/pubmed/27977518

Wie wirken sich Übungen über zwei Jahre auf die Lebensqualität und Mobilität von Patienten mit Parkinson aus?

Rafferty und Kollegen werteten die Daten einer Patientenkohorte der National Parkinson Foundation Quality Improvement Initiative (NPF-QII) nach drei Therapieeinheiten aus. Die Mobilität wurde mit dem Timed-Up-and-Go-Test (TUG) gemessen, die Lebensqualität mit dem Parkinson‘s Disease Questionnaire (PDQ-39). Auf Grundlage eigener Angaben wurden die Teilnehmer der Gruppe der Übenden (über zweieinhalb Stunden wöchentlich) oder der Nichtübenden (weniger als zweieinhalb Stunden) zugerechnet. Der Effekt von Trainingssteigerungen in 30-Minuten-Schritten wurde in Relation zum Krankheitsstadium erforscht.

Die Übenden zeigten signifikant geringere Verluste in Mobilität und Lebensqualität als die Nichtübenden. Letztere verschlechterten sich jährlich um 0,47 Sekunden im TUG und um 1,37 Punkte im PDQ-39. Eine Trainingssteigerung um 30 Minuten pro Woche war assoziiert mit besseren Ergebnissen. Probanden mit fortgeschrittenem Parkinson profitierten mehr.

Quelle: Rafferty MR, et al. 2016. Regular exercise, quality of life, and mobility in Parkinson's disease: a longitudinal analysis of National Parkinson Foundation Quality Improvement Initiative Data. J. Parkinsons Dis. Nov 14. [Epub ahead of print]

Link zum Abstract: www.ncbi.nlm.nih.gov/pubmed/27858719

Verbessern Exergames die Funktion der oberen Extremität bei Personen mit Parkinson?

In einer australischen randomisierten Studie wurden 19 Patienten mit Morbus Parkinson einer Kontrollgruppe zugeteilt, weitere 19 Probanden bildeten eine Exergames-Gruppe (Exergame: Wortschöpfung aus „exercise“ und „game“). Letztere spielten zu Hause zwölf Wochen lang dreimal wöchentlich auf einem Tablet-Computer Exergames, um die Motorik von Fingern und Arm zu fördern. Als primäres Assessment wurde der Nine-Hole-Peg-Test eingesetzt, als sekundäres unter anderem der Tapping-Test.

Zwischen der Interventions- und der Kontrollgruppe gab es nach Studienende keine Unterschiede in den Outcomes – bis auf den Tapping-Test: Hier reagierten die Exergames-Probanden schneller, machten aber auch mehr Fehler. Die Exergames machten den Patienten Spaß, doch die Funktion der oberen Extremität verbesserten sie nicht.

Quelle: Allen NE, et al. 2017. An interactive videogame for arm and hand exercise in people with Parkinson's disease: a randomized controlled trial. Parkinsonism Relat. Disord. May 15. [Epub ahead of print]

Link zum Abstract: www.ncbi.nlm.nih.gov/pubmed/28528804

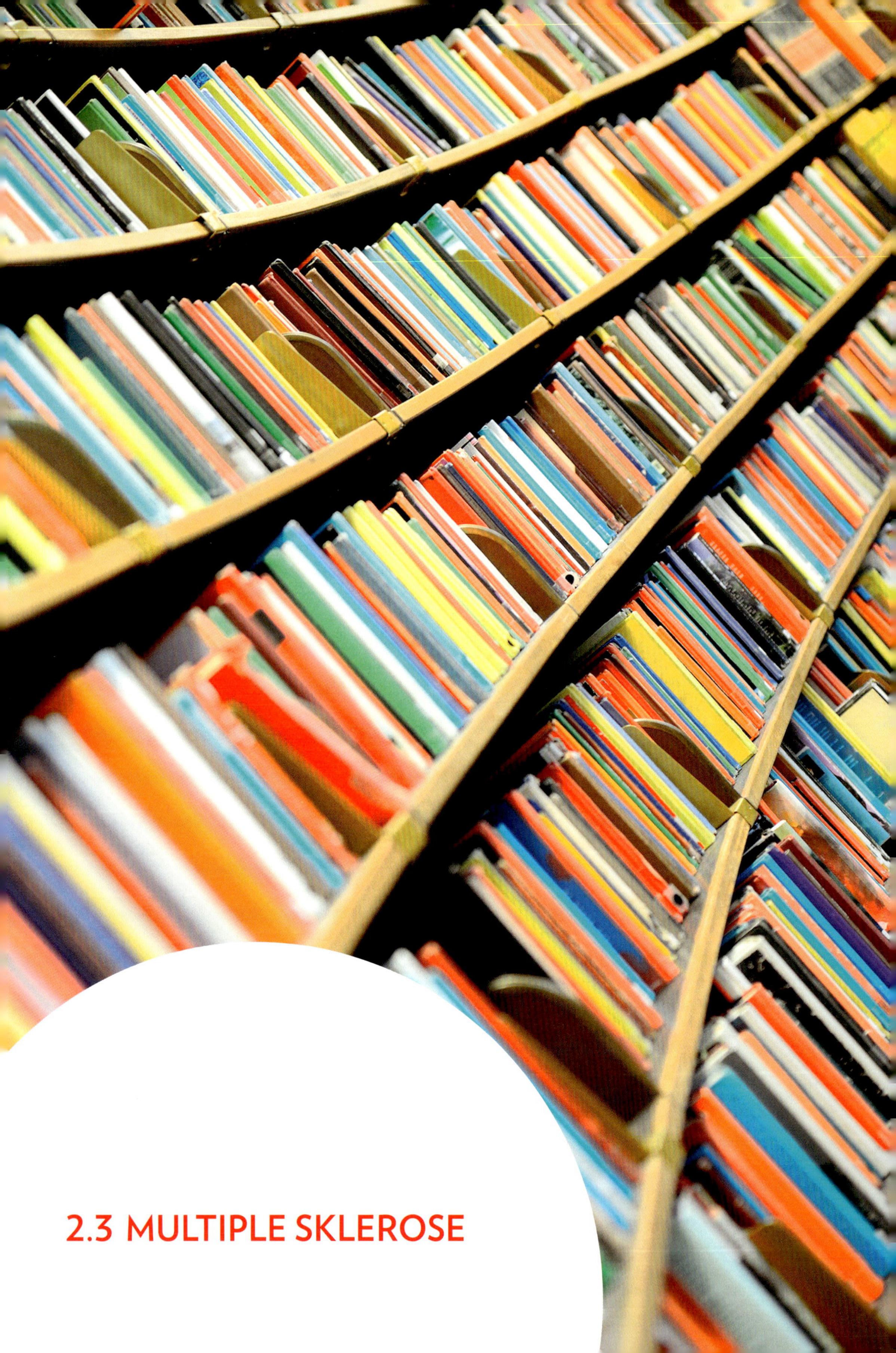

2.3 MULTIPLE SKLEROSE

WIRKEN SICH HOCHINTENSIVE AEROBE ÜBUNGEN POSITIV AUF DIE GLUKOSE-TOLERANZ VON PATIENTEN MIT MULTIPLER SKLEROSE AUS?

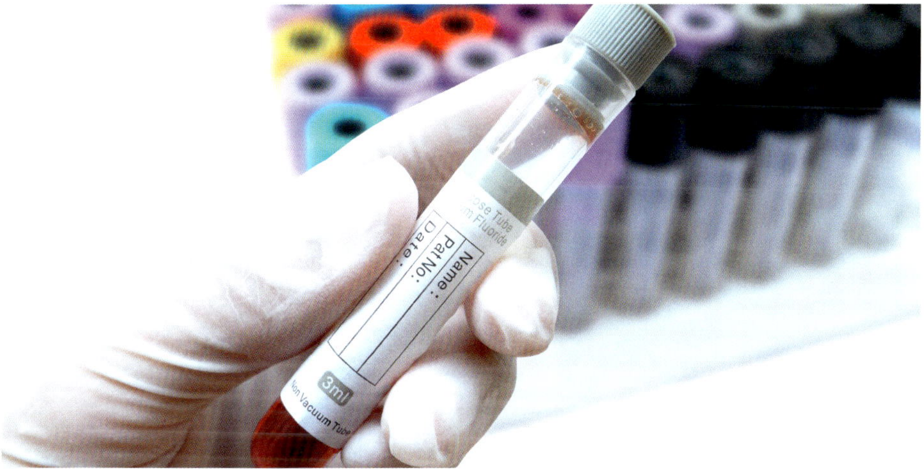

Patienten mit Multipler Sklerose (MS) haben häufig eine verringerte Glukosetoleranz im Vergleich zu Gesunden. Dies kann generell durch intensive aerobe Übungen reguliert werden; für MS-Patienten wurde dies aber offenbar noch nicht belegt. Deswegen untersuchten Wissenschaftler in Belgien nun, ob sich durch intensives aerobes Training und Widerstandsübungen positive Effekte auf die Glukosetoleranz von MS-Patienten erzielen lassen.

Für ihre Studie randomisierten sie 34 Patienten (45 ± 3 Jahre) in drei Gruppen. Zwölf Teilnehmer führten ein zwölfwöchiges hochintensives Intervall-Fahrradergometer-Training durch; elf weitere Teilnehmer übten im gleichen Zeitraum genauso intensiv auf dem Fahrradergometer und Laufband, jedoch kontinuierlich (Dauermethode); elf Patienten bildeten die Kontrollgruppe. In zwei aufeinanderfolgenden Wochen wurde fünfmal trainiert (eine Woche dreimal, in der nächsten Woche zweimal). Zusätzlich fand ein resistives Training an Geräten statt. Vorher und nachher wurden die Glukosetoleranz anhand eines oralen Glukosetoleranz-Tests und der Glukosetransporter GLUT4 durch eine Biopsie des M. vastus lateralis bestimmt.

In beiden Übungsgruppen hatte sich die Glukosetoleranz verändert, während die Kontrollgruppe keine Veränderungen aufwies. Die Insulinkonzentration wurde durch das kontinuierliche Ausdauertraining reduziert, während sich die Konzentration von GLUT4 vorwiegend durch das intensive Intervalltraining im M. vastus lateralis erhöhte.

Oraler Glukosetoleranz-Test

Ein gestörter Glukosestoffwechsel (Glukosetoleranzstörung) wird anhand des oralen Glukosetoleranz-Tests (Zuckerbelastungstest) nachgewiesen und in der Diabetes-mellitus- Diagnostik sowie bei weiteren endokrinologischen Störungen verwendet.

Der Patient trinkt eine genau festgelegte Menge Glukose, die in Wasser gelöst ist. Dies führt zu einem steilen Anstieg der Blutglukosekonzentration. Dadurch stimuliert, reagiert die Bauchspeicheldrüse mit der Sekretion von Insulin, welches sich blutzuckersenkend auswirkt. Der Glukosetransporter GLUT4 wird aktiviert und reichert vermehrt Glukose in der Muskulatur an. Während des Tests wird periodisch der Blutzuckerwert gemessen.

Fazit

Die Autoren schlussfolgern, dass zwölfwöchige aerobe und resistive Übungen mit kontinuierlichem oder Intervalltraining bei hoher Intensität die Glukosetoleranz bei MS-Patienten verbessern.

Quelle: Wens I, et al. 2017. High intensity aerobic and resistance exercise can improve glucose tolerance in persons with multiple sclerosis: a randomized controlled trial. Am. J. Phys. Med. Rehabil. 96, 3:161–6

Link zum Abstract: www.ncbi.nlm.nih.gov/pubmed/27362697

Welche Übungsform beeinflusst die Ataxie von MS-Patienten am besten?

In Ankara wurden 42 Patienten mit Multipler Sklerose (MS), Grad drei bis fünf auf der Expanded Disability Status Scale (EDSS), in drei Gruppen randomisiert: Eine Gruppe absolvierte nur Gleichgewichtsübungen, eine weitere zusätzlich lumbale Stabilisationsübungen und die dritte führte Gleichgewichts- und alltagsspezifische Übungen durch.

Vor und nach den 18 Therapieeinheiten wurden die Probanden mit folgenden Messinstrumenten evaluiert: Berg-Balance-Skala (BBS), International Cooperative Ataxia Rating Scale (ICARS), Functional-Reach-Test (FRT), Zwei-Minuten-Gehtest (2MWT), Sensory-Organization-Test (SOT), somatosensorische evozierte Potenziale (SSEPs).

Alle Gruppen hatten nach der Therapie bessere Messergebnisse bei BBS, ICARS, FRT, 2MWT und SOT. Der Bereich der Funktionen der ICARS und die SSEPs hatten sich in der Stabilisationsgruppe und der alltagsspezifischen Übungsgruppe gleich stark verbessert. Die Wegstrecke im Zwei-Minuten-Gehtest konnte die Gruppe mit den Stabilisationsübungen am besten steigern.

Die Autoren schlussfolgern, dass Gleichgewichtsübungen zur Therapie der Ataxie bei MS-Patienten in Kombination mit lumbalen Stabilisationsübungen oder alltagsspezifischen Übungen effektiver sind.

Quelle: Salcı Y, et al. 2016. Effects of different exercise modalities on ataxia in multiple sclerosis patients: a randomized controlled study. Disabil. Rehabil. Oct 29. [Epub ahead of print]

Link zum Abstract: www.ncbi.nlm.nih.gov/pubmed/27794631

Wie nützlich ist der Multiple Sclerosis Questionnaire for Physical Therapists?

Ein Wissenschaftler aus der Schweiz evaluierte in seiner multizentrischen Studie die Änderungssensitivität des Fragebogens Multiple Sclerosis Questionnaire for Physical Therapists (MSQPT) zur Einschätzung des Therapieverlaufs bei Patienten mit Multipler Sklerose (MS). Als Outcomes nutzte er neben dem MSQPT auch folgende Assessments: Hamburg Quality of Life Questionnaire for Multiple Sclerosis (HAQUAMS), Rating of Change Questionnaire, Expanded Disability Status Scale, Sechs-Meter-Gehtest, Berg Balance Scale und Sechs-Minuten-Gehtest. Der MSQPT war sensitiver in der Messung von Verbesserungen der Patientensymptomatik als der HAQUAMS, aber weniger sensitiv für die Identifizierung von Verschlechterungen.

Quelle: Van der Maas NA. 2017. Patient-reported questionnaires in MS rehabilitation: responsiveness and minimal important difference of the Multiple Sclerosis Questionnaire for Physiotherapists (MSQPT). BMC Neurol. 17, 1:50 Volltext frei

Link zum Abstract: www.ncbi.nlm.nih.gov/pubmed/28302081

Leitliniengerechte Therapie bei MS: mit oder ohne Verhaltensedukation?

Irische Forscher rekrutierten für ihre Studie 65 Patienten mit Multipler Sklerose (MS). Einschlusskriterien waren unter anderem körperliche Inaktivität und ein Wert von null bis drei auf der Patient Determined Disease Steps Scale. Ausgeschlossen wurden Personen mit erneutem Schub (Rezidiv) oder Veränderungen in der Medikation. Die Interventionsgruppe machte zehn Wochen lang Übungen analog zu den existierenden Leitlinien (mindestens 30 Minuten moderates Ausdauer- und Krafttraining zweimal wöchentlich) und erhielt zusätzlich Edukation zu Themen wie Selbstwirksamkeit, Zielsetzung, Therapieerwartungen und Barrieren. Diese Intervention war angelehnt an die Sozialkognitive Lerntheorie. Die Kontrollgruppe übte ebenfalls leitlinienbasiert und bekam eine allgemeine Edukation zu Gesundheitsthemen (zum Beispiel Vitamin-D-Haushalt, Diät, Schlaf). Zu den Zielgrößen nach drei und sechs Monaten zählten unter anderem körperliche Aktivität, Fatigue, Depression, Ängstlichkeit und Kraft. Zwischen den Gruppen gab es keine signifikanten Unterschiede, beide verbesserten sich aber im Vergleich zu Studienbeginn.

Die Autoren schlussfolgern, dass regelmäßiges Training, das den minimalen Anforderungen der Leitlinien für Personen mit MS entspricht, eine positive Wirkung auf Fatigue, Kraft und körperliche Aktivität hat. Dieser Effekt war auch noch drei und sechs Monate nach Programmende nachweisbar.

Quelle: Coote S, et al. 2017. Effect of exercising at minimum recommendations of the multiple sclerosis exercise guideline combined with structured education or attention control education – secondary results of the step it up randomised controlled trial.BMC Neurol. 17, 1:119 Volltext frei

Link zum Abstract: www.ncbi.nlm.nih.gov/pubmed/28646860

Wie wirkt sich Übungstherapie auf depressive Symptome bei MS aus?

Um diese Frage zu beantworten, durchsuchten Forscher systematisch die Literatur in den Datenbanken Google Scholar, MEDLINE, PsycINFO, PubMed und Web of Science bis August 2016. Eingeschlossen wurden 14 Studien mit 624 Patienten, die Übungsinterventionen für Patienten mit Multipler Sklerose (MS) mit einer Kontrollintervention ohne Übungstherapie verglichen und in denen depressive Symptome als klinische Zielgröße gemessen wurden. Das Ergebnis: Übungstherapie reduzierte depressive Symptome signifikant. Die antidepressive Wirkung war in denjenigen Studien am höchsten, in denen auch die Fatigue durch Übungstherapie abnahm. Zukünftige Untersuchungen könnten sich diese Erkenntnisse zunutze machen und Übungstherapie einsetzen, um sowohl Fatigue als auch depressive Symptome positiv zu beeinflussen.

Quelle: Herring MP, et al. 2017. Moderators of exercise effects on depressive symptoms in multiple sclerosis: a meta-regression. Am. J. Prev. Med. 53, 4:508–18

Link zum Abstract: www.ncbi.nlm.nih.gov/pubmed/28602542

Wassergymnastik – geeignet für Frauen mit Multipler Sklerose?

32 Frauen im Alter von 36,4 ± 8,2 Jahren mit schubförmig remittierender Multipler Sklerose (MS) wurden für acht Wochen entweder einer Wassergymnastik-Gruppe (drei Therapieeinheiten wöchentlich für 45 bis 60 Minuten, bei 50 bis 75 Prozent der maximalen Herzfrequenz) oder einer Kontrollgruppe (n = 15) randomisiert zugeteilt. Zur Bestimmung der klinischen Zielgrößen Gehfunktion, Balance und Ausmaß an Fatigue wurden folgende Assessments eingesetzt: Sechs-Minuten-Gehtest (6MWT), Berg Balance Scale (BBS) und Modified Fatigue Impact Scale (MFIS). Bei der Nachuntersuchung nach acht Wochen hatten sich die Probanden der Wassergymnastik-Gruppe in allen Outcomes verbessert, zum Beispiel im 6MWT von 451 ± 58 auf 503 ± 57 Meter (p < 0,001). Eine Übungstherapie im Wasser erhöhte also die Funktions- und Gleichgewichtsfähigkeit und verringerte die Erschöpfungssymptome bei Frauen mit MS.

Quelle: Kargarfard M, et al. 2017. A randomized controlled trial to examine the impact of aquatic exercise training on functional capacity, balance, and perceptions of fatigue in female patients with multiple sclerosis. Arch. Phys. Med. Rehabil. Jul 20. [Epub ahead of print]

Link zum Abstract: www.ncbi.nlm.nih.gov/pubmed/28735720

Von wem und wie sollten Patienten mit Multipler Sklerose über Übungsangebote informiert werden?

Übungstherapie ist sehr sinnvoll für Menschen mit Multipler Sklerose (MS), trotzdem wird sie nicht ausreichend genutzt. Woran liegt das? In einer qualitativen Untersuchung wurde erforscht, welches Format MS-Patienten bevorzugen, um über Übungstherapie informiert zu werden, und durch welchen Gesundheitsspezialisten diese Aufklärung erfolgen sollte. Die Forscher führten 50 semistrukturierte Interviews mit erwachsenen Amerikanern mit milden bis moderat ausgeprägten MS-bedingten Symptomen durch. Dabei kristallisierten sich zwei Themenfelder heraus: die Art und Weise der Informationsvermittlung sowie die informierende Person. Betroffene möchten von Experten informiert werden, die Erfahrung mit MS beziehungsweise Übungstherapie haben – namentlich Neurologen und Physiotherapeuten –, und dies möglichst im Einzelgespräch und/oder vermittelt durch Printmedien (Broschüren, Handout) beziehungsweise elektronische Medien (zum Beispiel DVD). Diese Erkenntnisse könnten helfen, die Übungsbereitschaft Betroffener zu erhöhen.

Quelle: Learmonth YC, et al. 2017. Identifying preferred format and source of exercise information in persons with multiple sclerosis that can be delivered by health-care providers. Health Expect. 20, 5:1001–10 Volltext frei

Link zum Abstract: www.ncbi.nlm.nih.gov/pubmed/28915343

Multiple Sklerose: Kann das CoDuSe-Übungsprogramm Gleichgewicht und Gehen verbessern?

In Schweden gibt es für Patienten mit Multipler Sklerose (MS) ein Übungsprogramm zur Verbesserung des Gleichgewichts: CoDuSe (core stability, dual task, sensorimotor challenges). Es umfasst isolierte Übungen zur Verbesserung der Rumpfstabilität und kombinierte Bewegungsaufträge, zum Beispiel die Aufrechterhaltung der Rumpfstabilität während weiterer Übungen. Dieses Programm wurde nun hinsichtlich seiner Wirksamkeit in einer multizentrischen, randomisierten, kontrollierten Pilotstudie überprüft. Insgesamt 51 MS-Patienten führten das Programm mit 14 Übungseinheiten à 60 Minuten in sieben Wochen durch, wobei 26 Teilnehmer verzögert starteten und somit als Kontrollgruppe dienten. Das primäre Outcome war die Berg-Balance-Skala (BBS). Nach sieben Wochen wies die Übungsgruppe in der BBS deutliche und in der MS Walking Scale tendenzielle Verbesserungen auf. Andere Gruppenunterschiede bestanden nicht. Die Patienten mit späterem Übungsbeginn erlitten nach dem Üben weniger Stürze als vorher.

Quelle: Carling A, et al. 2017. CoDuSe group exercise programme improves balance and reduces falls in people with multiple sclerosis: a multi-centre, randomized, controlled pilot study. Mult. Scler. 23, 10:1394–404 Volltext frei

Link zum Abstract: www.ncbi.nlm.nih.gov/pubmed/27834736

Ist ein Training im Wasser effektiv für Patienten mit Multipler Sklerose?

Forscher aus Brasilien teilten 26 Patienten mit Multipler Sklerose in zwei Gruppen ein: Eine Hälfte trainierte über einen Zeitraum von zwölf Wochen dreimal die Woche für 45 bis 60 Minuten im Wasser, die andere Hälfte diente als Kontrollgruppe.

Die Forscher setzten unter anderem den Timed-Up-and-Go-Test, den 7,62-Meter-Gehtest sowie den Transfer vom Sitz in den Stand ein; zudem untersuchten sie die Balancefähigkeit. Gemessen wurde vor Beginn der Intervention und direkt danach. Die Interventionsgruppe schnitt in allen Bereichen besser ab als die Kontrollgruppe. Ein Training im Wasser kann also dazu beitragen, die Kondition der Patienten zu verbessern.

Quelle: Aidar FJ, et al. 2017. Influence of aquatic exercises in physical condition in patients with multiple sclerosis. J. Sports Med. Phys. Fitness. Apr 28. [Epub ahead of print]

Link zum Abstract: www.ncbi.nlm.nih.gov/pubmed/28462574

2

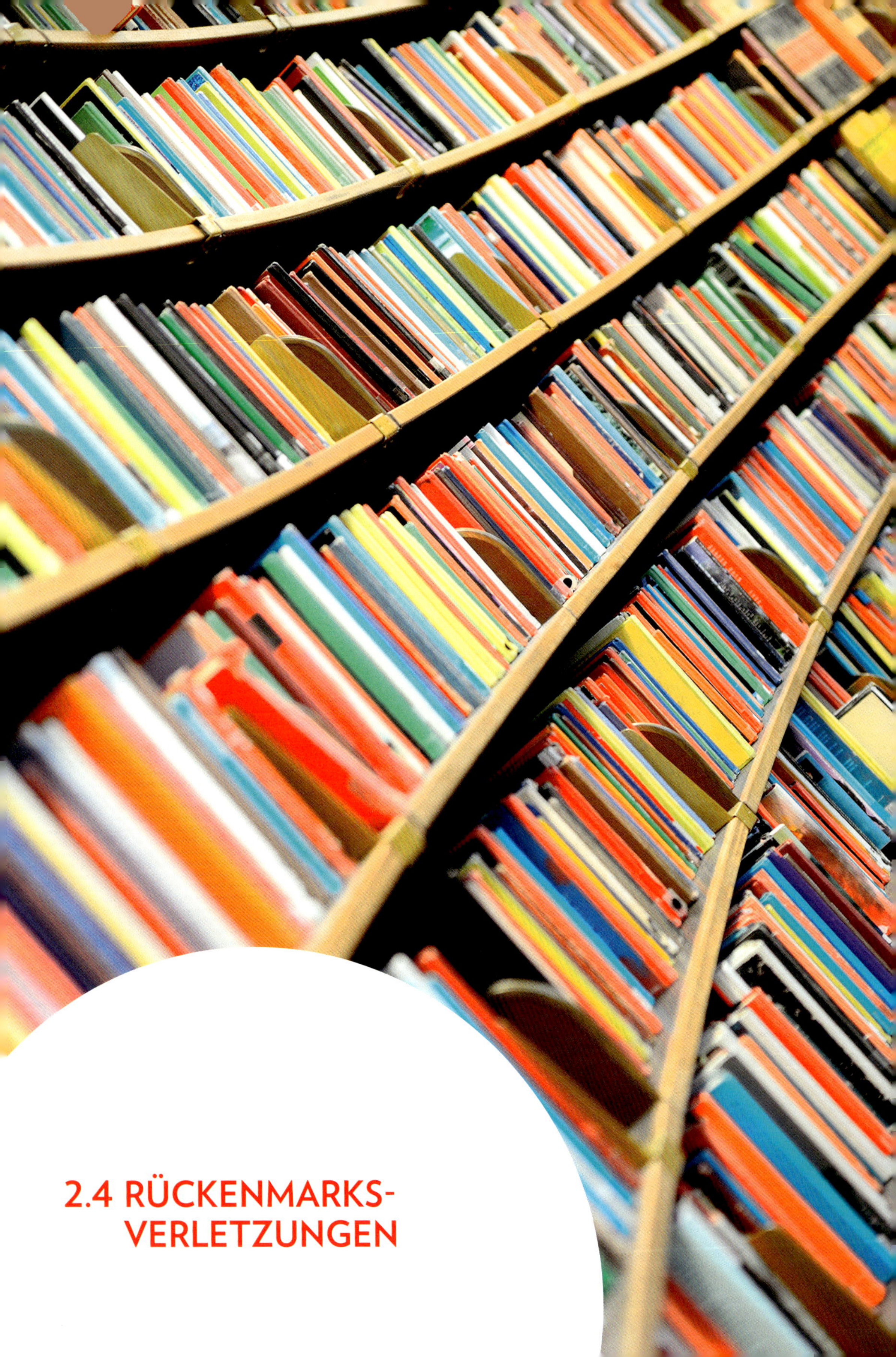

2.4 RÜCKENMARKSVERLETZUNGEN

INWIEFERN PROFITIEREN PATIENTEN NACH RÜCKENMARKSVERLETZUNG VON ÜBUNGSTHERAPIE?

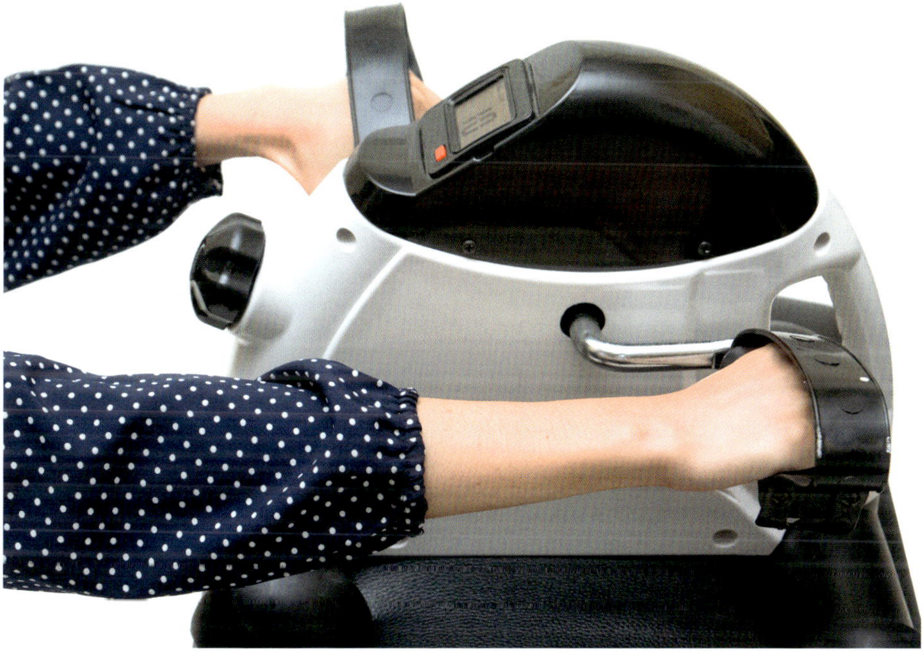

Die Autoren dieser britisch-kanadischen Studie wollten wissen, ob Patienten mit einer akuten oder chronischen Rückenmarksverletzung durch eine mindestens zweiwöchige Übungsintervention ihre Leistungsfähigkeit verbessern können. Da die Leitlinienempfehlung zur Übungstherapie aus dem Jahr 2011 stammt, sollten aktuelle Erkenntnisse hinzugewonnen werden.

Die Wissenschaftler suchten in den bekannten Datenbanken nach englischsprachiger Literatur, die zwischen 1980 und 2016 veröffentlicht worden war; sie fanden 13.115 Studien und schlossen 211 davon ein. In 22 Untersuchungen wurden Betroffene im akuten Krankheitsstadium inkludiert, 189 beschäftigten sich mit chronischen Patienten.

Bei den Erwachsenen mit chronischer Querschnittssymptomatik seit sieben bis acht Jahren (vorwiegend Männer, durchschnittlich 30 bis 34 Jahre alt) erhöhten Übungen die kardiorespiratorische Fitness und die Muskelkraft, verbesserten die Körperzusammensetzung und wirkten sich positiv auf kardiometabolische Risikofaktoren aus. Der Knochenstoffwechsel wurde hingegen nicht beeinflusst. Die GRADE-Empfehlung ist hier moderat bis hoch – im Gegensatz zur Übungstherapie für Patienten nach akuter Rückenmarksverletzung (seit fünf bis 14 Wochen): Für die untersuchte Stichprobe (überwiegend Männer, durchschnittlich 34 bis 40 Jahre alt) konnte nur ein sehr geringer Empfehlungsgrad ausgesprochen werden.

Welche Art von Übungstherapie sollte nun aber genau stattfinden? Für die chronischen Patienten geben die Wissenschaftler eine geringe bis moderate Empfehlung für zwei- bis dreimal wöchentlich aerobes Training für den Oberkörper. Das Training sollte 20 bis 40 Minuten dauern, bei mittlerer bis hoher Trainingsintensität ausgeführt und mit Kräftigungsübungen (drei Sätze mit zehn Wiederholungen bei 50 bis 80 Prozent des Einwiederholungsmaximums) kombiniert werden. Dies verbessert sowohl die kardiorespiratorische Leistungsfähigkeit als auch die Muskelkraft.

Ist die Übungsfrequenz höher, können die chronischen Patienten auch ohne Kraftübungen durch ein isoliertes aerobes Training des Oberkörpers kardiovaskuläre Risiken minimieren sowie Muskelkraft und Körperzusammensetzung verbessern. Dazu trainieren sie drei- bis fünfmal pro Woche bei mittlerer bis hoher Intensität für 20 bis 44 Minuten.

Fazit

Mit Übungen können chronisch querschnittsgelähmte Menschen ihre Leistungsfähigkeit und ihren Stoffwechsel verbessern. Betroffene im akuten Krankheitsstadium profitieren nicht so stark.

Quelle: Van der Scheer JW, et a. 2017. Effects of exercise on fitness and health of adults with spinal cord injury: a systematic review. Neurology. Jul 21. [Epub ahead of print]

Link zum Abstract: www.ncbi.nlm.nih.gov/pubmed/28733344

2

Welche Art von Gangtraining ist am effektivsten für Patienten mit traumatischen Rückenmarksverletzungen?

Ein deutsch-australisches Forscherteam recherchierte in medizinischen Datenbanken nach Studien zur Effektivität von Laufbandtraining mit Körpergewichtsentlastung und roboterassistiertem Gangtraining im Vergleich zu Gangtraining in der Ebene mit oder ohne Entlastung und anderen Formen von Physiotherapie. Die Forscher schlossen 13 randomisierte kontrollierte Studien mit insgesamt 586 Patienten in ihre Analyse ein. Zehn der Studien mit insgesamt 462 Patienten verglichen Laufbandtraining mit Körpergewichtsentlastung mit den Vergleichsinterventionen. Fünf Studien mit insgesamt 344 Patienten verglichen roboterassistiertes Gangtraining mit den Vergleichsinterventionen. Die Auswertungen zeigen jeweils tendenziell bessere Effekte für das Gangtraining in der Ebene. Die Autoren schlussfolgern, dass Laufbandtraining mit Körpergewichtsentlastung und roboterassistiertes Gangtraining nicht besser sind zur Verbesserung der Gehgeschwindigkeit als ein Gangtraining in der Ebene.

Quelle: Mehrholz J, et al. 2017. Is body-weight-supported treadmill training or robotic-assisted gait training superior to overground gait training and other forms of physiotherapy in people with spinal cord injury? A systematic review. Spinal Cord. Apr 11. [Epub ahead of print]

Link zum Abstract: www.ncbi.nlm.nih.gov/pubmed/28398300

Ist ein ergänzendes Ausdauertraining für Patienten mit Rückenmarksverletzungen in der Rehabilitation wirksam?

Bei Patienten mit Rückenmarksverletzung wurde die Wirksamkeit eines aeroben Trainings in einer randomisierten kontrollierten Studie einer türkischen Universitätsklinik überprüft. 17 Patienten (15 bis 42 Jahre, durchschnittlich 33 Jahre alt) übten ergänzend zur Standardtherapie dreimal pro Woche für 90 Minuten mit einem Armergometer, bei 50 bis 70 Prozent der maximalen Sauerstoffkapazität. Die 16 Patienten der Kontrollgruppe (19 bis 62 Jahre, durchschnittlich 37 Jahre alt) erhielten an fünf Tagen pro Woche die Standardtherapie, bestehend aus zweimal täglich Mobilitäts-, Balance- und Kräftigungsübungen. Messungen erfolgten vor, in der Mitte und nach der zwölfwöchigen Rehabilitation. Erfasst wurden funktioneller Status, Lungenfunktion, Lebensqualität, Stoffwechsel, Einschränkungen und psychologischer Status. Mit der Rehabilitation konnten die Patienten ihre maximale Sauerstoffkapazität um 40 Prozent und ihre Leistungsfähigkeit um 45 Prozent steigern. Das Ausdauertraining wirkte sich jedoch nicht signifikant auf die weiteren Parameter aus. Die Kontrollgruppe ohne aerobes Training wies in keinem der Outcomes deutliche Veränderungen auf.

Quelle: Akkurt H, et al. 2016. The effects of upper extremity aerobic exercise on exercise capacity and other health issues in patients with spinal cord injury: a randomized controlled study. Eur. J. Phys. Rehabil. Med. Nov 8. [Epub ahead of print] Volltext frei

Link zum Abstract: www.ncbi.nlm.nih.gov/pubmed/27824234

Profitieren Patienten mit Querschnittslähmung von einem mäßig intensiven Trainingsprogramm für die obere Extremität?

Eine Forschergruppe untersuchte, wie sich Übungen für die obere Extremität auf Herz-Kreislauf-System, Atmung und Fettstoffwechsel bei Querschnittsgelähmten auswirken. Sie randomisierten 21 inaktive Frauen und Männer im Alter von 47 ± 8 Jahren mit chronischer Querschnittssymptomatik und Paraplegie entweder in die Kontroll- oder die Interventionsgruppe (n = 13). Letztere trainierte sechs Wochen lang viermal wöchentlich für je 45 Minuten auf dem Arm-Ergometer, mit einer Intensität von 60 bis 65 Prozent der maximalen Sauerstoffaufnahme. Die Wissenschaftler führten im nüchternen Zustand und nach der Belastung orale Glukosetoleranztests durch, untersuchten das subkutane Fettgewebe und ermittelten die kardiorespiratorische Fitness. Die Interventionsgruppe verringerte ihren Insulinwert im nüchternen Zustand sowie den HOMA-Index (Bestimmung der Insulinresistenz, Verhältnis von Nüchternglukose und Nüchterninsulinwert) und zeigte eine verbesserte maximale Sauerstoffaufnahme im Vergleich zur Kontrollgruppe. Die Autoren schließen mit dem Fazit, dass chronische Paraplegiker von einem sechswöchigen Training für die obere Extremität profitieren.

Quelle: Nightingale TE, et al. 2017. Impact of exercise on cardiometabolic component risks in spinal cord-injured humans. Med. Sci. Sports Exerc. Jul 28. [Epub ahead of print]

Link zum Abstract: www.ncbi.nlm.nih.gov/pubmed/28753161

2

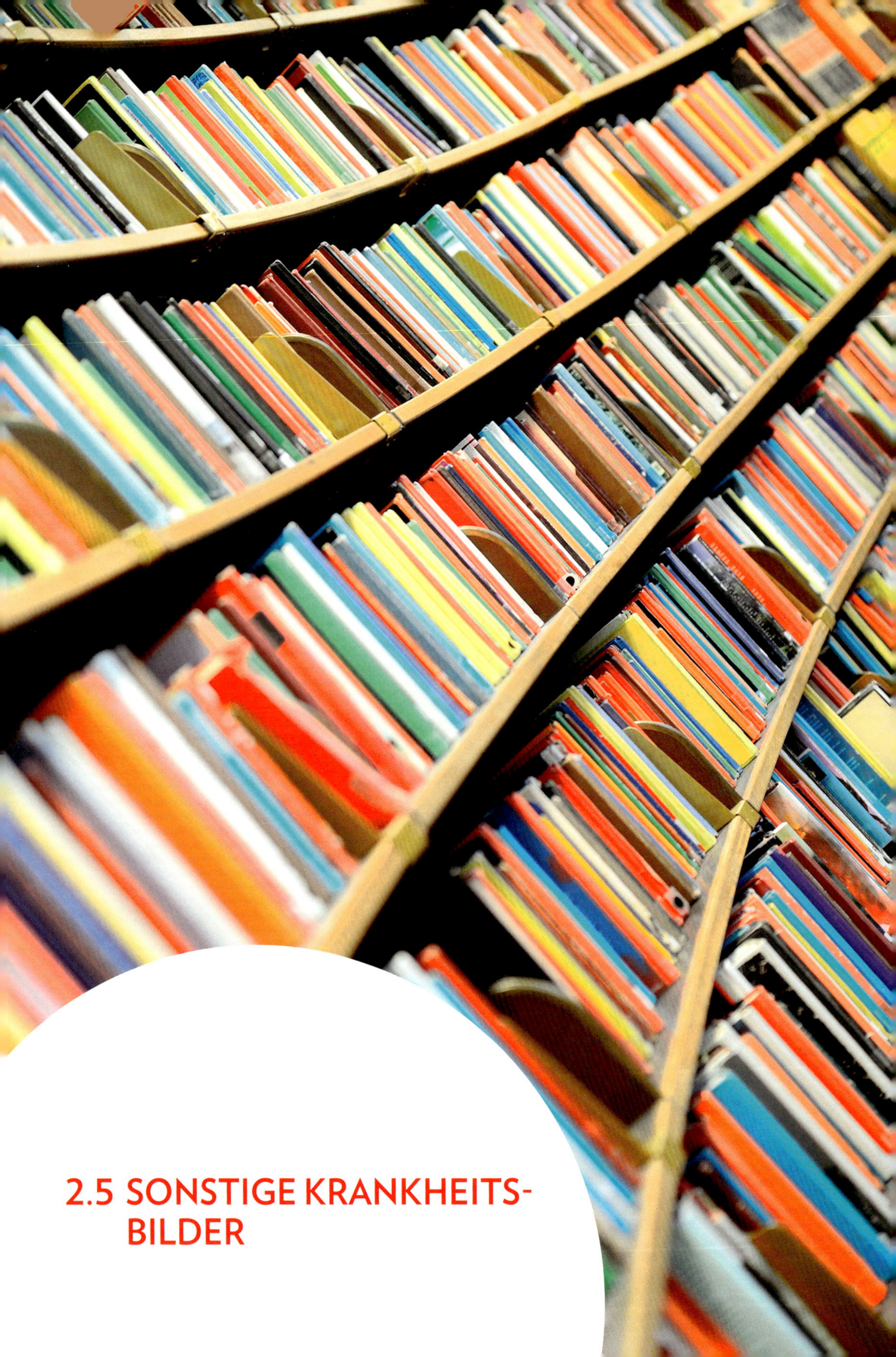

2.5 SONSTIGE KRANKHEITS-BILDER

IST PHYSIOTHERAPIE ZUR BEHANDLUNG DER FOLGEN EINER GEHIRNERSCHÜTTERUNG WIRKSAM?

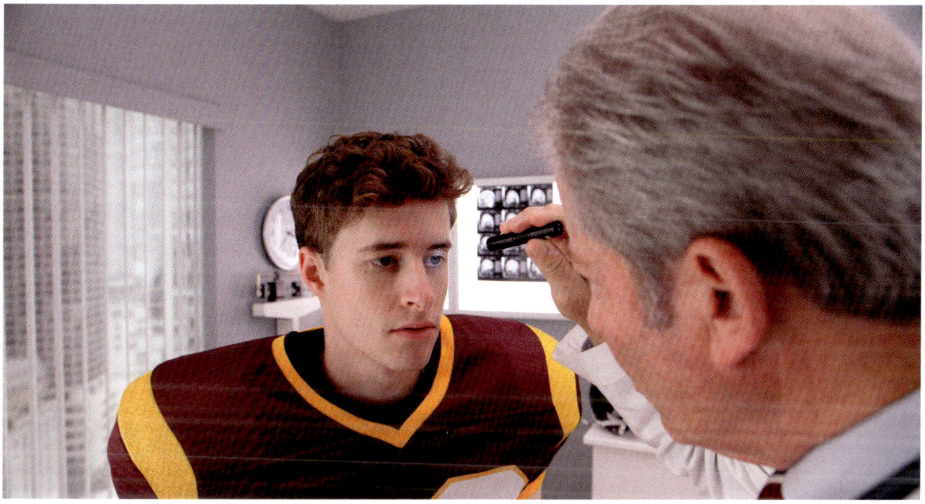

Physiotherapie kann bei Patienten nach einer Gehirnerschütterung helfen, die anhaltenden Einschränkungen (Post-Concussion Syndrome – PCS) zu verringern. Dafür eignen sich beispielsweise vestibulär-okuläre oder kardiovaskuläre Übungen und die Therapie zervikaler Symptome unterhalb der Schmerzschwelle. Die Wirksamkeit überprüften amerikanische Wissenschaftler retrospektiv bei 25 Patienten (zwölf bis 20 Jahre), die eine Gehirnerschütterung im Sport erlitten hatten, ein diagnostiziertes PCS aufwiesen und physiotherapeutisch behandelt wurden.

Die Patienten waren hinsichtlich ihrer Einschränkungen und Symptome von Physiotherapeuten und weiteren Experten klinisch untersucht worden: HWS, BWS, Neurodynamik, Muskelfunktion, posturale Aktivität, Kopfschmerz, Gleichgewicht, Schwindel et cetera. Verwendete Assessments waren:

- 22 Parameter umfassende Symptomcheckliste PCSS (Post-Concussion Symptom Scale)
- maximale Herzfrequenz ohne Vorhandensein von Symptomen beim Ausbelastungstest (maximum Symptom-Free Heart Rate – SFHR during Graded Exercise Testing – GXT)
- Dauer des Ausbelastungstests
- standardisierte Testung des Gleichgewichts (Balance Error Scoring System – BESS)

Die Therapie war individuell, abhängig von der jeweiligen Symptomatik, beinhaltete jedoch immer drei Anteile:

- kardiovaskuläre Übungen bei 80 Prozent der maximalen Herzfrequenz ohne Symptomverschlechterung, fünf- bis sechsmal pro Woche
- vestibulär-okuläre Übungen
- Manuelle Therapie an der HWS und BWS inklusive Übungen

Die Patienten hatten mit der physiotherapeutischen Behandlung eine statistisch signifikante Abnahme in der PCSS. Im Ausbelastungstest nahm die maximale Herzfrequenz um 23 Prozent zu, die Fehlerquote im BESS sank um 25 Prozent. Zwei Patienten berichteten von einer milden Symptomverschlechterung während der aeroben Übungen zu Hause, die sich nach Anpassung der Heimübungen verringerte. Eine Kontrollgruppe gab es nicht.

Post-Concussion Symptom Scale (PCSS) auf Englisch

www.globalconcussions.org/resources/Post-Concussion-Symptom-Scale.pdf

Balance Error Scoring System (BESS) auf Englisch

knowconcussion.org/wp-content/uploads/2011/06/BESS.pdf

Video zum BESS auf Englisch

www.youtube.com/watch?v=xtJgv-D7IdU

Fazit

Die Autoren schlussfolgern, dass die multimodale Physiotherapie sicher ist und Einschränkungen nach einer Gehirnerschütterung reduzieren kann.

Quelle: Grabowski P, et al. 2017. Multimodal impairment-based physical therapy for the treatment of patients with post-concussion syndrome: a retrospective analysis on safety and feasibility. Phys. Ther. Sport. 23:22–30

Link zum Abstract: www.ncbi.nlm.nih.gov/pubmed/27665247

2

GEHIRNERSCHÜTTERUNG: SIND ÜBUNGEN SINNVOLL?

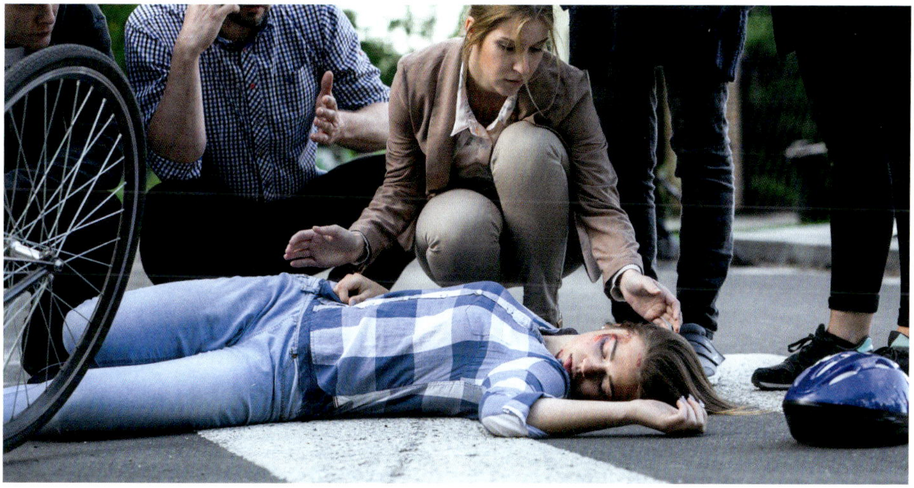

Ja, so das Ergebnis eines Reviews mit Meta-Analyse. Unter Federführung der Brain Trauma Foundation in Campbell, USA, analysierten Wissenschaftler den Effekt von Übungen nach einer Gehirnerschütterung. Die Recherche erfolgte in den Datenbanken MEDLINE, Scopus, Cochrane, PsycINFO und SPORTDiscus bis zum 30. September 2016.

Eingeschlossen wurden englischsprachige Studien, die Kinder oder Erwachsene mit Gehirnerschütterung oder leichtem Schädel-Hirn-Trauma (mTBI) untersuchten und den Effekt von Übungstherapie mit keiner Therapie oder Therapiepause verglichen. Zu den Ausschlusskriterien gehörten unter anderem mittlere oder schwere Schädel-Hirn-Traumen, Verletzungen der Schädeldecke, Gehirnerschütterungen, die länger als drei Monate zurücklagen, sowie medikamentöse Therapie. Ergebnisparameter der Literaturanalyse waren:

- Post Concussion Symptom Scale (PCSS)
- Anzahl betroffener symptomatischer Patienten
- Symptomdauer
- Immediate Post-Concussion Assessment and Cognitive Testing (ImPACT)
- Balance Error Scoring System (BESS)
- neuropsychologische Tests
- Genesung und körperliche Leistungsfähigkeit, Krankheitstage, mentale Leistungsfähigkeit

Insgesamt konnten 1.096 Studien identifiziert werden. Nach Ausschluss von Duplikaten und Anwendung der definierten Einschlusskriterien verblieben 14 Studien, darunter fünf randomisierte kontrollierte Studien (RCT), eine gematchte Beobachtungsstudie, drei Kohortenstudien und fünf Vorher-nachher-Studien. Die Qualität von sieben Studien war gut.

Durch Übungen konnten der PCSS-Wert, die Anzahl der symptomatischen Patienten nach einer Gehirnerschütterung und die Krankheitstage signifikant reduziert werden, im Vergleich zu Patienten, die nicht übten. Zusätzlich verbesserte sich durch die Therapie die Reaktionszeit beim ImPACT; im BESS und bei den neuropsychologischen Parametern zeigte sich dieser Effekt jedoch nicht. Der Empfehlungsgrad (Grading of Recommendations Assessment, Development and Evaluation – GRADE) für PCSS, Symptome, ImPACT, BESS und neuropsychologische Parameter ist moderat.

Fazit

Unabhängig vom Alter der Probanden, der Ursache für die Gehirnerschütterung und dem Zeitpunkt des Therapiebeginns nach dem Trauma hatten Übungen einen positiven Effekt. Deshalb spricht die Autorengruppe eine Empfehlung für Übungen nach Gehirnerschütterung aus, auch wenn viele Details (zum Beispiel die Dosierung) noch offen sind. Zukünftige hochwertige Studien sollten Klarheit bringen.

Quelle: Lal A, et al. 2017. The effect of physical exercise after a concussion: a systematic review and meta-analysis. Am. J. Sports Med. Jun 1. [Epub ahead of print]

Link zum Abstract: www.ncbi.nlm.nih.gov/pubmed/28570092

CHRONISCHES FATIGUE-SYNDROM: IST DIE GRADED EXERCISE THERAPY AUCH ALS EIGENÜBUNGSPROGRAMM GEEIGNET?

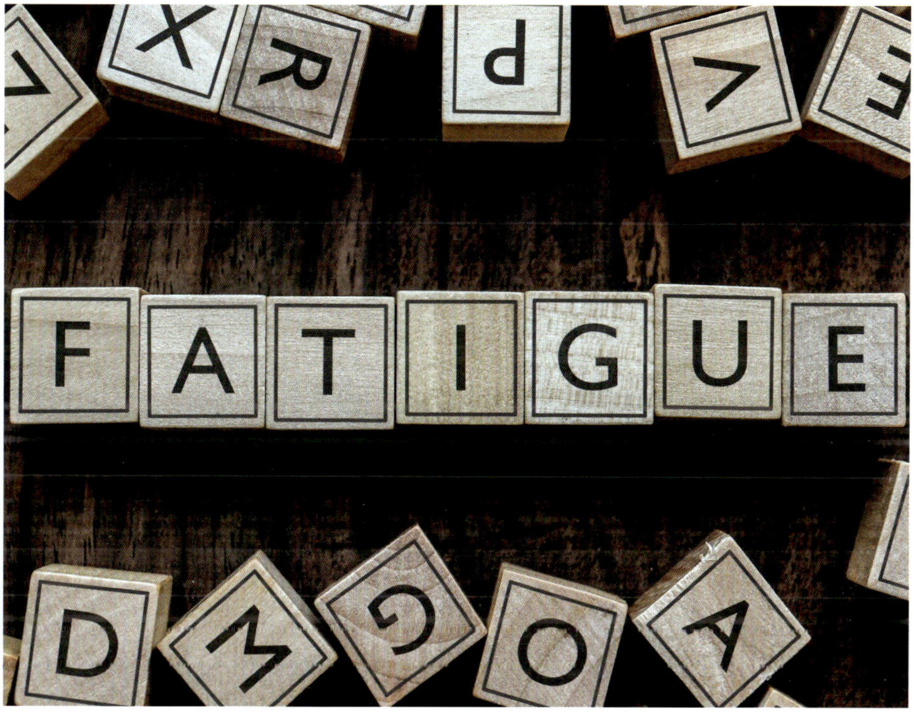

Im Rahmen der Graded Exercise Therapy (GET) steigern die Patienten ihre Aktivität stufenweise – üblicherweise wird diese Art der Behandlung intensiv durch einen Therapeuten angeleitet. Forscher aus Großbritannien untersuchten nun in einer randomisierten kontrollierten Studie mit 211 Patienten, ob ein Eigenübungsprogramm nach dem Vorbild der GET ebenfalls effektiv und sicher ist. Alle Teilnehmer erhielten die übliche medizinische Versorgung durch einen spezialisierten Mediziner, die Patienten der Interventionsgruppe (n = 107) absolvierten zusätzlich das Eigenübungsprogramm. Sie bekamen eine Informationsbroschüre mit einem GET-Programm in sechs Schritten, das über einen Zeitraum von circa zwölf Wochen durchgeführt werden sollte. Zudem konnten sie innerhalb von acht Wochen bis zu vier Therapieeinheiten bei einem speziell geschulten Physiotherapeuten in Anspruch nehmen, insgesamt maximal 90 Minuten. Beim ersten Termin erklärte der Therapeut den Patienten zunächst alle Instruktionen und stand für Fragen zur Verfügung; in den folgenden Sitzungen wurde über den Fortschritt und mögliche Probleme gesprochen. Ziel war die Steigerung von Motivation und Selbstwirksamkeit. Zu den sechs Schritten des GET-Eigenübungsprogrammes gehörten

1. die Etablierung einer täglichen Übungsroutine,
2. der Beginn regelmäßiger Dehnungsübungen,
3. die Entscheidung für ein Aktivitätsziel,
4. die Auswahl einer körperlichen Aktivität, mit welcher der Patient beginnen wollte,
5. die Steigerung der Aktivitätsdauer und
6. die Erhöhung der Intensität.

Sehr häufig wurde Walking als Aktivität ausgewählt.

Primäre Zielkriterien waren Fatigue-Symptome (Chalder Fatigue Questionnaire) und die körperliche Funktionsfähigkeit (Subskala „Physical Function" der Kurzversion des SF-36) nach zwölf Wochen.

Fazit

Das Ergebnis: Die Patienten der Interventionsgruppe hatten signifikant weniger Fatigue-Symptome und – in geringerem Ausmaß – signifikant weniger körperliche Einschränkungen als die Patienten der Kontrollgruppe.

Quelle: Clark LV, et al. 2017. Guided graded exercise self-help plus specialist medical care versus specialist medical care alone for chronic fatigue syndrome (GETSET): a pragmatic randomised controlled trial. Lancet. Jun 22. [Epub ahead of print] Volltext frei

Link zum Abstract: www.ncbi.nlm.nih.gov/pubmed/28648402

Commotio cerebri: eingeschränkte Kognition nach Gehirnerschütterung?

Nach einer Gehirnerschütterung können Symptome wie Übelkeit, Schwindel oder Kopfschmerzen auftreten – dies wird als Postkommotionelles Syndrom bezeichnet. Häufig sind auch die kognitiven Fähigkeiten eingeschränkt. Diese verglichen nun kanadische Forscher bei Betroffenen und Gesunden. Die Reaktionszeit von 30 Personen wurde während digital angezeigter, experimenteller Entscheidungsaufgaben (choice reaction time tasks) gemessen. Die Probanden mit Postkommotionellem Syndrom hatten längere Reaktionszeiten und mehr Fehlentscheidungen. Persistierende gehirnerschütterungsbedingte Symptome deuten auf Defizite in der kognitiven Verarbeitung hin. Dadurch sind Betroffene gefährdet, eine erneute Verletzung zu erleiden, da sie sich nicht sicher in ihrer Umwelt bewegen.

Quelle: Ramautar SA, et al. 2017. The effects of exercise on a choice reaction time task in individuals with post-concussion syndrome. Brain Inj. 17:1–7

Link zum Abstract: www.ncbi.nlm.nih.gov/pubmed/28816519

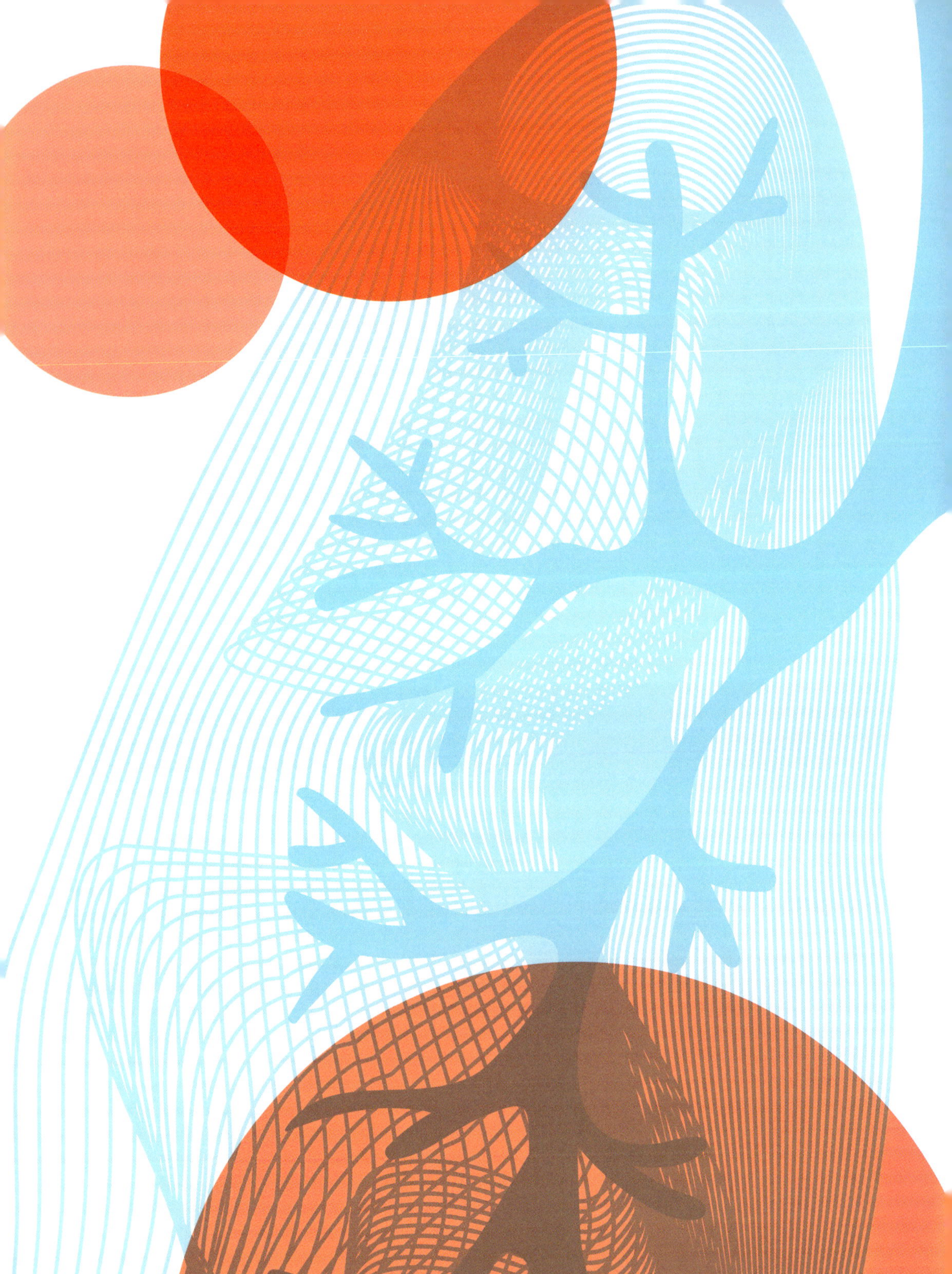

3 Innere Medizin

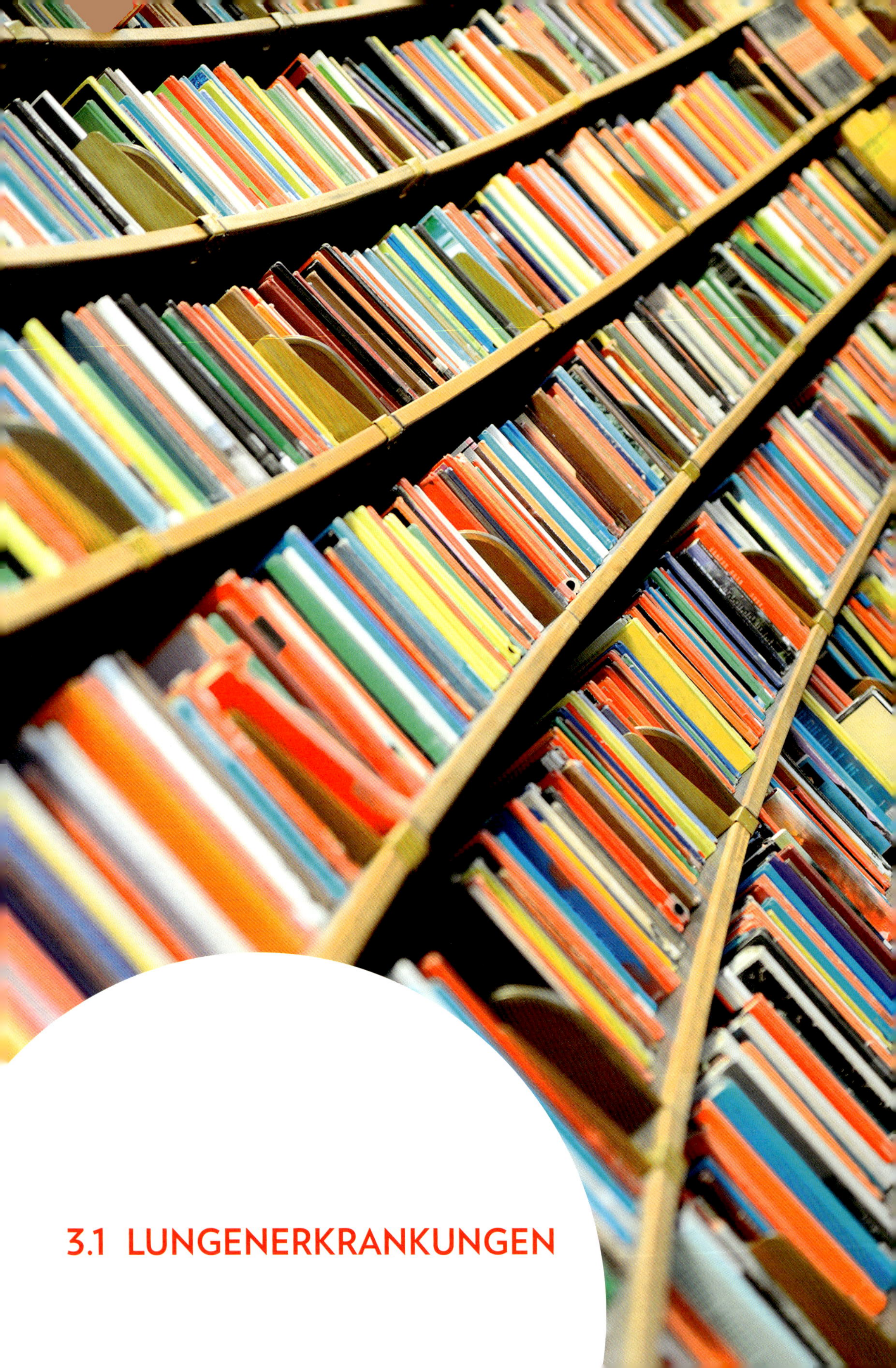

3.1 LUNGENERKRANKUNGEN

IST HOCHINTENSIVES TRAINING EFFEKTIV FÜR PATIENTEN MIT COPD?

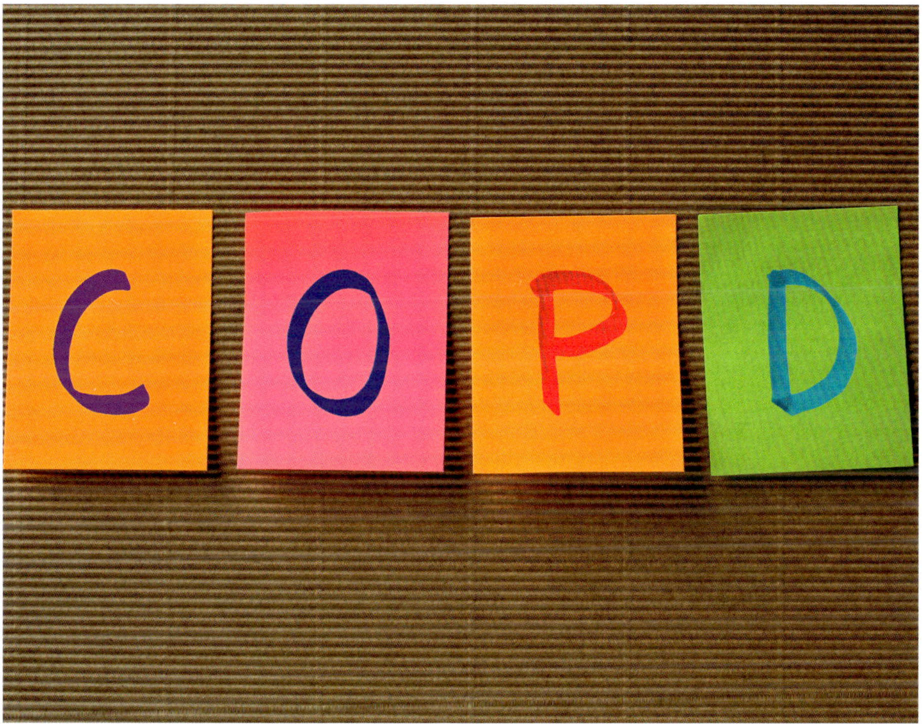

Die pulmonale Rehabilitation hat sich bereits in mehreren Studien als effektiv erwiesen für Patienten mit chronisch obstruktiver Lungenerkrankung (chronic obstructive pulmonary disease – COPD). Insbesondere ein Training ist sehr wichtig für die Betroffenen – und zudem auch noch kosteneffektiv. Leitlinien empfehlen bisher ein Krafttraining zwei- bis dreimal wöchentlich sowie ein moderates Ausdauertraining drei- bis fünfmal in der Woche. Bisher unklar sind die Effekte intensiverer Trainingskonzepte. Daher schlossen deutsche Forscher insgesamt 49 Patienten mit COPD aller Schweregrade, aber ohne akute Exazerbationen, in ihre Studie ein.

Die Zuteilung zu den Gruppen erfolgte in dieser Studie nicht per Zufall (randomisiert), sondern nach den Wünschen der Patienten. 31 Patienten wollten gerne an dem intensiven dreimonatigen Trainingsprogramm teilnehmen; eine Subgruppe von 14 Patienten führte das Programm sogar über weitere drei Monate fort. 18 Patienten hatten kein Interesse an der Intervention, willigten aber ein, die Ergebnismessungen mitzumachen, und dienten als Kontrollgruppe. Die Patienten der Trainingsgruppe mussten an mindestens 80 Prozent der Einheiten teilnehmen. Das Training fand zweimal pro Woche für 90 Minuten in der Abteilung für Physiotherapie am Universitätskrankenhaus Marburg statt. Ein speziell geschulter Physiotherapeut leitete die Patienten an. Das Programm gliederte sich in zwei Phasen von je drei Monaten. Jeder Patient erhielt einen individuellen Plan in Abhängigkeit von seiner Belastungsfähigkeit. Der Belastungstest wurde auf dem Fahrradergometer durchgeführt, beginnend mit 25 Watt und einer Steigerung von 25 Watt pro Minute bis zur Belastungsgrenze. Im gerätegestützten Training standen folgende Muskelgruppen im Vordergrund:

- Beinmuskulatur, insbesondere M. quadriceps femoris
- laterale Hüft- und Rumpfstabilisatoren
- Rückenmuskulatur
- anteriore Schultermuskulatur
- Rotatorenmanschette
- skapulastabilisierende Muskulatur

In der ersten Trainingsphase steigerten die Forscher die Intensität von anfangs 35 auf 75 Prozent der maximalen Muskelkraft. Ab der zweiten Trainingseinheit absolvierten die Patienten in der Regel zwei Wiederholungen und 20 Serien – bei Unter- oder Überforderung wurde der Plan angepasst. Die Trainingseffekte ermittelten die Forscher mittels Sechs-Minuten-Gehtest. Darüber hinaus wurden Lebensqualität, Dicke der Oberschenkelmuskulatur sowie verschiedene Serum-Marker erhoben. Die Untersuchungen wurden vor Beginn der Studie sowie drei und sechs Monate danach durchgeführt. Limitationen der Studie waren die nicht randomisierte Zuteilung der Patienten zu den Gruppen sowie eine hohe Drop-out-Rate.

Fazit

Die Studie zeigt, dass die Patienten der Trainingsgruppe sich in Bezug auf Belastungsfähigkeit, Muskelmasse und Lebensqualität verbessern konnten. Auf die Konzentration verschiedener Serum-Marker hatte die Intervention allerdings keinen messbaren Effekt.

Quelle: Boeselt T, et al. 2017. Benefits of high-intensity exercise training to patients with chronic obstructive pulmonary disease: a controlled study. Respiration. Mar 23. [Epub ahead of print]

Link zum Abstract: www.ncbi.nlm.nih.gov/pubmed/28329753

WIE WIRKEN SICH DEHNUNGSÜBUNGEN UND AEROBES TRAINING AUF DIE ÜBUNGSKAPAZITÄT VON PATIENTEN MIT COPD AUS?

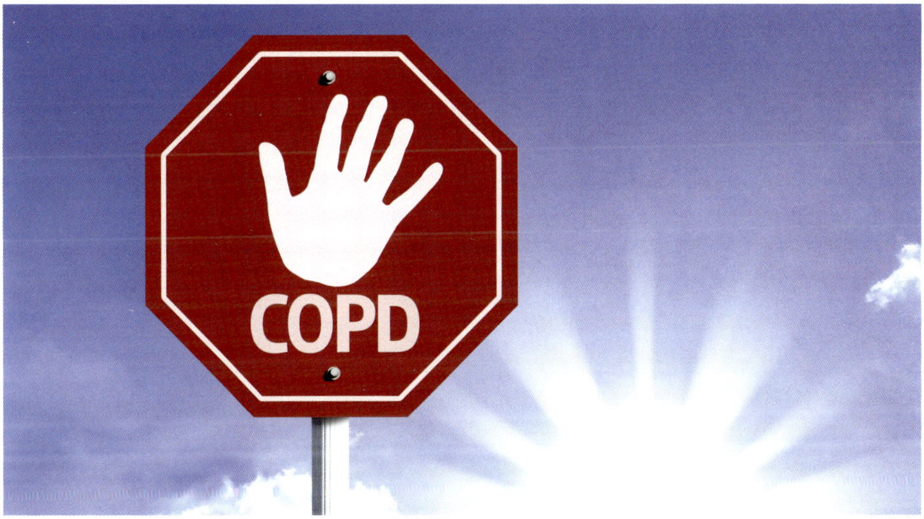

Die Obstruktion der Atemwege bei chronisch obstruktiver Lungenerkrankung (COPD) bewirkt, dass die Atemmuskulatur länger kontrahiert und sich langfristig verkürzt; daraus resultiert eine mögliche geringere Thoraxbeweglichkeit. Brasilianische Forscher randomisierten 30 Patienten mit mittlerer bis schwerer COPD in zwei gleich große Gruppen: Die Experimentalgruppe absolvierte ein halbstündiges aerobes Ausdauertraining auf dem Laufband bei 60 bis 85 Prozent der im Sechs-Minuten-Gehtest ermittelten Geschwindigkeit und dehnte zusätzlich 30 Minuten lang die Atemmuskulatur. Die Kontrollgruppe benutzte ebenfalls das Laufband, erhielt bei den Dehnungen aber nur eine Scheinbehandlung, da die Unterarm- und Unterschenkelmuskulatur im Fokus stand. Die Intervention dauerte zwölf Wochen, die Behandlungen fanden zweimal wöchentlich statt.

Als klinische Ergebnisse maßen die Wissenschaftler die funktionelle Übungskapazität mit dem Sechs-Minuten-Gehtest, Atemnot (Dyspnoe) mit der Borg-Skala, die thorakoabdominalen Bewegungen mithilfe der optoelektronischen Plethysmografie, die Atemmuskelaktivität mit Elektromyografie und die Lungenfunktion mit Spirometrie.

Die Probanden der Experimentalgruppe verbesserten sich mehr in der funktionellen Übungskapazität und der Dyspnoe-Symptomatik, außerdem aktivierten sie den abdominalen Bereich bei der Atmung stärker und zeigten eine höhere Thoraxmobilität. Auch setzten sie ihre Atemmuskulatur effizienter ein als die Personen der Kontrollgruppe.

Dehnung der Atemmuskulatur

Passive und Hold-Relax-Techniken wurden für folgende Muskeln angewendet:

- M. sternocleidomastoideus
- Mm. scaleni
- M. trapezius
- M. pectoralis major et minor
- M. serratus anterior
- interkostale Muskulatur
- M. rectus abdominis

Optoelektronische Plethysmografie

Die optoelektronische Plethysmografie ist ein nichtinvasives System, das thorakale und abdominale Atembewegungen mithilfe von 89 reflektiven Markern und Infrarotkameras aufzeichnet.

Fazit

Die Forscher schlussfolgern, dass die Integration von Dehnungsübungen für die Atemmuskulatur zu einer besseren funktionellen Übungskapazität bei Patienten mit mittlerer bis schwerer COPD führt.

Quelle: Wada JT, et al. 2016. Effects of aerobic training combined with respiratory muscle stretching on the functional exercise capacity and thoracoabdominal kinematics in patients with COPD: a randomized and controlled trial. Int. J. Chron. Obstruct. Pulmon. Dis. 28, 11:2691-700 Volltext frei

Link zum Abstract: www.ncbi.nlm.nih.gov/pubmed/27822031

WAS BEWIRKT HATHA-YOGA BEI COPD-PATIENTEN?

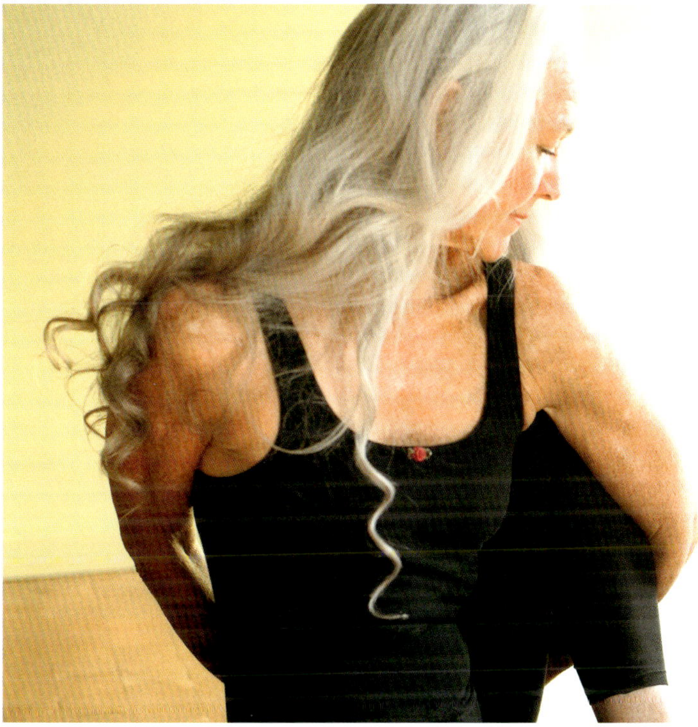

Die am häufigsten angewandte Yoga-Form im westlichen Kulturkreis ist das Hatha-Yoga. Dessen Wirkung auf die funktionelle Kapazität, Lungenfunktion und Lebensqualität bei Patienten mit chronisch obstruktiver Lungenerkrankung (COPD) untersuchten nun schwedische Wissenschaftler. Dazu randomisierten sie 36 COPD-Patienten (24 Frauen; Altersmedian 64 Jahre, 40 bis 84 Jahre alt) in eine Yogagruppe (n = 19) und eine konventionelle Therapiegruppe (n = 17). Die Patienten übten zwölf Wochen lang maximal zweimal wöchentlich für 60 bis 70 Minuten. Die konventionelle Physiotherapie umfasste Kraft- und Ausdauerübungen bei 70 Prozent der Maximalkraft und zehn bis 15 Minuten Fahrradergometertraining (Belastungsniveau auf der Borg-Skala 12 bis 14; 50 bis 60 Umdrehungen pro Minute).

Ausschlusskriterien waren schwerwiegende neurologische, orthopädische oder rheumatische Erkrankungen, Gehfähigkeit weniger als 200 Meter, Operationen in den letzten sechs Monaten, starke mentale Beeinträchtigungen, eingeschränkte Mobilität, schwere chronische Krankheitszustände, Herzinfarkt im letzten Jahr und Medikamentenumstellung in den letzten sechs Wochen. Vor der Intervention sowie nach drei und sechs Monaten wurden folgende Parameter überprüft:

- funktionelle Kapazität (Sechs-Minuten-Gehtest)
- Lungenfunktion (Spirometrie)
- Atemmuskelkraft (Mundverschlussdruckmessung)
- pulsoxymetrisch gemessene Sauerstoffsättigung (SpO2)
- Atemnot (Borg)
- Atemfrequenz
- gesundheitsbezogene Lebensqualität (CRQ)

Beide Übungsgruppen konnten nach zwölf Wochen im Sechs-Minuten-Gehtest ihre Wegstrecke vergrößern und erlangten mehr Lebensqualität. Die konventionelle Übungsgruppe zeigte gegenüber der Yogagruppe jedoch signifikante Verbesserungen in den Domänen „Fatigue" und „Emotionen" des CRQ. In der Yogagruppe verringerte sich die Atemfrequenz und vergrößerte sich die pulsoxymetrisch gemessene Sauerstoffsättigung, während sich in der anderen Gruppe auch Lungenfunktion und Atemmuskelkraft verbesserten. Zum weiteren Messzeitpunkt nach sechs Monaten wies nur die konventionelle Übungsgruppe gesundheitliche Verbesserungen hinsichtlich funktioneller Kapazität, diastolischem Blutdruck und höherer Lebensqualität (Emotionen) auf.

Hatha-Yoga

Beim Hatha-Yoga soll das Gleichgewicht zwischen Körper und Geist durch körperliche Übungen (Asanas), Atemübungen (Pranayama) und Meditation hergestellt werden. In westlichen Kulturen ist Hatha-Yoga die am häufigsten praktizierte Form des Yoga.

Fazit

Die Autoren schlussfolgern, dass Hatha-Yoga als alternative Maßnahme bei COPD-Patienten angewendet werden kann.

Quelle: Papp ME, et al. 2016. Effects of yogic exercises on functional capacity, lung function and quality of life in participants with obstructive pulmonary disease: a randomized controlled study. Eur. J. Phys. Rehabil. Med. Nov 10. [Epub ahead of print] Volltext frei

Link zum Abstract: www.ncbi.nlm.nih.gov/pubmed/27830924

Liefern die Ergebnisse des Sechs-Minuten-Gehtests Hinweise auf die Überlebensrate von COPD-Patienten?

Der Sechs-Minuten-Gehtest (6MWD) ist ein klinischer Funktionstest zur Bestimmung der kardiovaskulären und pulmonalen Leistungsfähigkeit. In einer belgischen Studie wurden damit COPD-Patienten von 1999 bis 2010 vor und nach ihrer zwölfwöchigen Rehabilitation untersucht und diese Ergebnisse mit der Fünf-Jahres-Überlebensrate in Zusammenhang gebracht.

83 Prozent der Patienten übten auch nach der Rehabilitation weiter – dies äußerten vor allem die Personen, die eine Leistungssteigerung erfahren hatten. Die Patienten mit anfänglich großer Gehstrecke von 350 Metern oder mehr hatten eine höhere Überlebensrate als diejenigen mit kürzerer Gehstrecke. Zusätzlich wirkte sich die Steigerung der Gehstrecke von mindestens 30 Metern im 6MWD positiv auf die Überlebenswahrscheinlichkeit aus. COPD-Patienten mit kurzer Gehstrecke und geringer Veränderung dieses Parameters hatten eine Mortalitätsrate von 73 Prozent; die leistungsfähigeren Patienten mit einer Gehstrecke ab 350 Metern und einer Zunahme derselben von 30 Metern oder mehr im Re-Test erreichten dagegen 19 Prozent.

Quelle: Camillo CA, et al. 2016. Survival after pulmonary rehabilitation in patients with COPD: impact of functional exercise capacity and its changes. Int. J. Chron. Obstruct. Pulmon. Dis. 26, 11:2671-9 Volltext frei

Link zum Abstract: www.ncbi.nlm.nih.gov/pubmed/27822029

Steigern eine zusätzliche Übungstherapie und Beratung über körperliche Aktivität die tägliche Schrittzahl von Patienten mit COPD mehr als alleinige pulmonale Rehabilitation?

Forscher aus Melbourne erstellten eine systematische Literaturübersichtsarbeit mit Meta-Analyse und durchsuchten dafür die bekannten elektronischen Datenbanken bis Mai 2016. Sie inkludierten 37 RCTs, in denen die körperliche Aktivität von insgesamt 4.314 Patienten mit COPD untersucht wurde. Die Studien hatten eine methodische Qualität von sechs im PEDro-Score (Mittelwert). Der Effekt auf das tägliche Schrittpensum wurde unter anderem mithilfe der minimalen klinisch bedeutsamen Veränderung (Minimal Important Difference – MID) gemessen. Übungstherapie (drei Studien) steigerte die körperliche Aktivität signifikant mehr als die Standardtherapie. Zur Erhöhung der Schrittzahl war eine pulmonale Rehabilitation allein nicht so wirksam wie in Kombination mit zusätzlicher Beratung über Aktivität (vier Studien).

Quelle: Lahham A, et al. 2016. Exercise training alone or with the addition of activity counseling improves physical activity levels in COPD: a systematic review and meta-analysis of randomized controlled trials. Int. J. Chron. Obstruct. Pulmon. Dis. 8, 11:3121–36 Volltext frei

Link zum Abstract: www.ncbi.nlm.nih.gov/pubmed/27994451

Wie wirkt sich Echtzeit-Telerehabilitation auf die Übungskapazität von COPD-Patienten aus?

Telerehabilitation ist praktisch, da Patienten zu Hause üben können und ihnen kein Aufwand entsteht, zum Beispiel durch die Anfahrt zu einer Therapieeinrichtung. Tsai und Kollegen untersuchten in ihrem RCT mit 37 Patienten (74 ± 8 Jahre alt, forciertes Expirationsvolumen in einer Sekunde 64 ± 21 Prozent der Norm), ob ein achtwöchiges Telerehabilitationsprogramm mit drei Übungseinheiten unter Supervision pro Woche der Kontrollintervention (konventionelle COPD-Therapie ohne Übungstherapie) überlegen ist. Vor und nach der Intervention wurden die Übungskapazität, Selbstwirksamkeit, gesundheitsbezogene Lebensqualität und physische Aktivität gemessen. Verglichen mit der Kontrollgruppe verbesserte sich die Telereha-Gruppe signifikant im Shuttle-Walk-Test (durchschnittlich um 340 Sekunden), bei der Selbstwirksamkeit und tendenziell im Chronic Respiratory Disease Questionnaire. Die körperliche Aktivität war ähnlich.

Quelle: Tsai LL, et al. 2016. Home-based telerehabilitation via real-time videoconferencing improves endurance exercise capacity in patients with COPD: the randomized controlled TeleR study. Respirology. Dec 19. [Epub ahead of print]

Link zum Abstract: www.ncbi.nlm.nih.gov/pubmed/27992099

Wie wirkt sich zusätzlich zur Standard-Atemtherapie eine Elektrostimulation der Beinmuskulatur auf die Übungskapazität von Patienten mit COPD aus?

Die chronisch obstruktive pulmonale Lungenerkrankung (COPD) führt zu einer allgemeinen Dekonditionierung mit verringerter Muskelkraft. Kucio und Kollegen erforschten, ob neben der üblichen pulmonalen Rehabilitation neuromuskuläre Elektrostimulation die Kraftausdauer verbessert. 15 Patienten mit COPD wurden zufällig der Experimentalgruppe (Atemtherapie und Elektrotherapie für M. quadriceps und M. gastrocnemius) zugeteilt, weitere 15 der Kontrollgruppe (nur Atemtherapie). Zu Beginn der Intervention und nach drei Wochen maßen die Wissenschaftler die Übungstoleranz mit dem Sechs-Minuten-Gehtest und führten Spirometrie und Blutgasanalysen durch.

Die Teilnehmer der Experimentalgruppe verbesserten sich im Sechs-Minuten-Gehtest signifikant stärker als die Kontrollgruppe. Die übrigen Outcome-Parameter unterschieden sich zwischen den Gruppen nicht.

Quelle: Kucio C, et al. 2016. Evaluation of the effects of neuromuscular electrical stimulation of the lower limbs combined with pulmonary rehabilitation on exercise tolerance in patients with chronic obstructive pulmonary disease. J. Hum. Kinet. 15, 54:75–82 Volltext frei

Link zum Abstract: www.ncbi.nlm.nih.gov/pubmed/28031759

COPD: Gibt es kardiologische Prädiktoren, die auf eine geringe Übungstoleranz hindeuten?

Patienten mit chronisch obstruktiver Lungenerkrankung (COPD) und geringer Übungstoleranz haben eine schlechte Prognose. Diese wird unter anderem mit dem Sechs-Minuten-Gehtest (6MWT) ermittelt. Anscheinend sind die kardiologischen Risiken, die zu einer geringen Übungstoleranz führen, noch unbekannt, was die japanischen Autoren zu dieser Studie veranlasste. 57 Patienten (54 Männer, drei Frauen) führten den 6MWT, Lungenfunktionsuntersuchungen, EKG und Kardio-CT durch.

Die reduzierte Lungenfunktion hatte schlechtere Ergebnisse im 6MWT zur Folge. Das Alter und der BMI waren nicht relevant. Festgestellte Einschränkungen in den kardiologischen Untersuchungen standen im Zusammenhang mit einer reduzierten Gehstrecke im 6MWT. Besonders deutlich war dies für das verringerte Herzzeitvolumen.

Quelle: Inoue S, et al. 2017. Decreased left ventricular stroke volume is associated with low-grade exercise tolerance in patients with chronic obstructive pulmonary disease. BMJ Open Respir. Res. 4, 1:e000158 Volltext frei

Link zum Abstract: www.ncbi.nlm.nih.gov/pubmed/28176968

Bewirken Ausdauerübungen strukturelle Veränderungen bei Patienten mit COPD?

Mit einer chronisch obstruktiven Lungenerkrankung (COPD) gehen auch endotheliale Dysfunktionen und Arteriensteifigkeit einher, die zu kardiovaskulären Einschränkungen führen können. Bekanntermaßen bewirkt ein Ausdauertraining eine bessere kardiovaskuläre Funktion. Es ist jedoch unklar, ob dies auch mit strukturellen Veränderungen einhergeht. Deshalb untersuchten kanadische Wissenschaftler die Wirkung eines achtwöchigen Ausdauertrainings auf die Gefäßstruktur und -funktion von 24 COPD-Patienten (69 ± 7 Jahre) und 20 Gesunden. Sie bestimmten unter anderem die Endothelfunktion der Arteria brachialis (flow-mediated dilation – FMD) sowie zentrale und periphere Pulswellengeschwindigkeiten (PWV), die Intima-media-Dicke der Arteria carotis und den Augeninnendruck. Die maximale Sauerstoffaufnahme (VO_2peak) wurde mit dem Stufentest auf dem Fahrradergometer ermittelt. Die Ergebnisse zeigen, dass die kardiovaskuläre Funktion beider Gruppen nicht mit einer strukturellen Veränderung des Endothels oder einer Erweiterung der Gefäße einhergeht. Vielmehr vergrößerte sich VO_2peak bei beiden Gruppen, bei Gesunden deutlicher. Die COPD-Patienten profitierten auch vom Training – mit geringerem Blutdruck und weniger Dyspnoe. Somit wirkte sich das Ausdauertraining positiv auf die kardiorespiratorische Fitness aus, führte jedoch nicht zur Reduzierung struktureller kardiovaskulärer Risiken.

Quelle: Gelinas JC, et al. 2017. Aerobic exercise training does not alter vascular structure and function in chronic obstructive pulmonary disease. Exp. Physiol. Aug 31. [Epub ahead of print]

Link zum Abstract: www.ncbi.nlm.nih.gov/pubmed/28857336

Ist Physiotherapie während einer akuten COPD empfehlenswert?

90 Patienten mit akuter Verschlechterung einer chronisch-obstruktiven Lungenerkrankung (COPD) wurden in drei Gruppen randomisiert: Die Kontrollgruppe erhielt die Standardversorgung, die zweite Gruppe machte Atem- und Bewegungsübungen, die dritte führte Kräftigungsübungen durch. Zu Studienbeginn und bei Entlassung aus dem Krankenhaus wurde der empfundene Gesundheitszustand mit dem Fragebogen EuroQol-5D (EQ-5D) erhoben.

Dessen Resultate verbesserten sich im Ergebnis bei allen Probanden. Signifikante Unterschiede gab es zwischen der Kontrollgruppe und der Gruppe mit Atem- und Bewegungsübungen bezüglich Mobilität, Schmerz und einigen Subskalen des EQ-5D. Die Gruppe mit den Kräftigungsübungen war der Kontrollgruppe in allen Parametern außer dem Schmerz überlegen. Das Fazit: Patienten in einer Phase der akuten Verschlechterung ihrer COPD profitieren davon, wenn die medizinische Standardversorgung im Krankenhaus um physiotherapeutische Anwendungen erweitert wird.

Quelle: Torres-Sánchez I, et al. 2017. Effects of different physical therapy programs on perceived health status in acute exacerbation of chronic obstructive pulmonary disease patients: a randomized clinical trial. Disabil. Rehabil. May 8. [Epub ahead of print]

Link zum Abstract: www.ncbi.nlm.nih.gov/pubmed/28478693

Ist Ganzkörpervibration für Patienten mit pulmonaler Hypertonie sinnvoll?

Ja, wie Wissenschaftler der Universitätsklinik Köln herausfanden. Sie testeten die Wirkung der Ganzkörpervibration (WBV) bei 22 Patienten mit pulmonaler Hypertonie und vorheriger dreimonatiger Therapie. Dazu randomisierten sie die Teilnehmer in zwei Gruppen. Gruppe A führte in 16 Therapieeinheiten jeweils eine Stunde WBV auf dem Trainingsgerät Galileo MedM durch, angeleitet von Physiotherapeuten. Nach vier Wochen erhielt auch die Gruppe B WBV. Als Assessments dienten Sechs-Minuten-Gehtest (6MWT), kardiopulmonaler Belastungstest (CPET) auf dem Fahrradergometer, EKG, beidbeiniger Sprung (s2LJ) und Aufstehtest (CRT) mit der Leonardo-Kraftmessplatte sowie der SF-36 zur Beurteilung der Lebensqualität.

Nach den ersten vier Wochen verlängerte Gruppe A im 6MWT die Gehstrecke. Dies ging mit besseren Werten im CPET, s2LJ, CRT und SF-36 einher. Nachdem Gruppe B auch WBV durchgeführt hatte, wies sie ebenso signifikante kardiopulmonale und funktionelle Verbesserungen sowie eine höhere Lebensqualität im Vergleich zu vorher auf. Alle Patienten tolerierten die WBV, es gab keine unerwünschten Nebenwirkungen.

Quelle: Gerhardt F, et al. 2017. Oscillatory whole-body vibration improves exercise capacity and physical performance in pulmonary arterial hypertension: a randomised clinical study. Heart. Jan 18. [Epub ahead of print] Volltext frei

Link zum Abstract: www.ncbi.nlm.nih.gov/pubmed/28100544

Ist bei COPD der Sit-to-Stand-Test eine gute Alternative zum Sechs-Minuten-Gehtest?

Bei chronisch-obstruktiver pulmonaler Lungenerkrankung (COPD) wird die körperliche Leistungsfähigkeit standardmäßig mit dem Sechs-Minuten-Gehtest (6MWT) evaluiert. Um herauszufinden, ob der einfacher durchführbare Sit-to-Stand-Test (STST) eine Alternative ist, untersuchten Forscher aus Frankreich und Belgien 42 Patienten mit COPD. Zielgrößen waren die Gehdistanz beziehungsweise die Wiederholungsanzahl beim STST, Atemnot, Ermüdung der unteren Extremität (Borg-Skala) und kardiorespiratorische Parameter. Herzfrequenz und Sauerstoffsättigung unterschieden sich signifikant zwischen STST und 6MWT. Wiederholungsanzahl im STST und Gehstrecke im 6MWT korrelierten, der STST zeigte eine gute Wiederholbarkeit und Reliabilität. Atemnot und Ermüdung der unteren Extremität waren bei beiden Tests ähnlich. Das Fazit lautet, dass der STST eine wertvolle Alternative zum 6MWT ist, um die funktionelle Leistungsfähigkeit von COPD-Patienten zu messen.

Quelle: Reychler G, et al. 2017. One minute sit-to-stand test is an alternative to 6MWT to measure functional exercise performance in COPD patients. Clin. Respir. J. Jun 8. [Epub ahead of print]

Link zum Abstract: www.ncbi.nlm.nih.gov/pubmed/28621019

Wie korreliert bei zystischer Fibrose der 1-Minute-Sit-to-Stand-Test mit der Testung der kardiopulmonalen Belastbarkeit, dem Sechs-Minuten-Gehtest und der Quadrizepskraft?

Bei zystischer Fibrose (Mukoviszidose) wird die körperliche Belastbarkeit regelmäßig gemessen. Die Daten von 25 erwachsenen Patienten wurden einer Validierungsstudie zugrunde gelegt, um zu prüfen, wie aussagekräftig der 1-Minute-Sit-to-Stand-Test (STS) ist im Vergleich zum Sechs-Minuten-Gehtest (6MWT) hinsichtlich maximaler Sauerstoffaufnahme, Lebensqualität (Fragebogen) und Quadrizepskraft.

Der STS war moderat assoziiert mit der Quadrizepskraft, der maximalen Sauerstoffaufnahme und einigen Items in den Fragebogen, aber nur in Abhängigkeit vom Körpergewicht. Der 6MWT ist aussagekräftiger, ebenfalls in Relation zum Gewicht. Beim kardiopulmonalen Belastungstest war die Sauerstoffentsättigung stark assoziiert mit dem STS. Die maximale Herzfrequenz blieb beim STS hingegen unter der beim 6MWT oder Belastungstest. Der STS kann den kardiopulmonalen Belastungstest nicht ersetzen.

Quelle: Gruet M, et al. 2016. The 1-Minute Sit-to-Stand Test in adults with cystic fibrosis: correlations with cardiopulmonary exercise test, 6-Minute Walk Test, and quadriceps strength. Respir. Care 61, 12:1620–8

Link zum Abstract: www.ncbi.nlm.nih.gov/pubmed/27899540

COPD: Stimmen subjektive Beschwerden mit Ergebnissen von Bewegungstests überein?

Patienten mit chronisch obstruktiver Lungenerkrankung (COPD) leiden unter Atemnot und eingeschränkter Übungskapazität. Die körperlichen Einschränkungen und die gesundheitsbezogene Lebensqualität können entweder vom Patienten selbst angegeben oder mit Bewegungstests erfasst werden. In den bekannten Datenbanken recherchierten britische Wissenschaftler bis September 2016 nach englischsprachigen Studien, die einen Zusammenhang von Bewegungstests, wahrgenommenen Atembeschwerden und Lebensqualität der Patienten untersuchten. Von 3.205 erzielten Treffern erfüllten 28 Studien die Einschlusskriterien. Der Sechs-Minuten-Gehtest (6MWT) war der am meisten verwendete Bewegungstest. Häufig eingesetzte patientenzentrierte Assessments waren das St. George's Respiratory Questionnaire (SGRQ – wahrgenommene Symptome und deren Einfluss auf Aktivität und Gesundheit von Patienten mit COPD oder Asthma) und der Baseline Dyspnea Index (BDI – subjektive Atemnot). Der BDI stand in moderatem bis starkem Zusammenhang (Pearson) mit dem 6MWT. Das SGRQ korrelierte (Pearson) sehr schwach bis moderat mit dem 6MWT. Bei besserer Gesundheit nahm die Gehstrecke im 6MWT zu, während sich der Punktwert im SGRQ verringerte. Andere Tests wurden deutlich seltener verwendet, insgesamt waren die Studien heterogen.

Quelle: Punekar YS, et al. 2017. Systematic review of the association between exercise tests and patient-reported outcomes in patients with chronic obstructive pulmonary disease. Int. J. Chron. Obstruct. Pulmon. Dis. 22, 12:2487–506 Volltext frei

Link zum Abstract: www.ncbi.nlm.nih.gov/pubmed/28860743

Sind Übungen für Patienten mit interstitieller Lungenerkrankung sinnvoll?

Die Relevanz von Übungstherapie bei interstitiellen Lungenerkrankungen verschiedener Ätiologie ist nicht klar; diese Studie sollte neue Erkenntnisse bringen. Die australischen Forscher inkludierten 142 Probanden: 61 hatten eine idiopathische Lungenfibrose, 22 eine Asbestose, bei 23 war das Bindegewebe der Lunge betroffen und 36 hatten eine andere Krankheitsursache. Die Interventionsgruppe absolvierte ein achtwöchiges supervidiertes Training, die Kontrollgruppe erhielt die Standardversorgung.

Die Übenden erhöhten signifikant ihre Gehstrecke im Sechs-Minuten-Gehtest (6MWD) – durchschnittlich um 25 Meter –, die gesundheitsbezogene Lebensqualität stieg, gemessen mit den Assessments Chronic Respiratory Disease Questionnaire (CRDQ) und St George Respiratory Questionnaire IPF-specific version (SGRQ-I).

Die Subgruppen mit idiopathischer Lungenfibrose und Asbestose profitierten stärker. Eine kürzere Gehstrecke im 6MWD und eine ausgeprägte Symptomatik zu Studienbeginn waren assoziiert mit einer deutlicheren Verbesserung nach der Trainingsintervention. Auch profitierten diejenigen Probanden mehr, deren Training progressiv gesteigert wurde. Der Effekt der Intervention ließ nach sechs Monaten nach, außer bei den fitteren Studienteilnehmern, die von Beginn an eine bessere Lungenfunktion und keine ausgeprägte pulmonale Hypertonie hatten.

Quelle: Dowman LM, et al. 2017. The evidence of benefits of exercise training in interstitial lung disease: a randomised controlled trial. Thorax. Feb 17. [Epub ahead of print]

Link zum Abstract: www.ncbi.nlm.nih.gov/pubmed/28213592

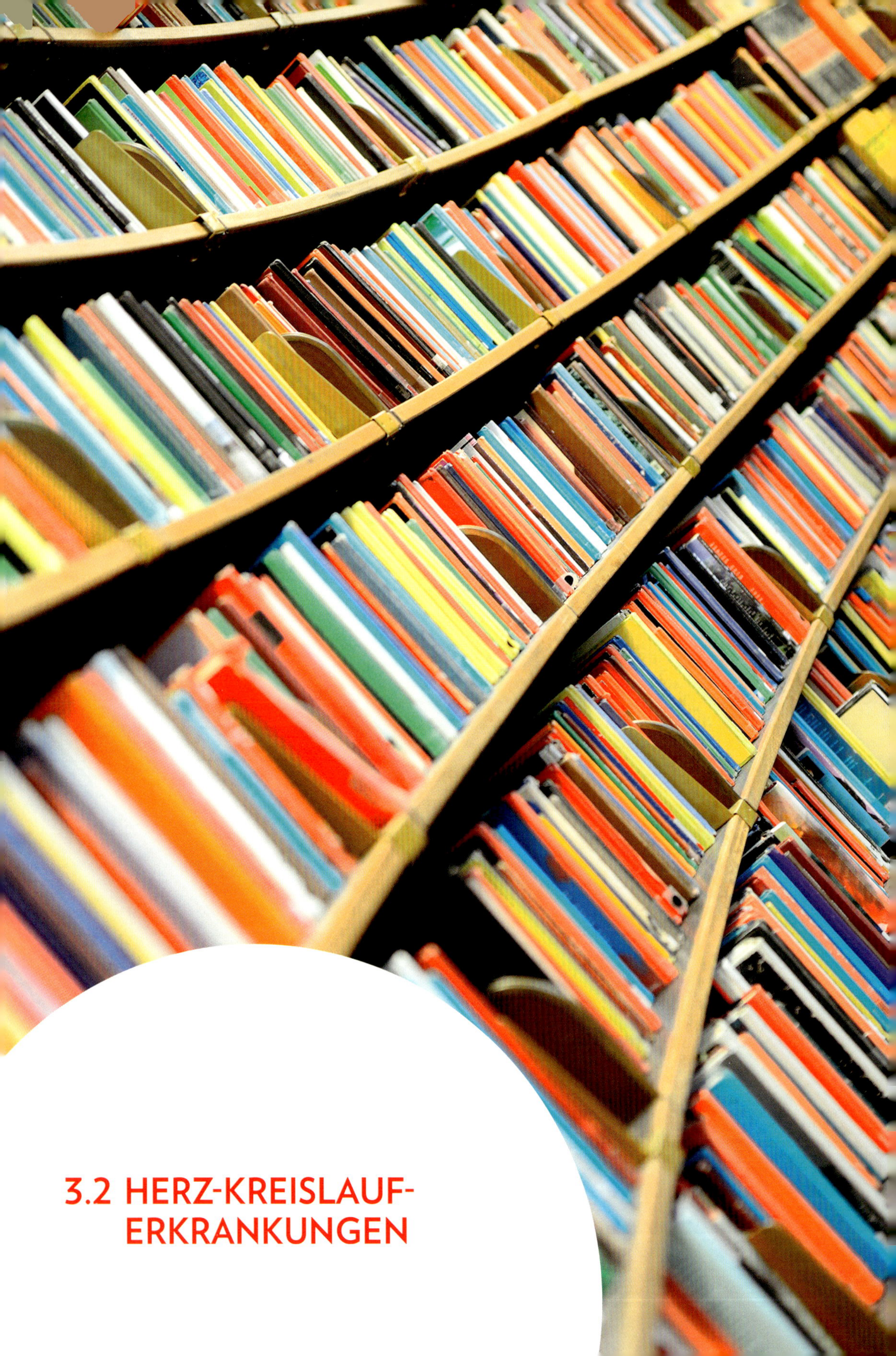

3.2 HERZ-KREISLAUF-ERKRANKUNGEN

WIE WIRKT SICH EIN AEROBES TRAINING AUF DIE AUSWURFLEISTUNG DES HERZENS BEI PATIENTEN MIT HERZINSUFFIZIENZ AUS?

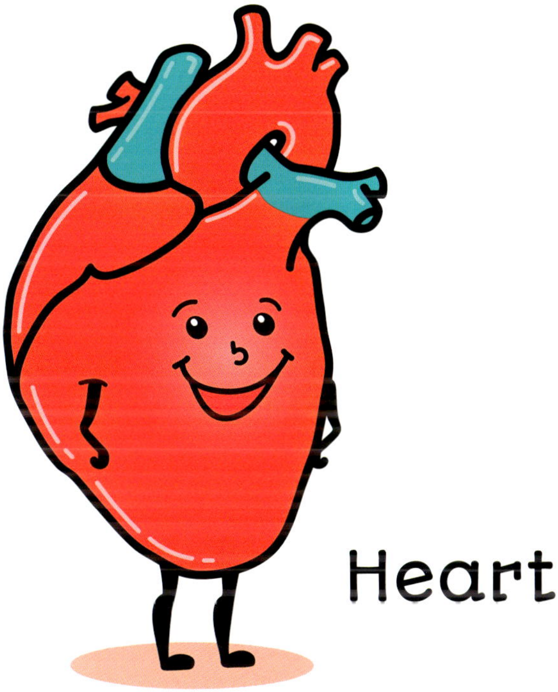

Die gesundheitsbezogene Lebensqualität lässt sich durch ein aerobes Training steigern – aber profitieren Patienten mit Herzinsuffizienz und einer reduzierten Auswurfleistung des Herzens auch hinsichtlich des gesamten Gesundheitszustandes von dieser Art der Intervention? Die sekundäre Analyse einer multizentrischen Studie namens HF-ACTION wertete die Daten von 2.331 ambulant behandelten, medizinisch gut eingestellten Patienten mit Herzinsuffizienz und einer Auswurfleistung des linken Ventrikels von 35 Prozent oder weniger aus. Weitere Einschlusskriterien waren, dass die Probanden noch nicht regelmäßig trainierten und in den letzten Wochen trotz Medikation Symptome hatten. Ausgeschlossen wurden Patienten, die größere kardiovaskuläre Ereignisse in den vergangenen sechs Wochen oder keine Bereitschaft zum Trainieren aufwiesen. Die Studienteilnehmer wurden in zwei Gruppen randomisiert: Die eine erhielt 36 professionell angeleitete Trainingseinheiten mit anschließendem Heimprogramm, die andere bekam die herkömmliche Versorgung. Zu Studienbeginn, nach drei und zwölf Monaten beantworteten die Teilnehmer den EuroQOL 5-Dimension Questionnaire (EQ-5D): Dieser Fragebogen bestimmt die

Funktion im Alltag, das heißt Mobilität und Aktivitäten, eigenständige Versorgung, Schmerzen, Ängstlichkeit und Depression. Er kann einerseits in jeder Kategorie ausgewertet werden, wobei null dem Tod entspricht und eins uneingeschränkte Gesundheit bedeutet; andererseits beinhaltet der EQ-5D auch eine Visuelle Analogskala (VAS), wobei null den schlechtesten und 100 den besten vorstellbaren Gesundheitszustand darstellt. Die Probanden waren durchschnittlich 59 Jahre alt, 71 Prozent waren männlich. Über die Hälfte der Teilnehmer hatte eine ischämische Herzerkrankung in der Vergangenheit, die Auswurfleistung des Herzens betrug durchschnittlich 25 Prozent.

Die Übungen führten im Follow-up nach drei Monaten zu einer Verbesserung im VAS-Wert verglichen mit der herkömmlichen Versorgung, in der Nachuntersuchung nach zwölf Monaten gab es keine signifikanten weiteren Veränderungen.

Fazit

Geringere VAS-Werte zu Beginn waren ein Prädiktor für ein größeres Risiko, aufgrund kardiovaskulärer Beschwerden stationär ins Krankenhaus aufgenommen zu werden oder zu versterben.

Quelle: Ambrosy AP, et al. 2017. Aerobic exercise training and general health status in ambulatory heart failure patients with a reduced ejection fraction – findings from the Heart Failure and A Controlled Trial Investigating Outcomes of Exercise Training (HF-ACTION) trial. Am. Heart J. 186:130-8

Link zum Abstract: www.ncbi.nlm.nih.gov/pubmed/28454828

VERBESSERT SICH DIE LEBENSQUALITÄT KARDIOLOGISCHER PATIENTEN MIT REDUZIERTER ÜBUNGSKAPAZITÄT MEHR DURCH GRUPPEN- ODER EINZELTHERAPIE?

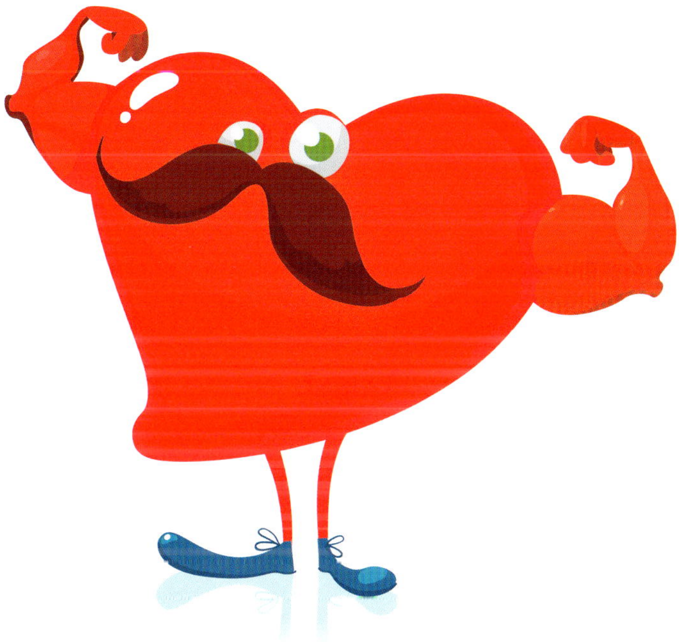

Das Ausmaß körperlicher Aktivität und die gesundheitsbezogene Lebensqualität sind prognostische Faktoren für die Morbidität und Inanspruchnahme von Gesundheitsleistungen. Deutsche und amerikanische Wissenschaftler verglichen nun die Wirksamkeit eines Rehabilitationsprogramms im Gruppensetting mit Individualtherapie und rekrutierten dafür 60 Probanden im Alter von 70 Jahren (± 9) mit kardiologischer Grunderkrankung (zum Beispiel koronare Herzkrankheit, Bluthochdruck, Zustand nach Herzinfarkt). Diese waren überwiegend Frauen, hatten einen mittleren bis hohen Risikostatus basierend auf der Einstufung der American Heart Association und eine Übungskapazität von weniger als sechs MET (Metabolic Equivalent Task).

Die Einzeltherapie bestand aus einer einstündigen Trainingseinheit mit je einem Ausdauer- (30 Minuten) und Kraftmodul mit fünf Übungen (zum Beispiel Ruderzug, Armpresse), die in zwei bis drei Sätzen bei 30 bis 50 Prozent der Maximalkraft und mit zwölf bis 25 Wiederholungen durchgeführt wurden. Die Teilnehmer der Gruppentherapie absolvierten ein 90-minütiges Programm, bestehend aus 30 Minuten

Fahrradergometertraining, Calisthenics (Training mit eigenem Körpergewicht), Übungen zur Verbesserung der Mobilität und Koordination, Entspannungstechniken und Patientenedukation zu den Themen Ernährungsumstellung und Stressmanagement. Alle Teilnehmer übten einmal wöchentlich für sechs Monate. Als Messinstrumente setzten die Forscher folgende Assessments ein:

- Daily Physical Activity Level (PAL), gemessen durch den International Physical Activity Questionnaire (IPAQ) und Beschleunigungsmesser (Schrittzähler)
- Short Form 36 (SF-36)
- Global Mood Scale (GMS)
- MacNew Heart Disease Quality of Life Instrument (MacNew)

Die Patienten der Individualtherapie erhöhten ihre tägliche körperliche Aktivität signifikant stärker als die Teilnehmer der Gruppenrehabilitation. Auch ihre gesundheitsbezogene Lebensqualität verbesserte sich deutlicher, zum Beispiel im Bereich emotionale Gesundheit.

Metabolic Equivalent Task (MET)

Instrument zur Beurteilung des Energieverbrauchs. Gemessen wird der Sauerstoffumsatz pro Minute und Kilogramm Körpergewicht. Ein MET entspricht etwa dem Ruhezustand im Sitzen.

Fazit

Die Autoren schließen aus diesen Ergebnissen, dass kardiologische Mittel- und Hochrisikopatienten von einer Kombination aus Ausdauer- und Widerstandstraining profitieren. Außerdem sollten sie nicht ausschließlich im Gruppensetting therapiert werden, sondern auch auf Grundlage der zuvor ermittelten individuellen Übungskapazität.

Quelle: Christle JW, et al. 2016. Individualized vs. group exercise in improving quality of life and physical activity in patients with cardiac disease and low exercise capacity: results from the DOPPELHERZ trial. Disabil. Rehabil. Oct 28. [Epub ahead of print]

Link zum Abstract: www.ncbi.nlm.nih.gov/pubmed/27793077

Welche Übungsform ist die effektivste bei Patienten mit Herzinsuffizienz?

Es ist bekannt, dass Übungen sinnvoll sind, um die Übungskapazität, Lebensqualität, Funktion und Prognose von Patienten mit Herzinsuffizienz zu verbessern. Um zu klären, welche Übungsform die beste ist, durchsuchten belgische Wissenschaftler die bekannten Datenbanken und beurteilten die Ergebnisse in einer Meta-Analyse.

Eingeschlossen wurden 20 randomisierte kontrollierte Studien mit insgesamt 811 Patienten, die mit kardiopulmonalen Messungen und der Beurteilung der Lebensqualität die Wirksamkeit verschiedener Interventionen untersucht hatten.

In der Übungskapazität unterschieden sich die Gruppen nicht wesentlich, jedoch hatte die Gruppe mit einem kombinierten Ausdauer- und Krafttraining eine höhere Lebensqualität. Aerobes Training in Intervallen erzielte bessere kardiologische Messwerte als ein Training nach der Dauermethode. Alle übenden Patienten verbesserten ihre Prognose und Lebensqualität, egal welches Training sie durchgeführt hatten.

Quelle: Cornelis J, et al. 2016. Comparing exercise training modalities in heart failure: a systematic review and meta-analysis. Int. J. Cardiol. 221:867-76

Link zum Abstract: www.ncbi.nlm.nih.gov/pubmed/27434363

Sind funktionelle Tests via Telerehabilitation valide und reliabel für Patienten mit chronischer Herzinsuffizienz?

Die Telerehabilitation ist in Australien ein Forschungsschwerpunkt. Nun wurde geprüft, ob sie sich für Patienten mit chronischer Herzinsuffizienz eignet. 17 Patienten (69 ± 12 Jahre alt, 88 Prozent Männer) führten dazu am selben Tag drei funktionelle Tests in randomisierter Reihenfolge durch – einmal angeleitet durch Telerehabilitation und einmal gemeinsam mit einem Therapeuten. Die Ergebnisse von Timed-Up-and-Go-Test (TUG), Sechs-Minuten-Gehtest und Greifkrafttest wurden anschließend verglichen.

Bei den Telerehabilitations-Assessments für TUG und Greifkraft lagen die Grenzen der Übereinstimmung innerhalb des klinisch akzeptierten Bereichs. Alle drei Tests konnten via Internetverbindung zuverlässig durchgeführt werden, genauso wie in Gegenwart eines Therapeuten, der sie anleitete. Intra- und Interrater-Reliabilität waren dabei für alle drei Tests exzellent (ICC > 0,95), trotz einiger technischer Probleme. Die Autoren schlussfolgern, dass die Anwendung der Telerehabilitation bei chronischen Patienten mit Herzinsuffizienz und den drei untersuchten funktionellen Tests valide und reliabel ist.

Quelle: Hwang R, et al. 2017. Assessing functional exercise capacity using telehealth: is it valid and reliable in patients with chronic heart failure? J. Telemed. Telecare 23, 2:225-32

Link zum Abstract: www.ncbi.nlm.nih.gov/pubmed/26915366

Ist Tai-Chi für Patienten mit chronischer Herzinsuffizienz geeignet?

Für eine Meta-Analyse durchsuchten Wissenschaftler chinesische und englische Datenbanken bis Juni 2016 und schlossen 13 randomisierte kontrollierte Studien ein.

Das Ergebnis: Durch Tai-Chi-Übungen verbesserte sich die Leistung im Sechs-Minuten-Gehtest signifikant, durchschnittlich um 51,01 Meter. Auch erhöhten sich die Lebensqualität und das linksventrikuläre Auswurfvolumen des Herzens, der BNP-Spiegel wurde positiv beeinflusst (B-type natriuretisches Peptid – BNP: als kardialer Marker für die Diagnose einer Herzinsuffizienz relevant). Trotz des Verzerrungsrisikos und der Unterschiedlichkeit der Studien weist diese Meta-Analyse auf die Wirksamkeit von Tai-Chi-Übungen in der Rehabilitation von Patienten mit chronischer Herzinsuffizienz hin.

Quelle: Gu Q, et al. 2017. Tai Chi exercise for patients with chronic heart failure: a meta-analysis of randomized controlled trials. Am. J. Phys. Med. Rehabil. Feb 23. [Epub ahead of print]

Link zum Abstract: www.ncbi.nlm.nih.gov/pubmed/28234634

Wie wirken sich Übungen auf die diastolische Funktion bei Patienten mit Herzinsuffizienz aus?

Eine diastolische Dysfunktion kann zur Entstehung einer (diastolischen) Herzinsuffizienz beitragen. In dieser Meta-Analyse wurde untersucht, wie sich Übungstherapie auf die diastolische Herzfunktion bei Patienten mit Herzinsuffizienz auswirkt.

Die Autoren durchsuchten die bekannten elektronischen Datenbanken (PubMed, EBSCO, EMBASE, Cochrane Trials Register) bis Juli 2016 und inkludierten sechs Studien mit insgesamt 266 Patienten, die ein reduziertes Auswurfvolumen hatten (diastolische Herzinsuffizienz), und fünf Studien mit Probanden, die zwar auch eine Herzinsuffizienz hatten, deren Auswurfvolumen aber erhalten war (n = 204). Bei beiden Stichproben verbesserte sich durch die Übungstherapie die Herzfunktion signifikant gegenüber den Kontrollpersonen.

Quelle: Pearson MJ, et al. 2017. Effect of exercise on diastolic function in heart failure patients: a systematic review and meta-analysis. Heart Fail Rev. 22, 2:229–42

Link zum Abstract: www.ncbi.nlm.nih.gov/pubmed/28229273

Yoga oder Übungen im Bewegungsbad für Patienten mit Herzinsuffizienz?

40 Patienten (30 Prozent Frauen) im Alter von durchschnittlich 64,9 Jahren wurden randomisiert entweder einer Yoga- oder einer Bewegungsbadgruppe zugeteilt. Die Intervention dauerte zwölf Wochen und beinhaltete zweimal wöchentlich Training für 45 bis 60 Minuten. Zu Studienbeginn und -ende maßen die Wissenschaftler die körperliche Fitness (zum Beispiel mit dem Sechs-Minuten-Gehtest), depressive Symptome, Ängstlichkeit und Lebensqualität.

Beide Therapien hatten einen ähnlich positiven Einfluss auf die Outcomes. So verbesserte sich die körperliche Leistungsfähigkeit sowohl bei den Probanden mit Bewegungsbad als auch in der Yogagruppe, die Ängstlichkeit nahm ab. Die Yogis erreichten eine höhere gesundheitsbezogene Lebensqualität, die Probanden im Wasser steigerten ihre Beinkraft signifikant. Die Autoren schlussfolgern, dass Yoga eine effektive Alternative oder Ergänzung in der Therapie für Patienten mit Herzinsuffizienz ist, um deren Lebensqualität zu erhöhen und depressive Symptome zu lindern.

Quelle: Hägglund E, et al. 2017. Effects of yoga versus hydrotherapy training on health-related quality of life and exercise capacity in patients with heart failure: a randomized controlled study. Eur. J. Cardiovasc. Nurs. 16, 5:381–9

Link zum Abstract: www.ncbi.nlm.nih.gov/pubmed/28128646

Wie wirkt sich Trainingstherapie auf das sympathische Nervensystem von Patienten mit Herzinsuffizienz aus?

Chilenische Wissenschaftler versuchten, in ihrem systematischen Literaturreview diese Frage zu beantworten, und berücksichtigten geeignete Studien bis Februar 2017. Eingeschlossen wurden Patienten mit chronischer Herzinsuffizienz, die eine Trainingstherapie von mindestens vier Wochen durchgeführt hatten und bei denen die Aktivierung des sympathischen Nervensystems mit Mikroneurografie gemessen wurde (Nadelelektrode wird in den Nerv eingebracht). Die Qualität der gefundenen Evidenz wurde mit den GRADE-Leitlinien bewertet, sie war moderat. Insgesamt schlossen die Forscher fünf Studien mit mäßigem Verzerrungsrisiko in ihre Analyse ein. Im Vergleich zu den Kontrollgruppen zeigten die Experimentalgruppen einen signifikanten Rückgang der Anzahl der Aktionspotenziale pro Minute. Auch deren Häufigkeit pro hundert Herzschläge war in den Experimentalgruppen geringer. Die Autoren schließen daraus, dass Trainingstherapie die Aktivität des sympathischen Nervensystems bei Patienten mit Herzinsuffizienz dämpft.

Quelle: Saavedra MJ, et al. 2017. Exercise training to reduce sympathetic nerve activity in heart failure patients. A systematic review and meta-analysis. Braz. J. Phys. Ther. Jul 7. [Epub ahead of print]

Link zum Abstract: www.ncbi.nlm.nih.gov/pubmed/28733092

Sollten Patienten mit koronarer Herzkrankheit lieber moderat oder intensiv trainieren?

Ein moderates Training führt bei Patienten mit koronarer Herzkrankheit (KHK) zu einer Verbesserung der maximalen Sauerstoffaufnahme (VO2peak) und einer schnelleren Erholung der Herzfrequenz (heart rate recovery – HRR) – beides Parameter für eine bessere Prognose bei dieser Patientenklientel.

Gilt dasselbe auch für hochintensives Training? 73 Probanden mit KHK wurden entweder der hochintensiven Gruppe (High Intensity Interval Training – HIIT) oder der moderaten Gruppe zugeteilt (Moderate Continuous Training – MCT). Die Intervention dauerte acht Wochen. Zur Bestimmung von VO2peak und HRR erfolgten Belastungstests auf dem Fahrradergometer. Beide Programme führten zu einer erhöhten VO2peak, das HIIT-Programm allerdings deutlicher (HIIT: 4,5 ± 4,46 ml/kg/min; MCT: 2,46 ± 3,57 ml/kg/min). Außerdem bewirkte das HIIT in den ersten beiden Minuten nach Ende des Belastungstests eine schnellere HRR. In Bezug auf die gemessenen Parameter ist das HIIT also effektiver als das moderate Training.

Quelle: Villelabeitia-Jaureguizar K, et al. 2017. Effects of high-intensity interval versus continuous exercise training on post-exercise heart rate recovery in coronary heart-disease patients. Int. J. Cardiol. Jun 17. [Epub ahead of print]

Link zum Abstract: www.ncbi.nlm.nih.gov/pubmed/28648356

Wie trainieren Patienten mit koronarer Herzkrankheit optimal?

Da verwendete Trainingsparameter wie Frequenz, Dauer und Intensität in der Literatur beträchtlich variieren, erstellten Kraal und Kollegen eine systematische Literaturübersichtsarbeit, um das ideale Training für Patienten mit koronarer Herzkrankheit (KHK) zu erforschen. Dazu inkludierten sie 20 Studien, in denen aerobes Ausdauertraining mit der üblichen Versorgung verglichen wurde.

Sie fanden heraus, dass die Verbesserung der Belastungsfähigkeit (gemessen mit der maximalen Sauerstoffaufnahme) signifikant mit dem Gesamtenergieumsatz zusammenhing und nicht mit den einzelnen Trainingsparametern, wie zum Beispiel Übungsdauer. Die Forscher ziehen daher das Fazit, dass die Entwicklung eines Übungsprogrammes für Personen mit KHK die Optimierung des Gesamtenergieumsatzes in den Blick nehmen sollte.

Quelle: Kraal JJ, et al. 2017. The influence of training characteristics on the effect of exercise training in patients with coronary artery disease: systematic review and meta-regression analysis. Int. J. Cardiol. Jul 18. [Epub ahead of print] Volltext frei

Link zum Abstract: www.ncbi.nlm.nih.gov/pubmed/28735757

Wirkt sich aerobes Training nach Herzinfarkt bei Frauen und Männern unterschiedlich aus?

In einer Studie aus Warschau wurden 32 Männer (durchschnittlich 56,3 Jahre alt) und 30 Frauen (durchschnittlich 59,2 Jahre alt) nach Herzinfarkt untersucht. Sie nahmen an einem achtwöchigen Training mit 24 Intervalleinheiten auf dem Fahrradergometer teil. Die Forscher maßen vor und nach der Intervention die klinischen Zielgrößen Depression (Beck Depression Inventory), Ängstlichkeit (State-Trait Anxiety Inventory) und beschwerdeadaptiert die körperliche Belastbarkeit. Bei den weiblichen Probanden waren die Werte für Depression und Ängstlichkeit vor Studienbeginn höher als bei den Männern und verbesserten sich signifikant im Studienverlauf. Bei den Männern wurde keine auffällige Depression oder Ängstlichkeit nach dem Herzinfarkt gemessen. Die körperliche Leistungsfähigkeit verbesserte sich bei beiden Geschlechtern und das Training hatte einen positiven Einfluss auf das vegetative Nervensystem.

Quelle: Korzeniowska-Kubacka I, et al. 2017. The impact of exercise-only-based rehabilitation on depression and anxiety in patients after myocardial infarction. Eur. J. Cardiovasc. Nurs. 16, 5:390–6

Link zum Abstract: www.ncbi.nlm.nih.gov/pubmed/27899438

Ist der 10-Meter-Incremental-Shuttle-Walk-Test ein valides Messinstrument in der kardiologischen Reha?

Australische Forscher wollten herausfinden, wie valide der 10-Meter-Incremental-Shuttle-Walk-Test (ISWT) zur Ermittlung der Belastungsfähigkeit ist, im Vergleich zum symptomlimitierten Belastungstest auf dem Laufband. Sie untersuchten, ob der ISWT den Zeitpunkt vorhersagen kann, an dem der Belastungstest auf dem Laufband aufgrund der auftretenden Symptome abgebrochen wird. 15 kardiologische Patienten absolvierten einmal den Laufbandtest und zweimal den ISWT in randomisierter Reihenfolge. Es gab einen hohen bis mittleren Zusammenhang zwischen der Dauer und Strecke im ISWT und der Dauer des Laufbandtests. Ebenfalls wurde ein mittlerer Zusammenhang festgestellt zwischen dem Maximalpuls und der Sauerstoffsättigung am Ende des ISWT und des Laufbandtests. Allerdings waren die Konfidenzintervalle für die Vorhersage des Abbruchs des Laufbandtests breit, so variierten sie zwischen 9,1 und 16,3 Minuten beim ISWT. Die Reihenfolge der Tests spielte keine Rolle, auch war der Zusammenhang zwischen dem ersten und dem zweiten Durchgang des ISWT und dem Laufband-Belastungstest jeweils ähnlich. Der ISWT hat seine Berechtigung in der kardiologischen Reha, kann aber die Ergebnisse im Belastungstest auf dem Laufband nicht 100-prozentig vorhersagen.

Quelle: Hanson LC, et al. 2017. Is the 10 m incremental shuttle walk test a useful test of exercise capacity for patients referred to cardiac rehabilitation? Eur. J. Cardiovasc. Nurs. Jul 1. [Epub ahead of print]

Link zum Abstract: www.ncbi.nlm.nih.gov/pubmed/28730886

Welche Form der kardiologischen Rehabilitation bevorzugen Patienten?

In einer dänischen Studie konnten Patienten nach Herzklappenoperation oder Hochfrequenzablation bei Vorhofflimmern ihre zwölfwöchige kardiale Rehabilitation wählen: angeleitet vor Ort oder eigenverantwortlich zu Hause. Im Zeitraum von zwei Jahren wurden die Übungskapazität sowie physische und mentale Gesundheit untersucht.

Von 158 Patienten wählten 55 Prozent die stationäre Maßnahme und 45 Prozent die Telerehabilitation. Letztere hatten bessere physische Ausgangswerte und eine höhere Übungskapazität vor der Intervention. Beide Gruppen verbesserten sich und waren vergleichbar, bis auf die mentale Gesundheit (Hospital Anxiety and Depression Score).

Quelle: Tang LH, et al. 2017. Patients' preference for exercise setting and its influence on the health benefits gained from exercise-based cardiac rehabilitation. Int. J. Cardiol. 1, 232:33-9

Link zum Abstract: www.ncbi.nlm.nih.gov/pubmed/28159358

Ist eine reduzierte kardiologische Reha genauso effektiv wie das Standardprogramm?

Forscher aus Kanada untersuchten diese Frage, da Angebote der kardiologischen Rehabilitation teilweise ungenutzt bleiben, auch aufgrund einer schlechten Erreichbarkeit der Therapieeinrichtung. Sie randomisierten Personen mit geringem bis moderatem Risiko für kardiologische Erkrankungen im Rahmen der Primär- und Sekundärprävention entweder in die Standardversorgungsgruppe mit 32 Therapieeinheiten vor Ort (n = 60) oder die Interventionsgruppe mit nur zehn Einheiten (n = 61). Die Intervention dauerte vier Monate, am Ende und nach 16 Monaten erfolgte ein Re-Assessment. Als primäres klinisches Ergebnis beurteilten die Forscher die Übungskapazität mithilfe eines maximalen Laufbandtests. In der Interventionsgruppe war die Teilnahme besser (97 Prozent +/– 63 Prozent versus 71 Prozent +/– 22 Prozent in der Standardgruppe). Im Follow-up nach 16 Monaten war keine Intervention der anderen hinsichtlich der Übungskapazität überlegen. Die Autoren schließen daraus, dass für Menschen mit geringem bis moderatem kardiovaskulären Risiko ein reduziertes Reha-Programm aus zehn Übungseinheiten ausreichend und der Standardversorgung nicht unterlegen ist.

Quelle: Farias-Godoy A, et al. 2017. The impact of reduced cardiac rehabilitation on maximal treadmill exercise time: a randomized controlled trial. J. Cardiopulm. Rehabil. Prev. Sep 6. [Epub ahead of print]

Link zum Abstract: www.ncbi.nlm.nih.gov/pubmed/28885279

3

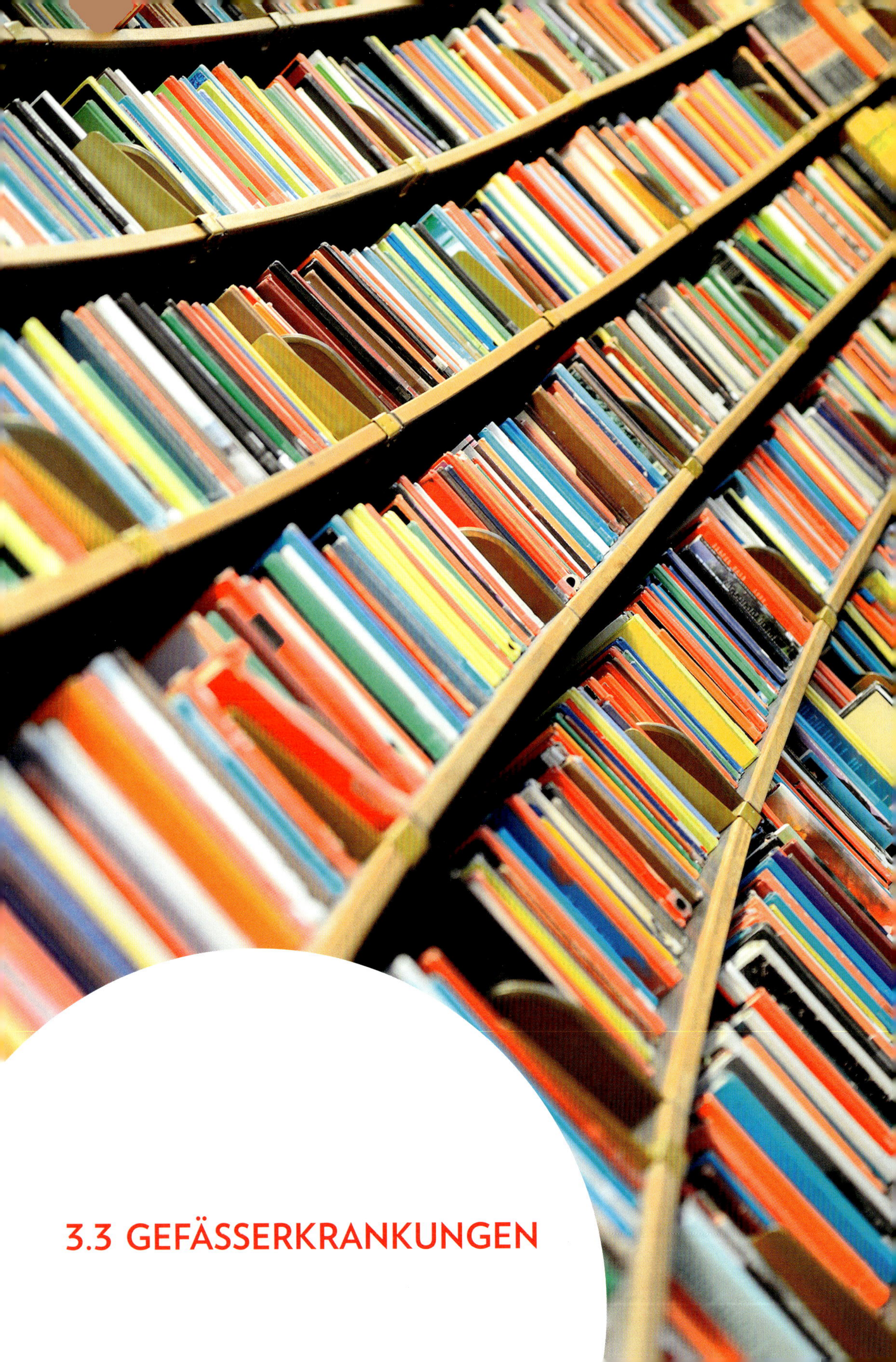

3.3 GEFÄSSERKRANKUNGEN

Unterstützen Übungen die Wundheilung von venösen Ulzera?

63 Patienten führten in Australien entweder die herkömmliche evidenzbasierte Therapie oder ein zusätzliches zwölfwöchiges Übungsprogramm durch. Alle wurden zu definierten Zeitpunkten telefonisch kontaktiert. Weiterhin wurden die körperliche Aktivität, Funktionsfähigkeit und Lebensqualität vor der Intervention und nach zwölf Wochen untersucht.

77 Prozent der Übungsgruppe und nur 53 Prozent der Kontrollgruppe hatten eine erfolgreiche Wundheilung. Obwohl dieser Unterschied nicht statistisch signifikant war, ist eine klinische Bedeutung offensichtlich. Gerade diejenigen Patienten, die zu über 75 Prozent am Übungsprogramm teilnahmen, wiesen eine bessere Wundheilung und größere Beweglichkeit auf. Die weiteren Outcomes waren vergleichbar. 95 Prozent der Übungsgruppe hatten eine abgeschlossene Wundheilung nach zwölf Wochen.

Quelle: O'Brien J, et al. 2017. Evaluating the effectiveness of a self-management exercise intervention on wound healing, functional ability and health-related quality of life outcomes in adults with venous leg ulcers: a randomised controlled trial. Int. Wound J. 14, 1:130-7

Link zum Abstract: www.ncbi.nlm.nih.gov/pubmed/26817648

Mobile Health: Was muss eine App für Patienten mit Claudicatio intermittens bieten?

Apps, die das Gesundheitsverhalten dokumentieren, sind praktisch und aus dem täglichen Leben kaum noch wegzudenken. Doch was ist den Nutzern wichtig? Niederländische Forscher befragten sowohl Physiotherapeuten, welche auf die periphere arterielle Verschlusskrankheit (pAVK) spezialisiert waren, als auch betroffene Patienten mit Claudicatio intermittens. Insgesamt konnten die Daten von 615 Therapeuten und 483 Patienten ausgewertet werden. Eine höhere Bildung und ein jüngeres Alter (jünger als 75 Jahre) machten den Besitz eines Smartphones wahrscheinlicher.

Die Patienten nutzten die App am häufigsten, um ihre Gehstrecke auf dem Laufband (71 Prozent), ihre Spaziergänge (50 Prozent) und ihre tägliche körperliche Aktivität (49 Prozent) aufzuzeichnen. Physiotherapeuten interessierten sich zwar für dieselben Aspekte (Spaziergänge: 89 Prozent, tägliche körperliche Aktivität: 82 Prozent, Distanz auf dem Laufband: 79 Prozent), darüber hinaus stuften sie die App aber auch für das Aufgeben des Rauchens als wichtig ein (65 Prozent). Diese Ergebnisse ermöglichen Rückschlüsse auf die von den Endnutzern gewünschten Funktionen und könnten eine Optimierung dieser Programme unterstützen.

Quelle: Van den Houten MML, et al. 2017. User preferences for mobile health interventions: a survey among intermittent claudication patients and their physical therapists. Ann. Vasc. Surg. Sep 8. [Epub ahead of print]

Link zum Abstract: www.ncbi.nlm.nih.gov/pubmed/28893710

Korrelieren Ischämie und Schmerzempfindung bei pAVK?

Wissenschaftler aus Frankreich untersuchten, ob sich Patienten mit peripherer arterieller Verschlusskrankheit (pAVK) und Claudicatio intermittens hinsichtlich Schmerzbeginn, maximaler Schmerzintensität und Schmerzerleichterung unterscheiden, je nachdem, ob die proximalen oder distalen Arterien betroffen sind (Beckentyp beziehungsweise Oberschenkeltyp). Auch fragten sie sich, ob ein Zusammenhang zwischen dem transkutanen Sauerstoffpartialdruck und der Schmerzintensität besteht. Als Assessments dienten die visuelle analoge Schmerzskala und die Messung des Sauerstoffpartialdrucks in Ruhe sowie während konstanter Belastung auf dem Laufband. Eingeschlossen wurden 41 Patienten mit Wadensymptomen und 19 mit Gesäßsymptomen. Das Ausmaß der Ischämie wurde mit dem Schmerz korreliert. Das Ergebnis: Während eine deutliche Ischämie nötig war, bevor Schmerz empfunden wurde, verringerte sich dieser im Verlauf des Gehens, obwohl die Ischämie bestehen blieb. Es gab keine signifikanten Unterschiede zwischen den Patienten mit pAVK vom distalen und proximalen Typ.

Quelle: Fouasson-Chailloux A, et al. 2017. Simultaneous pain intensity rating and quantification of ischemia throughout exercise and recovery in proximal versus distal arterial claudication. Vasc. Med. Oct 1. [Epub ahead of print]

Link zum Abstract: www.ncbi.nlm.nih.gov/pubmed/28985707

Verbessert Laufbandtraining den Blutfluss auf mikrovaskulärer Ebene bei Patienten mit pAVK?

Wissenschaftler testeten die Hypothese, dass ein begleitetes Training die Mikrozirkulation in der Skelettmuskulatur und die Sauerstoffentnahme bei Patienten mit peripherer arterieller Verschlusskrankheit (pAVK) verbessert. Dazu randomisierten sie 64 Patienten in eine Übungs- und eine Kontrollgruppe. Erstere absolvierte drei Monate lang ein Gehtraining auf dem Laufband. Mithilfe von Nahinfrarotspektroskopie wurden der Blutfluss in der Wadenmuskulatur und die Entnahme des Sauerstoffs gemessen, weitere Assessments waren der Knöchel-Arm-Index (Ankle-Brachial Index – ABI) und die maximale Gehzeit (Peak Walking Time – PWT) bis zum Einsetzen der belastungsabhängigen Schmerzen (Claudicatio intermittens). Das Laufbandtraining verbesserte die maximale Durchblutung der Wadenmuskulatur um 29 Prozent und die Sauerstoffverwertung um acht Prozent, die PWT erhöhte sich um 49 Prozent. Andere Parameter wie der ABI oder der Blutfluss in der Wade in Ruhe veränderten sich hingegen nicht durch das Training. Während der körperlichen Belastung zeigten die Aufzeichnungen einen gesteigerten oxidativen Muskelmetabolismus, dies könnte die erhöhte PWT erklären.

Quelle: Baker WB, et al. 2017. Effects of exercise training on calf muscle oxygen extraction and blood flow in patients with peripheral artery disease. J. Appl. Physiol. (1985). Oct 5. [Epub ahead of print]

Link zum Abstract: www.ncbi.nlm.nih.gov/pubmed/28982943

Beeinflusst Wadenheben die Leistungsfähigkeit der Mitochondrien in der Muskulatur von Patienten mit pAVK?

Übungen verringern die Symptome der Claudicatio intermittens bei peripherer arterieller Verschlusskrankheit (pAVK). Die Autoren stellten die Hypothese auf, dass die Leistungsfähigkeit der Mitochondrien der Wadenmuskulatur infolge einer Ischämie mit anschließender Reperfusion (Wiederdurchblutung) stimuliert wird. Sie ließen Patienten randomisiert entweder acht Wochen lang dreimal täglich die Übung Wadenheben durchführen (Experimentalgruppe, n = 14) oder dreimal wöchentlich für mindestens 30 Minuten an der Schmerzgrenze gehen (Kontrollgruppe, n = 15).

In der Experimentalgruppe verbesserte sich sowohl die schmerzfreie als auch die maximale Gehstrecke, die Symptome setzten später ein. Auch erhöhte sich die Aktivität des Enzyms Citrat-Synthase, wodurch auf eine höhere Mitochondriendichte in der Muskulatur geschlossen werden kann. Die Therapieadhärenz war höher (100 Prozent), die krankheitsbezogene Ängstlichkeit geringer. Die Kontrollgruppe zeigte in keinem der Outcomes Verbesserungen.

Quelle: Van Schaardenburgh M, et al. 2017. Calf raise exercise increases walking performance in patients with intermittent claudication. J. Vasc. Surg. Mar 9. [Epub ahead of print]

Link zum Abstract: www.ncbi.nlm.nih.gov/pubmed/28285932

Claudicatio intermittens: Sind Heimübungen in Kombination mit Nordic Walking effektiv?

In dieser Studie untersuchten Wissenschaftler 32 Patienten mit Claudicatio intermittens sechs und zwölf Monate nach einem zwölfwöchigen Heimübungsprogramm in Kombination mit Nordic Walking (Experimentalgruppe). Die Kontrollgruppe walkte ohne Stöcke.

Zu den Outcomes zählten Gehstrecke, Gehgeschwindigkeit, Compliance und Kosten. In einer zweiten Beobachtungskohorte von 29 Patienten, die ebenfalls die Experimentalintervention erhielt und danach erneut untersucht wurde, ermittelten die Forscher zusätzlich die Lebensqualität und den Knöchel-Arm-Index (Ankle-Brachial Index – ABI) zur Beurteilung der Durchblutung. Beide Gruppen verbesserten sich hinsichtlich Gehstrecke und -geschwindigkeit, die Experimentalgruppe mit Nordic Walking deutlicher. Auch war deren Compliance höher. In der zweiten Kohorte zeigte sich zudem eine signifikante Verbesserung im Ruhe-ABI, in allen Gangparametern und der Lebensqualität.

Quelle: Oakley C, et al. 2017. A three month home exercise programme augmented with nordic poles for patients with intermittent claudication enhances quality of life and continues to improve walking distance and compliance after one year. Eur. J. Vasc. Endovasc. Surg. Mar 30. [Epub ahead of print]

Link zum Abstract: www.ncbi.nlm.nih.gov/pubmed/28365377

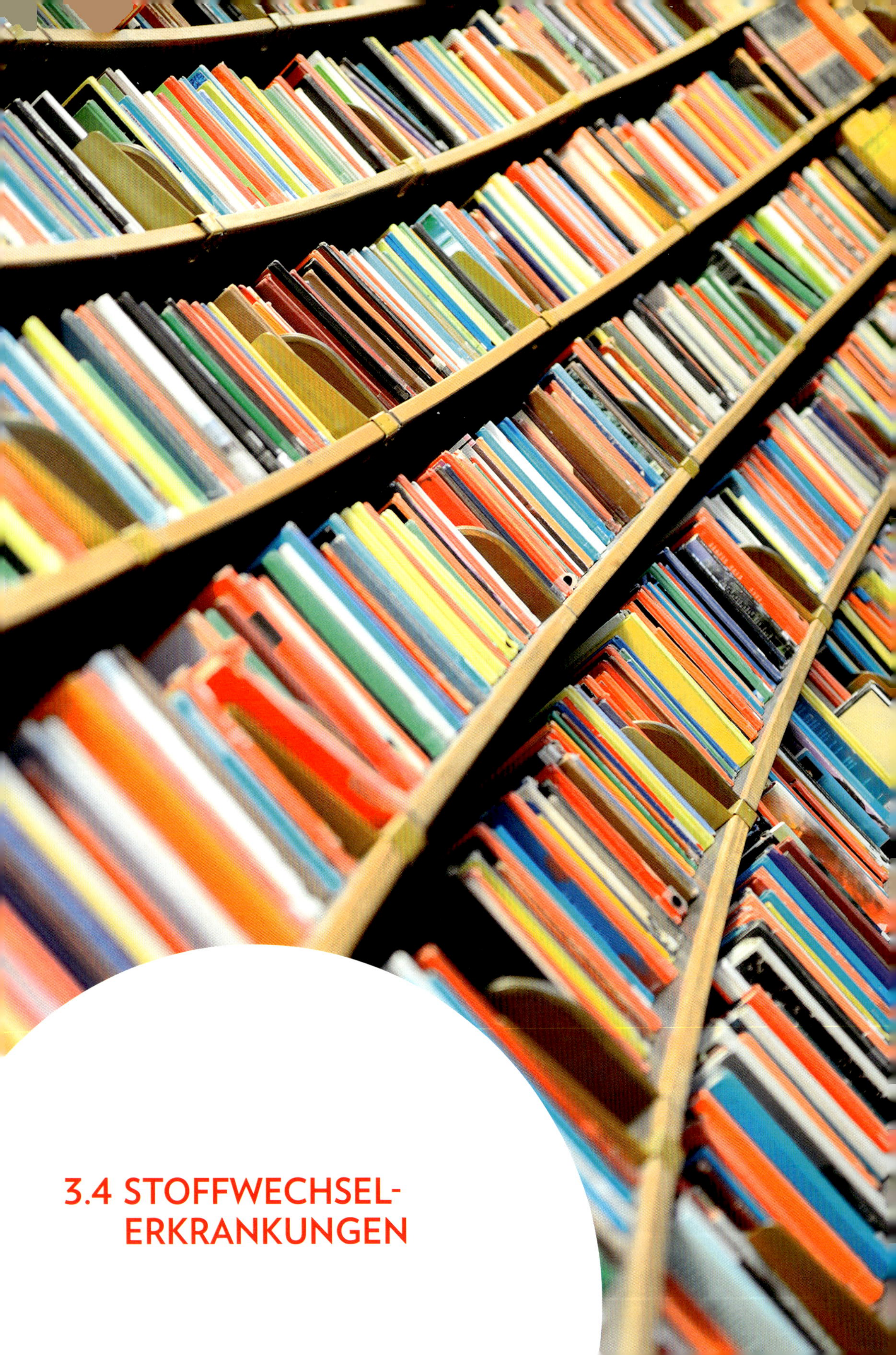

3.4 STOFFWECHSEL-ERKRANKUNGEN

3

WIE INTENSIV SOLLTEN PATIENTEN MIT TYP-2-DIABETES TRAINIEREN?

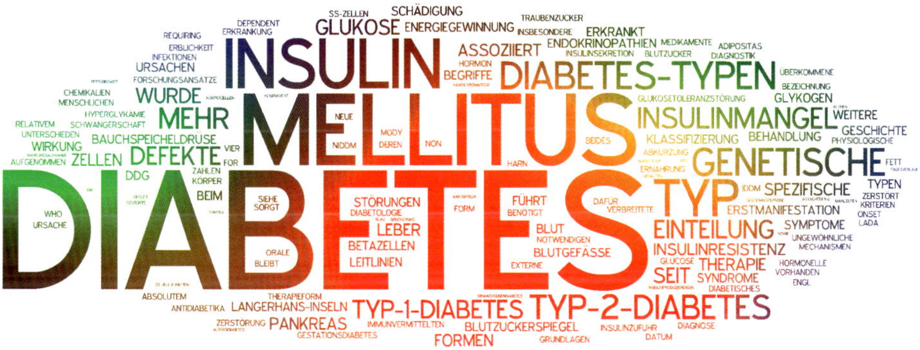

Eine gesunde Ernährung und körperliche Aktivität sind wichtig für Patienten mit Typ-2-Diabetes – das ist bekannt. Frühere Studien zeigten bereits, dass verschiedene Trainingsarten sich unterschiedlich auf die Blutzuckerkontrolle auswirken. Insbesondere die Kombination von aerobem Training und Kraftübungen scheint für diese Patienten wirksam zu sein.

Australische Forscher verfolgten im Rahmen einer systematischen Übersichtsarbeit mit Meta-Analyse drei Ziele: 1) die Quantifizierung des Effektes von aerobem Training auf die Blutzuckerkontrolle und den Spitzensauerstoffverbrauch im Vergleich zu inaktiven Kontrollpersonen, 2) die Untersuchung der Auswirkungen von hochintensivem Training und 3) die Klärung der Relevanz der Trainingsdauer.

Die Forscher durchsuchten verschiedene medizinische Datenbanken nach geeigneten Studien; Cut-off der Recherche war der 1. September 2016. Geeignet für die Analyse waren randomisierte kontrollierte Studien, die ein angeleitetes oder auch nicht angeleitetes Training mit einer Dauer von mindestens sechs Wochen untersucht hatten. Die Forscher schlossen 27 Studien mit insgesamt 1.372 Patienten in die Analyse ein. 737 Patienten waren unterschiedlichen Trainingsgruppen zugeteilt, 635 Patienten befanden sich in Kontrollgruppen. Die Dauer der Trainingsinterventionen in den Studien reichte von vier bis 52 Wochen, mit zwei bis fünf Einheiten pro Woche. Die Dauer der einzelnen Einheit betrug zwischen 15 und 75 Minuten. In allen Studien wurde aerobes Training durchgeführt, wobei die Intensität des Trainings in 24 Interventionsgruppen hoch und in zwölf Interventionsgruppen moderat war. In einer Studie trainierten die Patienten geringintensiv und in einer weiteren Studie war die Intensität nicht näher definiert.

Fazit

Die Auswertung zeigt, dass insbesondere ein hochintensives Training für Patienten mit Typ-2-Diabetes effektiv ist – sofern diese Art der Belastung toleriert wird.

Quelle: Grace A, et al. 2017. Clinical outcomes and glycaemic responses to different aerobic exercise training intensities in type II diabetes: a systematic review and meta-analysis. Cardiovasc. Diabetol. 16, 1:37 Volltext frei

Link zum Abstract: www.ncbi.nlm.nih.gov/pubmed/28292300

Wie effektiv ist ein niedrigintensives, schnell ausgeführtes Krafttraining bei Typ-2-Diabetes?

Wissenschaftler teilten 30 inaktive Typ-2-Diabetiker zufällig in zwei Gruppen auf. Eine Interventionsgruppe (n = 15) mit niedrigintensiven, schnell ausgeführten Kräftigungsübungen (low-load high-velocity – LLHV) trainierte sechs Wochen lang dreimal pro Woche am Gerät Squats, Lat-Zug, Knieextension und -flexion im Sitzen und Bankdrücken. Die Kontrollgruppe ging ebenfalls dreimal wöchentlich unter Aufsicht eines Instruktors abwechselnd folgenden leichten Freizeitaktivitäten nach: 40 Minuten langsames Gehen (ohne außer Atem zu kommen), 40 Minuten Tanzen, 40 Minuten leichte Dehnungsübungen. In der LLHV-Gruppe führten die Probanden drei Sätze à acht Wiederholungen bei 50 bis 60 Prozent des Einwiederholungsmaximums aus, und zwar so schnell wie möglich. Als klinische Zielgrößen wurden Kraft und Funktion bestimmt, gemessen mit folgenden Assessments: Biodex Isokinetik-Dynamometer, 30-Sekunden-Chair-Stand-Test, 8-Feet-Up-and-Go-Test, Sechs-Minuten-Gehtest. In der LLHV-Gruppe verbesserte sich die Kraftentwicklung während der Knieextension, bei den Probanden aus der Kontrollgruppe gab es keine Veränderungen. Auch in den funktionellen Tests verbesserte sich nur die LLHV-Gruppe. Die Autoren schlussfolgern, dass niedrigintensive, schnell ausgeführte Kraftübungen die neuromuskuläre Ansteuerung und funktionelle Belastungsfähigkeit bei Patienten mit Typ-2-Diabetes erhöhen.

Quelle: Celes R, et al. 2017. Low-load high-velocity resistance exercises improve strength and functional capacity in diabetic patients. Eur. J. Transl. Myol. 27, 2:6292 Volltext frei

Link zum Abstract: www.ncbi.nlm.nih.gov/pubmed/28713534

Verbessert ein aerobes Training die Gefäßgesundheit von Patienten mit Diabetes mellitus Typ 2 und peripherer Neuropathie?

In dieser sekundären Analyse wurde der Effekt eines 16-wöchigen aeroben Trainings auf die Gefäßgesundheit von Patienten mit Typ-2-Diabetes und peripherer Neuropathie untersucht. Außerdem sollte geklärt werden, ob die Vasodilatation der Gefäße und die Dauer des Bestehens der peripheren Neuropathie zusammenhängen. Mithilfe von Doppler-Sonografie beurteilten die Forscher die Veränderungen des Durchmessers der A. brachialis zu Studienbeginn und -ende. Die Daten von 17 Personen konnten ausgewertet werden. Nach Abschluss des aeroben Trainings hatte sich der Spitzendurchmesser der A. brachialis erhöht, dieses Ergebnis blieb aber unter der statistischen Signifikanzschwelle. Es gab einen mittelstarken negativen Zusammenhang zwischen der Dauer der Neuropathie und der prozentualen Vergrößerung der übungsinduzierten Vasodilatation. Demnach könnte eine länger bestehende periphere Neuropathie den Effekt eines Gefäßtrainings bei Typ-2-Diabetikern abschwächen.

Quelle: Billinger SA, et al. 2017. Aerobic exercise improves measures of vascular health in diabetic peripheral neuropathy. Int. J. Neurosci. 127, 1:80–5

Link zum Abstract: www.ncbi.nlm.nih.gov/pubmed/26785723

Das Sitzen häufiger unterbrechen oder Übungstherapie: Wovon profitieren Typ-2-Diabetiker mehr?

In dieser randomisierten Crossover-Studie durchliefen 19 Patienten mit Typ-2-Diabetes für je vier Tage randomisiert die folgenden Interventionen:

1) Sitzen: 14 Stunden Sitzen und 4.415 Schritte täglich; 2) Übungen: 4.823 Schritte täglich, 1,1 Sitzstunden wurden ersetzt durch Fahrradfahren; 3) weniger Sitzen: 17.502 Schritte täglich, 4,7 Stunden Sitzen wurden ersetzt durch Stehen und Gehen. Als Outcomes dienten der 24-Stunden-Glukosewert (iAUC) und die Insulinresistenz.

Die Glukosewerte waren vergleichbar zwischen den Interventionen „Übungen" und „weniger Sitzen". Hinsichtlich der Insulinresistenz war die Maßnahme „weniger Sitzen" überlegen. Die Intervention „Sitzen" schnitt am schlechtesten ab. Die Autoren schlussfolgern, dass das Unterbrechen des Sitzens durch Steh- und Gehphasen den Glukosespiegel vergleichbar senkt wie Übungen und die Insulinsensitivität von Typ-2-Diabetikern sogar stärker verbessert.

Quelle: Duvivier BM, et al. 2017. Breaking sitting with light activities vs structured exercise: a randomised crossover study demonstrating benefits for glycaemic control and insulin sensitivity in type 2 diabetes. Diabetologia 60, 3:490–8

Link zum Abstract: www.ncbi.nlm.nih.gov/pubmed/27904925

Metabolisches Syndrom: Reduzieren Übungen die Symptome?

Ja – so das Ergebnis eines Reviews mit Meta-Analyse, den australische Forscher basierend auf einer Literaturanalyse bis Januar 2017 erstellten. Sie schlossen 16 randomisierte oder kontrollierte Studien ein, die insgesamt über 800 Patienten mit metabolischem Syndrom (seit mindestens zwölf Wochen) mit Übungstherapie behandelt hatten. Von den 23 verschiedenen Interventionen waren Ausdauerübungen erfolgreich zur Reduzierung von Body-Mass-Index (BMI), Körpermasse und -umfang, zur Verbesserung der maximalen Sauerstoffaufnahme, Verringerung von systolischem und diastolischem Blutdruck sowie zur Senkung von Nüchternglukose, Triglyzeriden und Lipoproteinen niedriger Dichte (LDL). Kombinierte aerob-resistive Übungen reduzierten ebenfalls den Körperumfang, verbesserten die maximale Sauerstoffaufnahme, verringerten den systolischen Blutdruck und zusätzlich die HDL-Lipoproteine. Die Teilnehmer trainierten acht bis 52 Wochen lang bei überwiegend moderater bis starker Intensität; die Einheiten dauerten jeweils 30 bis 75 Minuten und fanden zwei- bis viermal wöchentlich statt.

Quelle: Ostman C, et al. 2017. The effect of exercise training on clinical outcomes in patients with the metabolic syndrome: a systematic review and meta-analysis. Cardiovasc. Diabetol. 16, 1:110 Volltext frei

Link zum Abstract: www.ncbi.nlm.nih.gov/pubmed/28854979

Wie wirkt sich ein Gleichgewichts- und Krafttraining bei Frauen nach der Menopause mit Osteoporose aus?

65 Frauen in Spanien wurden zufällig entweder der Kontrollgruppe zugeteilt (n = 32, 58,8 ± 4,5 Jahre alt), die ihre normalen Gewohnheiten beibehielt, oder der Interventionsgruppe (n = 33, 57,4 ± 4,8 Jahre alt); diese nahm sechs Monate lang dreimal wöchentlich an einem 60-minütigen Programm aus Gleichgewichts- und niedrigintensiven Kraftübungen teil. Zu Studienbeginn und -ende wurden das statische und dynamische Gleichgewicht sowie die Muskelkraft der oberen und unteren Extremität gemessen. Im Follow-up nach sechs Monaten hatte sich die Interventionsgruppe sowohl in den Balance- als auch in den Kraftparametern signifikant deutlicher verbessert als die Kontrollgruppe. Die Forscher schlussfolgern, dass ein einfaches Übungsprogramm ohne teure Therapiematerialien ausreichend ist, um Gleichgewicht und Kraft bei Frauen nach der Menopause mit Osteoporose zu verbessern.

Quelle: Otero M, et al. 2017. The effectiveness of a basic exercise intervention to improve strength and balance in women with osteoporosis. Clin. Interv. Aging 12:505-13 Volltext frei

Link zum Abstract: www.ncbi.nlm.nih.gov/pubmed/28352163

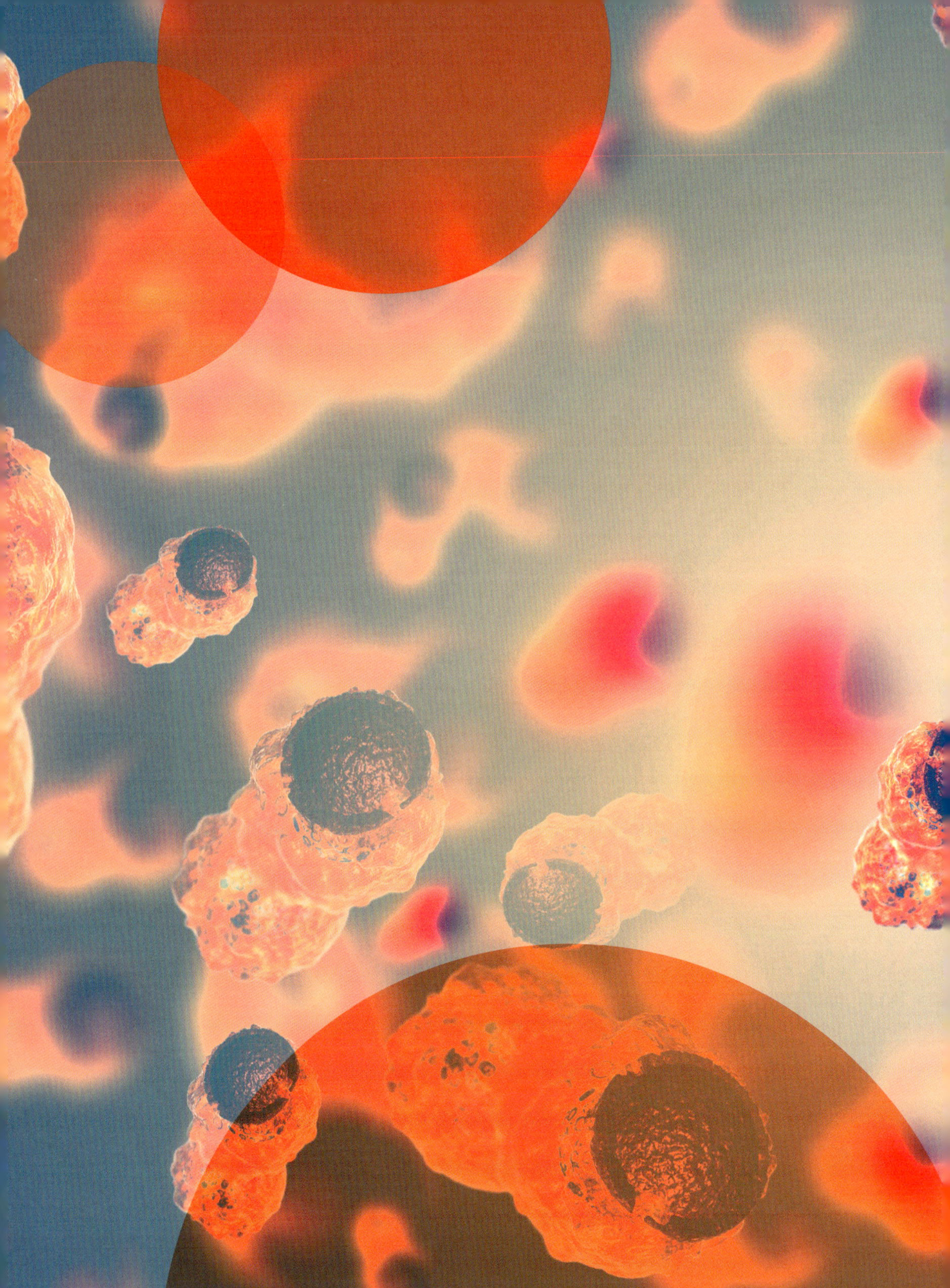

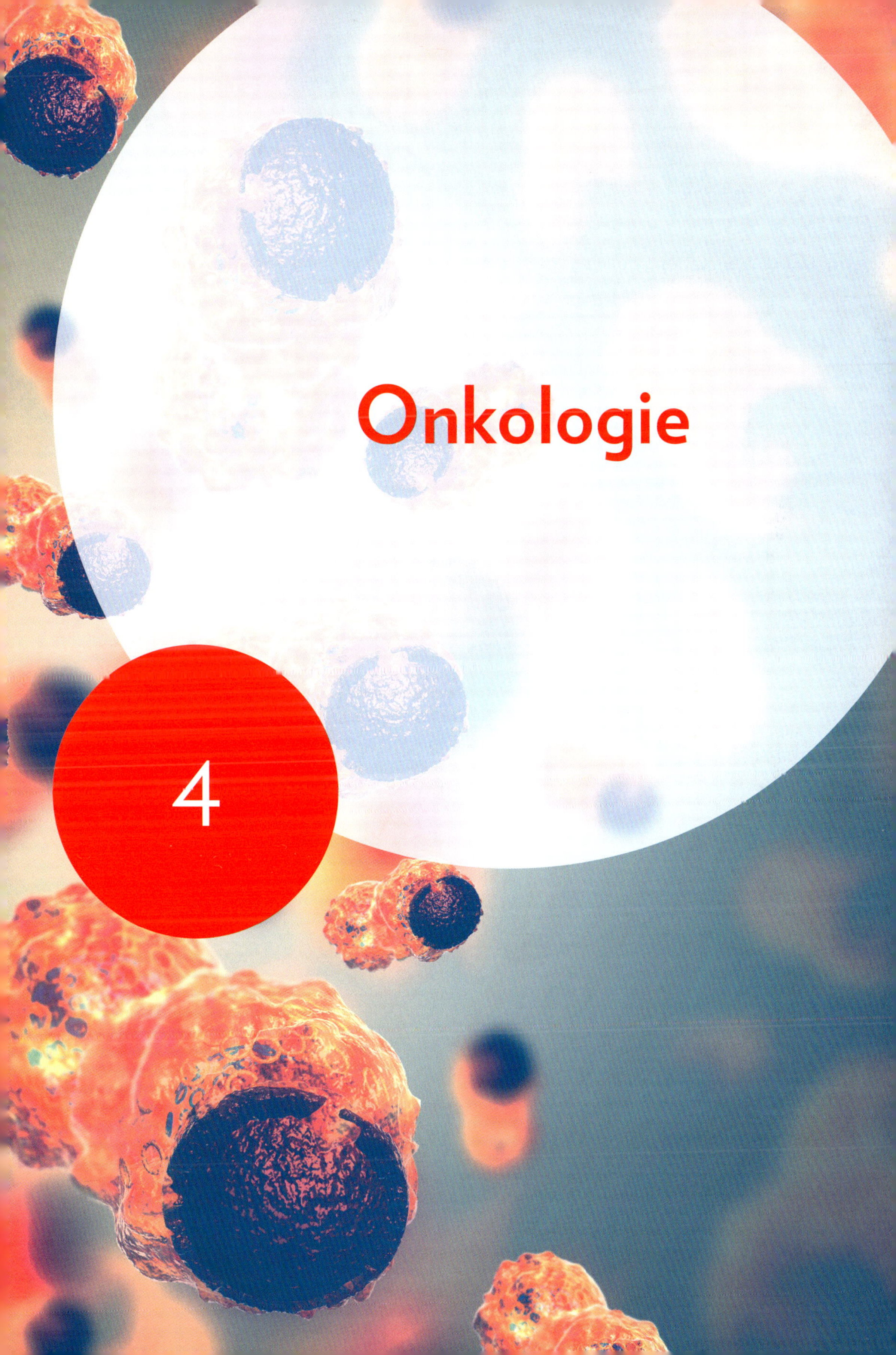

4 Onkologie

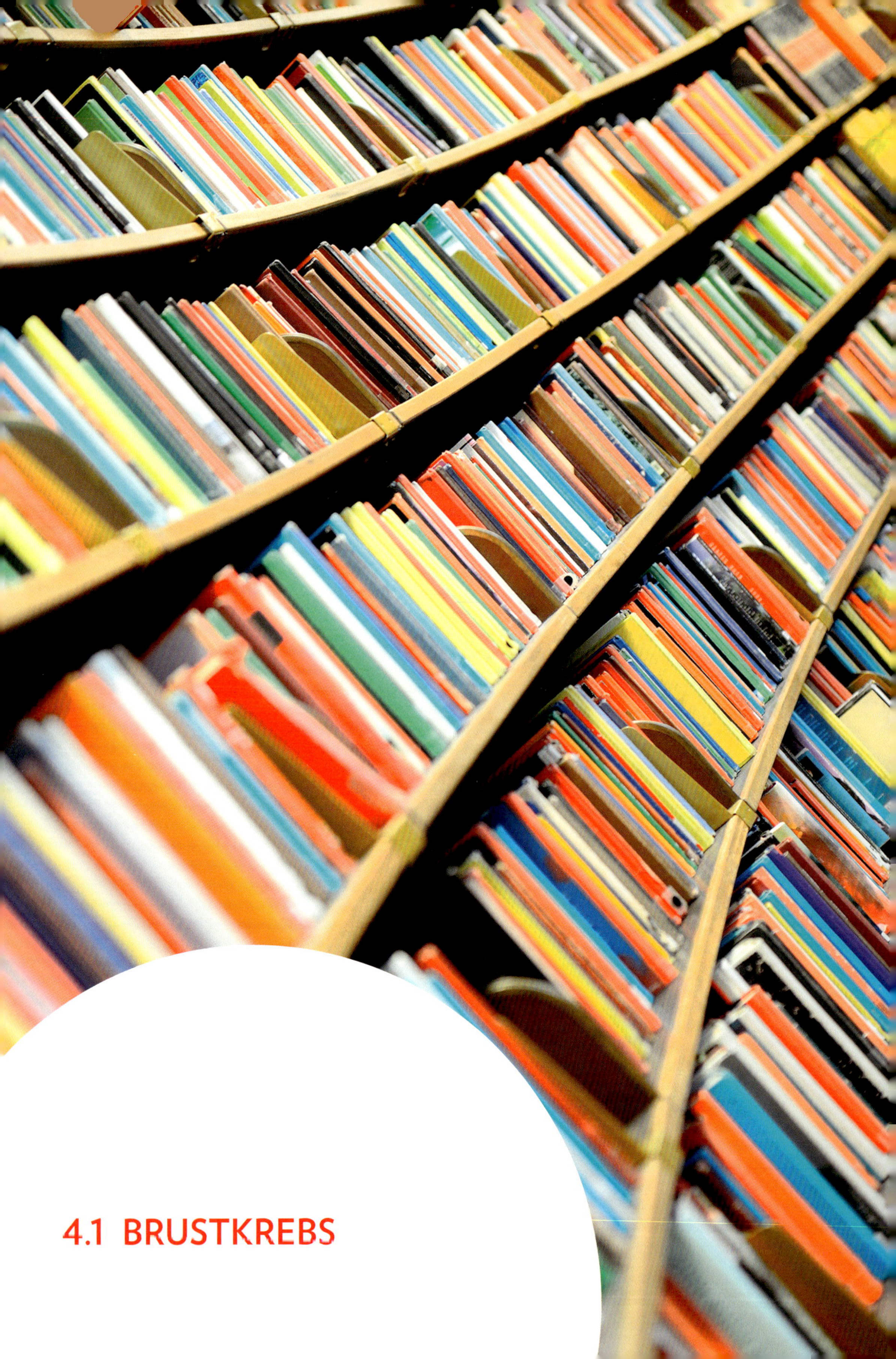

4.1 BRUSTKREBS

4

WAS BEEINFLUSST DIE LYMPHFUNKTION EFFEKTIVER NACH OPERATION BEI MAMMA-CA: MANUELLE LYMPHDRAINAGE ODER ÜBUNGSTHERAPIE?

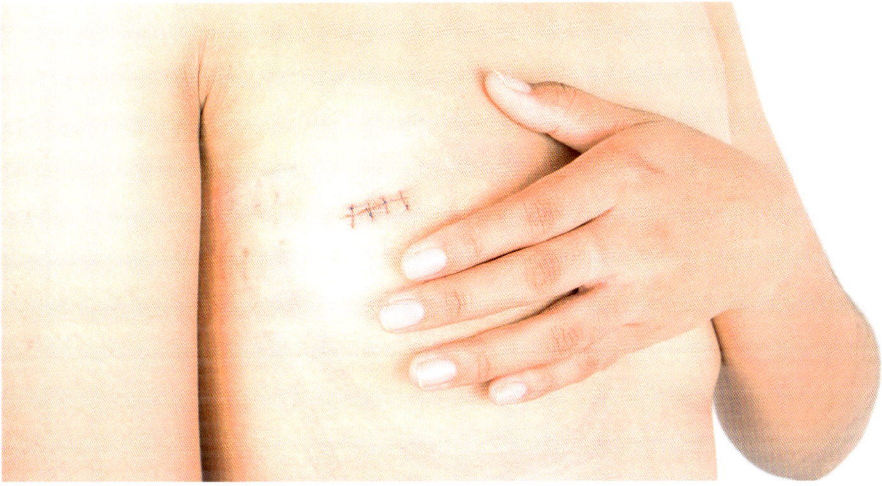

105 Frauen nach radikaler Mastektomie nahmen an der brasilianischen Studie teil; sie ähnelten sich in Bezug auf Krebsstadium, Alter und Body-Mass-Index (BMI). 52 Probandinnen erhielten Manuelle Lymphdrainage (MLD), 53 führten ein Gruppen-Übungsprogramm für die obere Extremität aus. Dieses umfasste Entspannungsmaßnahmen und Mobilitätsübungen für das Schultergelenk. Beide Maßnahmen begannen 48 Stunden postoperativ und wurden 30 Tage lang zweimal wöchentlich für 40 Minuten durchgeführt. Zu den Ausschlusskriterien gehörten unter anderem die sofortige Brustrekonstruktion im Anschluss an die Mastektomie, eine vorangegangene Bestrahlung und eine präoperative Differenz im Armumfang von mehr als zwei Zentimetern. Vor und nach der Operation wurden folgende Outcomes gemessen:

- Armödem (Umfangsmessung)
- Bewegungsausmaß des Schultergelenkes
- Wundverhältnisse
- Lymphrückfluss (Darstellung via Lymphabflussszintigrafie, siehe Infokasten)

Es gab keine signifikanten Unterschiede zwischen den Gruppen in den drei erstgenannten Outcomes. Postoperativ wurde das Radiopharmazeutikum von den meisten Probandinnen langsamer und schlechter aufgenommen, unabhängig von der Gruppenzugehörigkeit. Dies ist wahrscheinlich auf Narbengewebe, Ausräumung axillärer Lymphknoten und Entstehung von Seromen zurückzuführen. Die Bildung lymphatischer Kollateralkreisläufe ähnelte sich zwischen den Gruppen prä- und postoperativ.

Limitationen dieser Studie sind eine fehlende Randomisierung, der relativ kurze Nachbeobachtungszeitraum und der Ausschluss von Patientinnen, die eine Sentinel-Lymphknoten-Resektion erhalten haben, ein Verfahren, das sehr gängig ist.

Lymphabflussszintigrafie

Ein Verfahren, mit dem man den Lymphrückfluss darstellen kann. Eine radioaktive Substanz wird der Patientin distal injiziert (Finger- oder Zehenbereich). Nach einer gewissen Zeit, in welcher die Patientin sich bewegen soll, wird der Gehalt des Radiopharmazeutikums in den Lymphknoten der Leiste beziehungsweise Axilla bestimmt. Dies erlaubt Rückschlüsse auf die Funktion der Lymphgefäße.

Fazit

Die Wissenschaftler schlussfolgern, dass Frauen nach radikaler Mastektomie sowohl von MLD als auch von aktiver Bewegungstherapie gleichermaßen profitieren; so werden die Beweglichkeit der Schulter, die Wundheilung und die Entstauung des betroffenen Armes unterstützt.

Quelle: Freire de Oliveira MM, et al. 2017. Manual lymphatic drainage and active exercise effects on lymphatic function do not translate into morbidities in women who underwent breast cancer surgery. Arch. Phys. Med. Rehabil. 98, 2:256-63

Link zum Abstract: www.ncbi.nlm.nih.gov/pubmed/27519926

WIE EFFEKTIV IST DIE TELEREHABILITATION FÜR BRUSTKREBS-ÜBERLEBENDE?

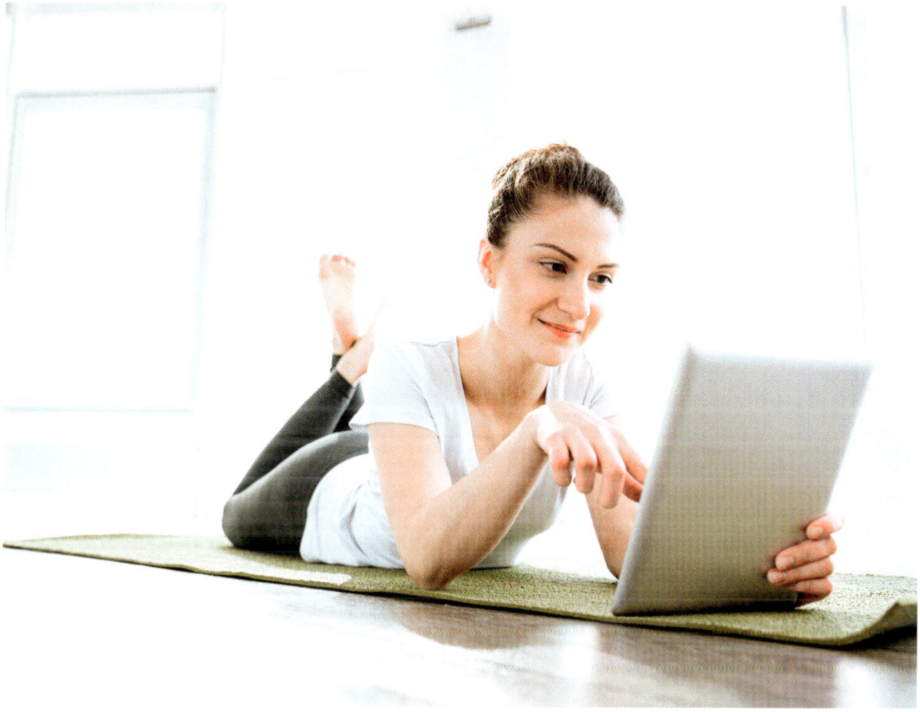

Internetbasierte Rehabilitationsprogramme (Telehealth) sind eine kostengünstige und praktische Möglichkeit, Patienten zu Hause zu betreuen. Doch wie wirksam sind solche Maßnahmen? Eine spanische Forschergruppe randomisierte 81 Frauen nach abgeschlossener adjuvanter Therapie nach Brustkrebserkrankung (Stadien I bis IIIA) in zwei Gruppen: eine Experimentalgruppe (n = 40) mit webbasierten Übungen (Programm e-CUIDATE) dreimal wöchentlich für jeweils 90 Minuten (aerobe und Widerstandsübungen) und eine Kontrollgruppe, die allgemein zu Aktivität motiviert und Übungen instruiert wurde. Gemessen wurden folgende Parameter zu Studienbeginn, nach acht Wochen (Studienende) und sechs Monaten:

- Lebensqualität (European Organization for Research and Treatment of Cancer Quality-of-Life Questionnaire Core 30, EORTC QLQ-C30, inklusive des Brustkrebs-Moduls)
- Brief Pain Inventory
- Greifkraft (Dynamometer)
- isometrische Kraft der Bauchmuskulatur

- Dynamometer zur Erfassung der Rückenmuskelkraft
- wiederholter Sit-to-Stand-Test
- Piper Fatigue Scale

Im Vergleich zur Kontrollgruppe verbesserte sich die Telereha-Gruppe nach acht Wochen deutlich hinsichtlich allgemeinem Gesundheitsstatus, Kognition, Körperfunktion, Rollenverständnis, Armsymptomen, Schmerzstärke und Beeinträchtigung durch Schmerzen. Auch die Kraft beider Hände, der unteren Extremität sowie der Bauch- und Rückenmuskulatur erhöhte sich, die Fatigue-Symptomatik ließ nach. Diese Ergebnisse waren teilweise noch im Follow-up nach sechs Monaten vorhanden (außer Schmerzintensität, Greifkraft des nicht betroffenen Armes und Rollenfunktion im EORTC QLQ-C30).

Eine Limitation der Studie besteht in der Heterogenität zwischen den Gruppen bezüglich des Hormonhaushaltes, der sich auf die Schmerzwahrnehmung auswirken kann: In der Telereha-Gruppe waren weniger Probandinnen in der Menopause (33) als in der Kontrollgruppe (40). Dies könnte die Ergebnisse beeinflusst haben.

Fazit

Die Wissenschaftler folgern, dass Telerehabilitation für Brustkrebs-Überlebende sinnvoll ist.

Quelle: Galiano-Castillo N, et al. 2016. Telehealth system: a randomized controlled trial evaluating the impact of an internet-based exercise intervention on quality of life, pain, muscle strength, and fatigue in breast cancer survivors. Cancer 122, 20:3166-74

Link zum Abstract: www.ncbi.nlm.nih.gov/pubmed/27332968

Was lindert bei Frauen mit Brustkrebs Fatigue und erhöht die physische Aktivität nachhaltig: eine Standardtherapie oder ein individualisiertes Programm?

Deutsche Wissenschaftler randomisierten 111 Frauen in eine Interventions- und 83 in eine Kontrollgruppe. Während Letztere eine dreiwöchige Rehabilitation ohne anschließende Betreuung erhielt, machten die Probandinnen der Experimentalgruppe für die gleiche Dauer individualisierte Übungen und wurden nach vier und acht Monaten für je eine Woche stationär im Krankenhaus betreut. Zusätzlich bekamen sie nach der Intervention individuell abgestimmte Hausaufgaben. Durch Fragebogen wurden Fatigue, körperliche Aktivität und Lebensqualität erfasst (nach vier, acht, zwölf, 18 und 24 Monaten).

Nach zwei Jahren hatte sich in der Interventionsgruppe der Level der physischen Aktivität signifikant erhöht; die Kontrollgruppe veränderte sich kaum. Auch die Fatigue-Symptomatik ließ in der Interventionsgruppe stärker nach, die gesundheitsbezogene Lebensqualität stieg.

Quelle: Baumann FT, et al. 2016. Sustainable impact of an individualized exercise program on physical activity level and fatigue syndrome on breast cancer patients in two German rehabilitation centers. Support Care Cancer. Dec 9. [Epub ahead of print]

Link zum Abstract: www.ncbi.nlm.nih.gov/pubmed/27942857

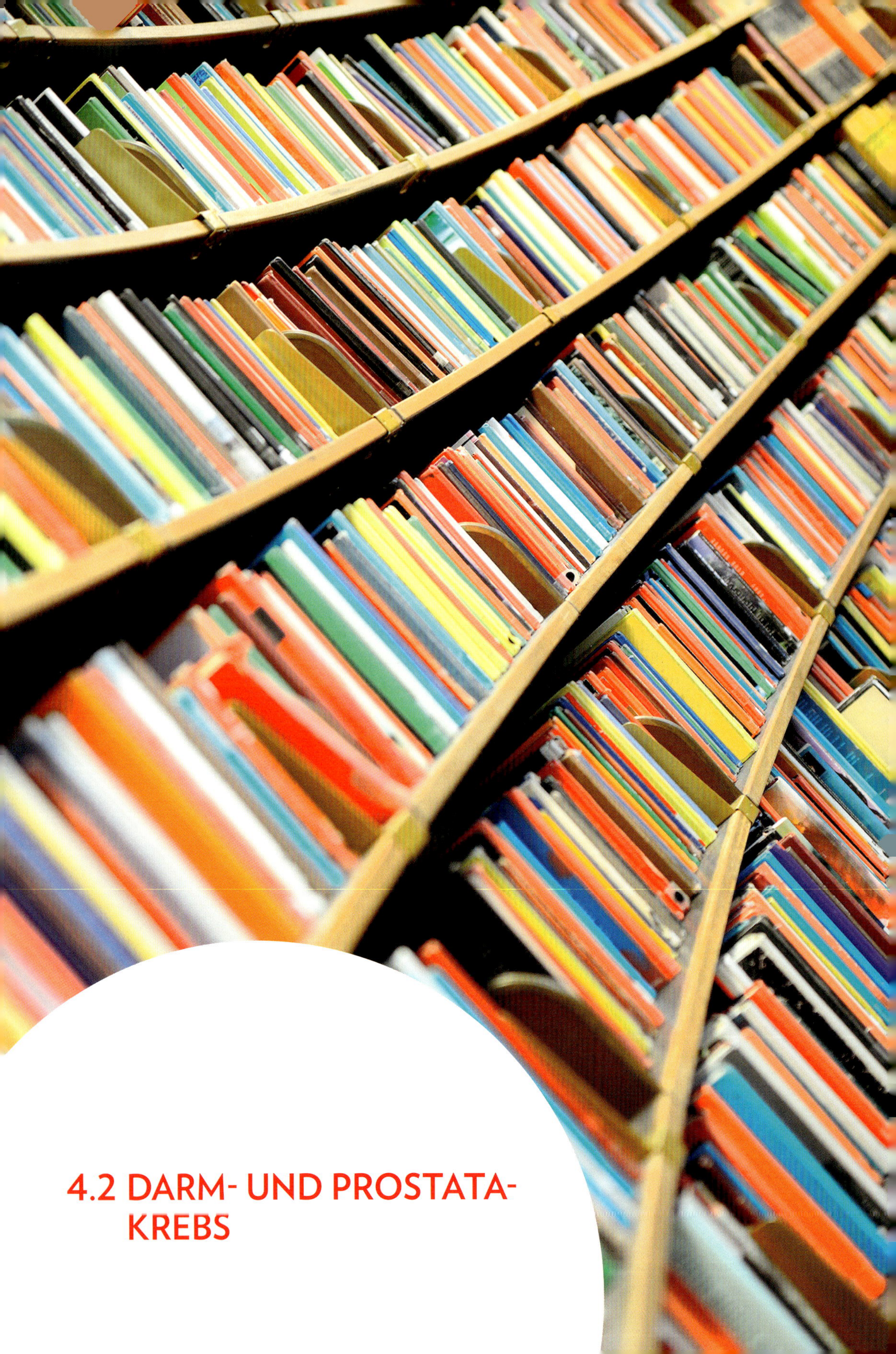

4.2 DARM- UND PROSTATA-KREBS

VERRINGERN ÜBUNGEN EINE PERIPHERE NEUROPATHIE NACH CHEMOTHERAPIE BEI METASTASIERENDEM DARMKREBS?

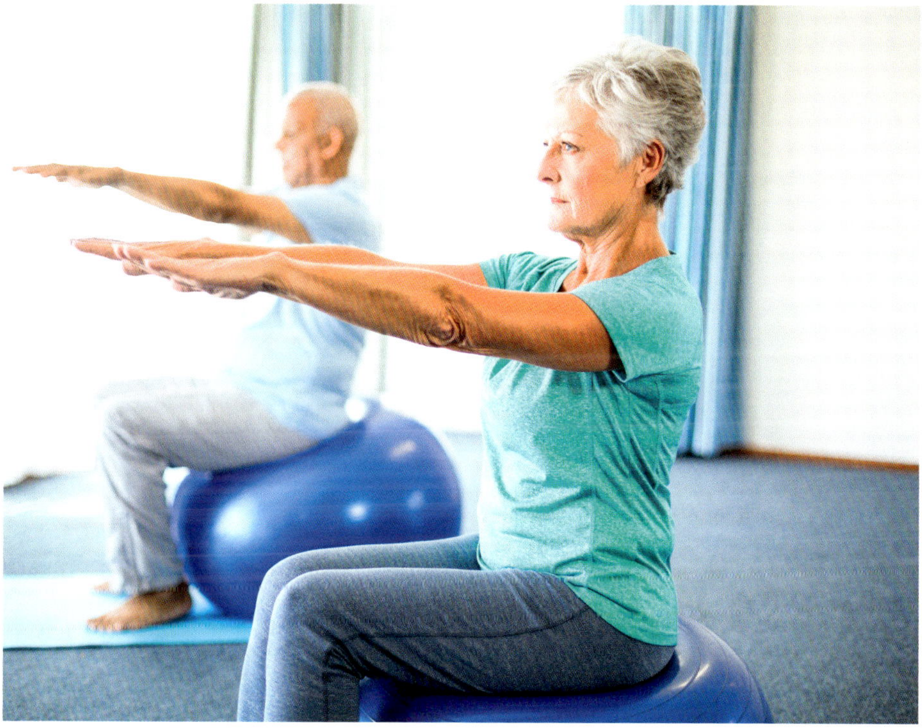

Ja, den Ergebnissen einer multizentrischen Studie aus Deutschland und der Schweiz folgend. Generell ist bekannt, dass körperliche Aktivität bei Patienten mit Tumorleiden sinnvoll ist. Konkret ging es um die Frage, ob dies auch für Patienten mit metastasierendem kolorektalen Karzinom (Stadium vier) zutrifft und inwiefern die typischen peripheren Neuropathien, die im Rahmen der palliativen Behandlung mit Chemotherapie auftreten, beeinflusst werden können. Die 30 Probanden hatten im Schnitt 24 Chemotherapien erhalten und wurden in zwei Gruppen randomisiert: Die 17 Teilnehmer der Interventionsgruppe führten zweimal wöchentlich für acht Wochen ein Übungsprogramm mit Ausdauer-, Widerstands- und Gleichgewichtsübungen für jeweils eine Stunde durch. Ein Sporttherapeut betreute sie in einem Fitnesscenter. Die Kontrollgruppe (n = 13) erhielt schriftliche Empfehlungen, um ebenfalls körperlich leistungsfähiger zu werden.

Die periphere Neuropathie wurde durch den Fragebogen Functional Assessment of Cancer Therapy/Gynecologic Oncology Group Neurotoxicity (FACT/GOG-NTX) erfasst, die Leistungsfähigkeit mit dem Sechs-Minuten-Gehtest, Kraft und Gleichgewicht mit hypothetischem Maximalgewicht (h1RM) und Gleichgewichtstest (GGT-Reha) ermittelt. Die Untersuchungen fanden vor und nach der Intervention sowie nach weiteren vier Wochen statt.

Nur die Interventionsgruppe hatte im Untersuchungszeitraum konstante neuropathische Symptome, in der Kontrollgruppe nahmen sie in den ersten vier Wochen zu. Nach acht Wochen hatten die nicht übenden Patienten mehr neuropathische Beschwerden. Auch Kraft und Gleichgewicht verbesserten sich in der Interventionsgruppe. Dabei korrelierten Veränderungen der neuropathischen Beschwerden mit dem Gleichgewicht.

Stadien des Kolonkarzinoms

Die Stadieneinteilung wurde von der „Union internationale contre le cancer“ (UICC) eingeführt und steuert die Therapie.

Stadium Ia – Beschränkung der Tumorinfiltration auf Mukosa und Tela submucosa

Stadium Ib – Beschränkung der Tumorinfiltration bis in die Tunica muscularis propria

Stadium II – Infiltration der Subserosa oder Infiltration von Nachbarorganen/Bauchfell (T3 und T4 der TNM-Klassifikation) ohne Lymphknotenmetastasierung

Stadium III – Lymphknotenmetastasierung

Stadium IV – Fernmetastasen

Fazit:

Die Autoren schlussfolgern daraus, dass Übungen und insbesondere Gleichgewichtsübungen im palliativen Setting wichtig sind, um Nebenwirkungen der Tumortherapie zu minimieren und die Lebensqualität der Patienten zu steigern.

Quelle: Zimmer P, et al. 2017. Eight-week, multimodal exercise counteracts a progress of chemotherapy-induced peripheral neuropathy and improves balance and strength in metastasized colorectal cancer patients: a randomized controlled trial. Support Care Cancer. Sep 30. [Epub ahead of print]

Link zum Abstract: www.ncbi.nlm.nih.gov/pubmed/28963591

Wie wirkt sich ein achtwöchiges Stabilisationsprogramm bei Darmkrebs-Überlebenden aus?

In dieser sekundären Analyse ihrer randomisierten kontrollierten Studie untersuchten spanische Wissenschaftler an 46 Patienten, wie sich ein achtwöchiges Stabilisationsprogramm für den LWS- und Beckenbereich im Vergleich zur herkömmlichen Versorgung bei Darmkrebs-Überlebenden auswirkt.

Als Outcome-Parameter beurteilten die Forscher die Muskulatur im Ultraschall, untersuchten die Druckschmerzschwelle an verschiedenen Körperbereichen und setzten den Fragebogen Brief Pain Inventory ein. Die Patienten der Experimentalgruppe hatten im Follow-up direkt nach der Intervention und sechs Monate später eine geringere Druckschmerzhaftigkeit im Bereich der LWS und auf der betroffenen Seite unterhalb des Bauchnabels. Auch die Dicke des M. obliquus internus hatte in der Experimentalgruppe bei der Nachuntersuchung nach acht Wochen zugenommen. Diese verbesserte sich in allen Parametern mehr als die Kontrollgruppe.

Quelle: Cantarero-Villanueva I, et al. 2017. Changes in pain and muscle architecture in colon cancer survivors after a lumbopelvic exercise program: a secondary analysis of a randomized controlled trial. Pain Med. Mar 6. [Epub ahead of print]

Link zum Abstract: www.ncbi.nlm.nih.gov/pubmed/28340204

Ist eine präoperative Therapie sinnvoll für Patienten mit Dickdarmkrebs?

Ja, so das Fazit kanadischer Forscher. Sie überprüften in ihrer Studie die Wirksamkeit eines vierwöchigen präoperativen Programms (n = 57), bestehend aus Beratung über Entspannungstechniken, Nahrungsergänzung und Übungen. Ziel war es, das Übungsverhalten zu verändern und die funktionelle Kapazität zu verbessern. Die Kontrollgruppe (n = 59) erhielt präoperativ keine Intervention, postoperativ dann dieselbe wie die Interventionsgruppe. Als Assessments dienten der Fragebogen Community Healthy Activities Model Program for Seniors (CHAMPS) und der Sechs-Minuten-Gehtest zu Studienbeginn und zum Zeitpunkt der OP.

Die Probanden der präoperativen Therapiegruppe verbesserten sich in allen Parametern: Sie erhöhten den Anteil moderat-intensiver bis lebhafter körperlicher Aktivität, ein Großteil erfüllte die Empfehlungen für körperliche Aktivität und verbesserte sich stärker im Sechs-Minuten-Gehtest als die Kontrollpersonen.

Quelle: Chen BP, et al. 2017. Four-week prehabilitation program is sufficient to modify exercise behaviors and improve preoperative functional walking capacity in patients with colorectal cancer. Support Care Cancer 25, 1:33–40

Link zum Abstract: www.ncbi.nlm.nih.gov/pubmed/27539131

Welche Übungstherapie ist die beste für Personen mit Prostatakarzinom und Fatigue?

Australische Wissenschaftler untersuchten die Langzeiteffekte verschiedener Übungsansätze. 163 Patienten im Alter von 43 bis 90 Jahren mit Prostatakarzinom und Androgendeprivationstherapie (ADT) wurden randomisiert einer der folgenden Gruppen zugeordnet: 1) muskuloskelettale Gruppe (intensives Krafttraining, n = 58), 2) Kardio- und muskuloskelettale Gruppe (Kraft- und aerobes Training, n = 54) oder 3) übliche Versorgung beziehungsweise verzögert einsetzende Übungstherapie (n = 51). Die Intervention dauerte für die erste Gruppe zwölf Monate, die zweite übte sechs Monate unter Aufsicht, gefolgt von einem Heimprogramm für weitere sechs Monate. Teilnehmer der dritten Gruppe erhielten in den ersten sechs Monaten nur eine Informationsbroschüre zur Übungstherapie und nahmen dann für weitere sechs Monate an einem Fahrradergometer-Training teil. Als Assessments nutzten die Forscher den European Organisation for Research and Treatment of Cancer Quality of Life Questionnaire-Core 36 und Short Form-36. Die Fatigue reduzierte sich in der muskuloskelettalen Gruppe nach sechs und zwölf Monaten, in den beiden anderen Gruppen nach zwölf Monaten. Die Lebensqualität stieg in allen Gruppen nach zwölf Monaten. Die Probanden mit der ausgeprägtesten Fatigue und der geringsten Lebensqualität zu Studienbeginn profitierten am meisten von der Therapie. Die Autoren schließen mit der Feststellung, dass Patienten mit Prostatakarzinom während der ADT von verschiedenen Übungsstrategien vergleichbar profitieren.

Quelle: Taaffe DR, et al. 2017. Effects of different exercise modalities on fatigue in prostate cancer patients undergoing androgen deprivation therapy: a year-long randomised controlled trial. Eur. Urol. 72, 2:293–9 Volltext frei

Link zum Abstract: www.ncbi.nlm.nih.gov/pubmed/28249801

Profitieren Patienten mit Prostatakarzinom von Krafttraining?

In dieser systematischen Literaturübersicht aus Wien erforschten Wissenschaftler die Auswirkungen von Krafttraining auf Parameter wie körperliche Leistungsfähigkeit, Körperzusammensetzung, Fatigue und gesundheitsbezogene Lebensqualität bei Personen mit Prostatakarzinom. Sie sichteten relevante Studien in verschiedenen elektronischen Datenbanken bis Dezember 2016 und schlossen 32 Studien mit insgesamt 1.199 Patienten ein. Die Ergebnisse der Meta-Analyse zeigen, dass die Kraft der oberen und unteren Extremität durch das Krafttraining signifikant stieg. Auch die Körperzusammensetzung verbesserte sich hinsichtlich magerer Körpermasse, Körperfett- und Rumpffettanteil. Die Zeit im 400-Meter-Gehtest verbesserte sich ebenfalls signifikant. Es lagen keine ausreichenden Daten vor, um die Auswirkung von Krafttraining auf Fatigue und gesundheitsbezogene Lebensqualität zu beurteilen.

Quelle: Keilani M, et al. 2017. Effects of resistance exercise in prostate cancer patients: a meta-analysis. Support Care Cancer. Jun 10. [Epub ahead of print]

Link zum Abstract: www.ncbi.nlm.nih.gov/pubmed/28600706

Ist ein langfristiges Krafttraining für Patienten nach Prostatakrebs hilfreich?

Eine vorangegangene Studie zeigte, dass ein zwölfwöchiges, medizinisch verordnetes körperliches Training bei Patienten nach Prostatakrebs wirksam ist (ENGAGE – efficacy of a referral and physical activity programme for survivors of prostate cancer). Anschließend sollten die Teilnehmer im Rahmen einer vergünstigten Mitgliedschaft in einem Fitnesscenter weiterhin Krafttraining betreiben. Die Kontrollgruppe erhielt lediglich die Standardtherapie. Körperliche Aktivität, Lebensqualität und depressive Symptome wurden in dieser randomisierten kontrollierten Studie nach sechs und zwölf Monaten untersucht.

Von 147 Männern übten 54 Personen (Kontrollgruppe: n = 93). Nach sechs Monaten unterschieden sich die Gruppen, die Interventionsgruppe berichtete über mehr körperliche Aktivität. Im gesamten Untersuchungszeitraum war kein Unterschied bezüglich der Lebensqualität und depressiver Symptome feststellbar.

Quelle: Gaskin CJ, et al. 2017. A clinician referral and 12-week exercise training programme for men with prostate cancer: outcomes to 12 months of the ENGAGE cluster randomised controlled trial. J. Phys. Act. Health 7:1-18

Link zum Abstract: www.ncbi.nlm.nih.gov/pubmed/28169575

Was bewirken Übungen bei Männern mit Prostatakrebs während der Strahlentherapie?

Der positive Effekt von Übungen während der Strahlen- und Hormontherapie von Krebspatienten ist bekannt: Dadurch können sich sowohl die Leistungsfähigkeit und Lebensqualität verbessern als auch die Erschöpfung verringern. In dieser zwölfmonatigen Untersuchung wurde der spezielle Einfluss eines Übungsprogramms auf Entzündungs- und metabolische Parameter sowie den funktionellen Status von Patienten mit Prostatakrebs überprüft. Die 72 Studienteilnehmer wurden vor der Bestrahlung randomisiert. Die Übungsgruppe trainierte fünfmal pro Woche im Zeitraum der Bestrahlung und danach noch dreimal wöchentlich. Die Kontrollgruppe erhielt nur Hinweise und Informationen zu gesundheitsförderlichem Verhalten.

Beide Gruppen wurden vor der Intervention, nach acht Wochen und zehn Monaten untersucht. Die Übungsgruppe verbesserte sich nach einem Jahr in der funktionellen Leistungsfähigkeit und im Taille-Hüft-Verhältnis, hatte einen kleineren BMI und geringere Entzündungsparameter. In der Kontrollgruppe waren die Erschöpfungszeichen direkt nach der Bestrahlung und nach zwölf Monaten deutlich höher.

Quelle: Hojan K, 2017. Inflammation, cardiometabolic markers, and functional changes in men with prostate cancer. A randomized controlled trial of a 12 month exercise program. Pol. Arch. Med. Wewn. 127, 1:25-5 Volltext frei

Link zum Abstract: www.ncbi.nlm.nih.gov/pubmed/28075422

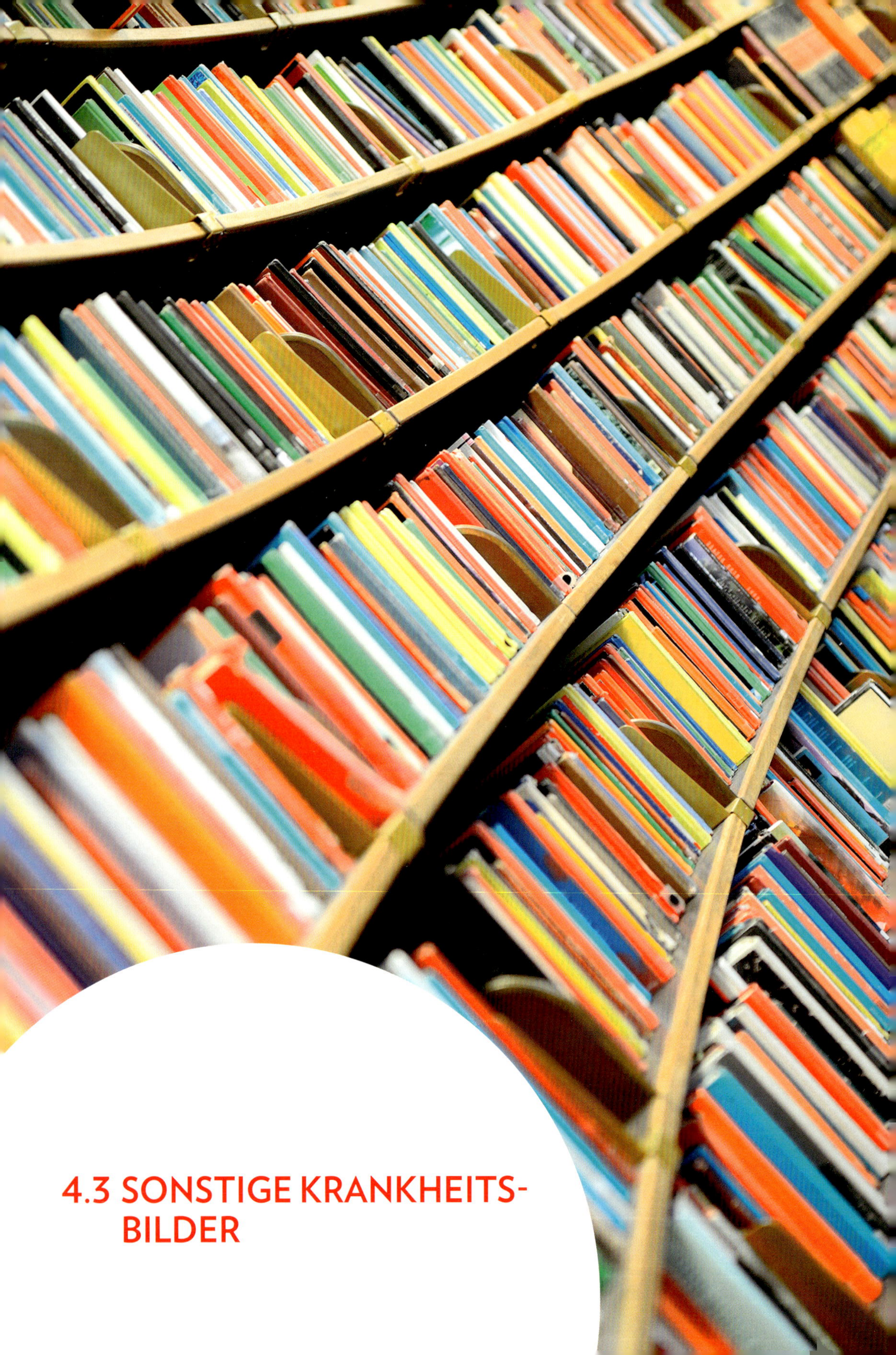

4.3 SONSTIGE KRANKHEITS-BILDER

4

WAS HILFT WIRKLICH GEGEN TUMORBEDINGTE FATIGUE?

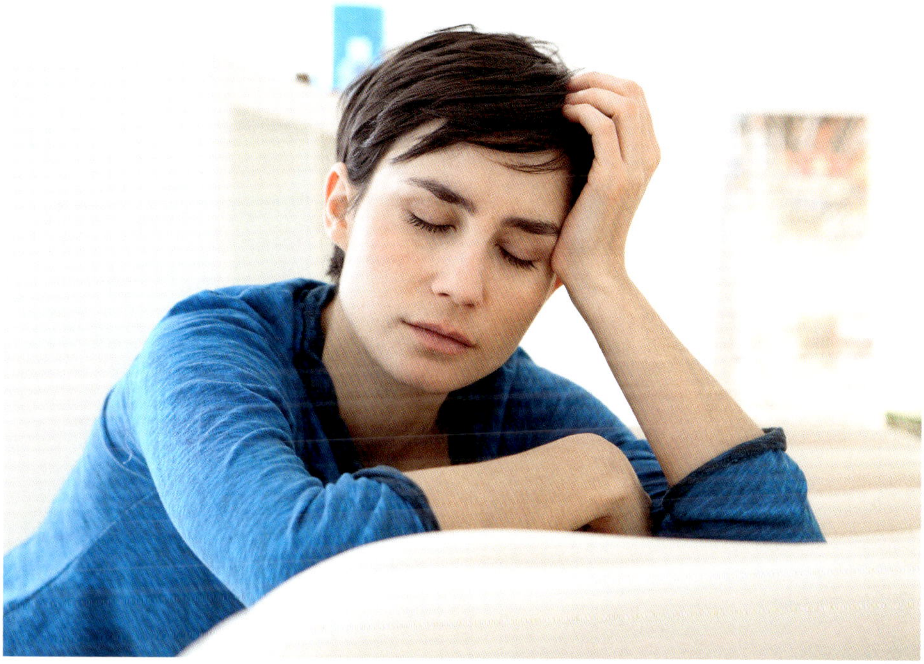

Nach wie vor ist die größte Nebenwirkung während und nach der Tumortherapie die Fatigue (Erschöpfung, Schwäche). Aus den vielen Studien der letzten Jahre kristallisierten sich dazu vier vielversprechende Therapieansätze heraus: Übungen und Psychotherapie, als Einzelmaßnahmen oder in Kombination, sowie pharmazeutische Therapie. Mit der vorliegenden Meta-Analyse prüften amerikanische Wissenschaftler nun bis 31. Mai 2016 unabhängig voneinander die Literatur in den bekannten Datenbanken auf der Suche nach der besten Therapieoption bei tumorbedingter Fatigue und bewerteten den Effekt. Sie inkludierten randomisierte kontrollierte Studien (RCTs), in denen Erwachsene mit Fatigue nach oder während der Krebserkrankung mit einer der vier Therapieoptionen behandelt wurden.

Von insgesamt 17.033 Studien konnten 113 vergleichbare RCTs eingeschlossen werden. Somit wurden die Daten von 11.525 Studienteilnehmern (78 Prozent Frauen) mit metastasierenden oder nicht metastasierenden Tumoren ausgewertet. Das Durchschnittsalter betrug 54 Jahre (35 bis 72 Jahre), rund 47 Prozent der Patienten hatten Brustkrebs. Die Studienqualität war gut, mit einem durchschnittlichen Wert von 8,2 Punkten auf der modifizierten PEDro-Skala.

Übungen, Psychotherapie und die Kombination von beidem während und nach der Tumorbehandlung waren effektiv. Dies stand im Zusammenhang mit verschiedenen Faktoren: Krebsstadium, Ausgangswerte, Intervention, psychologischer Status, Maßnahmen der Kontrollgruppe, Intention-to-treat-Analyse und Messung von Fatigue. Die Wirksamkeit der Maßnahmen war nicht zurückzuführen auf die Dauer, die Zuwendung oder Edukation.

Fazit

Die Autoren schlussfolgern, dass sowohl Übungstherapie als auch Verhaltenstherapie isoliert oder in Kombination effektiv zur Linderung von Erschöpfung während und nach der Krebsbehandlung sind. Sie sind signifikant besser als die pharmazeutische Therapie, deren Effekt nicht nachgewiesen werden konnte. Übungen und Verhaltenstherapie sollten als erste Maßnahmen angewandt werden, die spezifische Ausführung müsste jedoch noch besser erforscht werden.

Quelle: Mustian KM, et al. 2017. Comparison of pharmaceutical, psychological, and exercise treatments for cancer-related fatigue: a meta-analysis. JAMA Oncol. Mar 2. [Epub ahead of print]

Link zum Abstract: www.ncbi.nlm.nih.gov/pubmed/28253393

Wie wirksam sind verschiedene Übungen für die Fatigue von Patienten mit Krebserkrankungen im fortgeschrittenen Stadium?

Dresdener Wissenschaftler schlossen 77 Tumor-Patienten in ihre randomisierte kontrollierte Studie ein, um die Wirkung von verschiedenen Übungen nach zwölf und 24 Wochen zu überprüfen. Eine Gruppe führte strukturierten individuellen Sport durch, eine weitere Gruppe bekam ambulante Physiotherapie und die Kontrollgruppe erhielt wie alle anderen Gruppen auch die herkömmliche medizinische Therapie.

Die Wirksamkeit der Maßnahmen wurden hinsichtlich allgemeiner Fatigue, der unterschiedlichen Fatigue-Stadien, des Multidimensional Fatigue Inventory (MFI) und der Gehstrecke beurteilt.

Nach zwölf Wochen hatten sich alle Patienten in Bezug auf die generelle Fatigue und den MFI deutlich verbessert, ohne signifikante Gruppenunterschiede. Lediglich im Bereich der mentalen Fatigue wurden Gruppenunterschiede deutlich.

Quelle: Schuler MK, et al. 2016. Impact of different exercise programs on severe fatigue in patients undergoing anticancer treatment – a randomized controlled trial. J. Pain Symptom Manage. Oct 12. [Epub ahead of print]

Link zum Abstract: www.ncbi.nlm.nih.gov/pubmed/27744016

Lindert Physiotherapie die Fatigue bei Personen mit fortgeschrittener Krebserkrankung?

Polnische Forscher randomisierten 60 palliativ versorgte Patienten mit Krebs im fortgeschrittenen Stadium in zwei Gruppen: Die Interventionsgruppe (n = 30) erhielt zwei Wochen lang dreimal wöchentlich 30 Minuten Physiotherapie mit PNF, Übungstherapie und myofaszialen Release-Techniken; die Kontrollprobanden (n = 30) bekamen keine Maßnahme. Zu den Messinstrumenten zählten unter anderem das Brief Fatigue Inventory (BFI) und die Edmonton Symptom Assessment Scale (ESAS).

Die Physiotherapiegruppe berichtete nach Studienende über weniger Fatigue-Symptome und eine bessere Funktion (gemessen mit dem BFI) als die Kontrollgruppe. Zudem war das Wohlbefinden der Übenden gesteigert, sie hatten weniger Schmerzen, Depression, Schläfrigkeit und Appetitlosigkeit. Auch waren sie zufriedener als die nichtübenden Patienten.

Quelle: Pyszora A, et al. 2017. Physiotherapy programme reduces fatigue in patients with advanced cancer receiving palliative care: randomized controlled trial. Support Care Cancer. May 16. [Epub ahead of print]

Link zum Abstract: www.ncbi.nlm.nih.gov/pubmed/28508278

Unterstützt ein multidisziplinäres Reha-Programm Krebs-Patienten bei der Rückkehr in den Beruf?

Niederländische Forscher entwickelten ein Reha-Programm für Krebs-Überlebende, das während der Chemotherapie durchgeführt wird und neben Trainingseinheiten auch berufsbezogene Beratung beinhaltet. Sie inkludierten 93 Patienten mit primärer Krebsdiagnose, die krankgeschrieben waren, und ließen sie verschiedene Fragebogen zur Wichtigkeit der Arbeit, Rückkehr zum Arbeitsplatz, Arbeitsfähigkeit und Lebensqualität ausfüllen. Nach sechs Monaten waren 59 Prozent der Teilnehmer wieder berufstätig, nach zwölf Monaten 86 Prozent und nach 18 Monaten noch 83 Prozent. Außerdem wurden Verbesserungen in der Selbstwirksamkeit, der Arbeitsfähigkeit und der Lebensqualität gemessen. Fatigue-Symptome wurden reduziert und die Muskelkraft erhöhte sich nach der Intervention. Die maximale Sauerstoffaufnahme blieb hingegen unverändert. Die Autoren empfehlen für Krebs-Überlebende während der Chemotherapie ein multidisziplinäres Reha-Programm, das auch berufliche Beratung beinhaltet, um die Rückkehr an den Arbeitsplatz zu unterstützen.

Quelle: Leensen MCJ, et al. 2017. Return to work of cancer patients after a multidisciplinary intervention including occupational counselling and physical exercise in cancer patients: a prospective study in the Netherlands. BMJ Open 7, 6:e014746 Volltext frei

Link zum Abstract: www.ncbi.nlm.nih.gov/pubmed/28619770

Welchen Effekt hat ein aktives Training in Kombination mit Kompressionstherapie bei Patienten mit einer gynäkologischen Krebserkrankung und Lymphödem?

Aktives Training in Kombination mit Kompressionstherapie gehört zur standardmäßigen Versorgung von Patienten mit einer gynäkologischen Krebserkrankung und einem Lymphödem der unteren Extremität. Die sofort eintretenden Effekte sind jedoch noch unzureichend untersucht. 23 Patientinnen nahmen an der Studie mit Cross-over-Design teil. Alle Patientinnen erhielten alle Interventionen, jeweils mit einer Zwischenperiode von einer Woche. Es gab drei verschiedene Maßnahmen: 1) hochintensives Training auf dem Fahrradergometer mit Kompression, 2) niedrigintensives Training mit Kompression und 3) Kompression alleine. Gemessen wurden das Volumen der unteren Extremität sowie Schmerz, Schweregefühl und Hautveränderungen. Das Volumen reduzierte sich signifikant in der Gruppe, die hochintensiv trainiert hatte, im Vergleich zur Kompressionsgruppe. Hinsichtlich der anderen Parameter waren die Effekte in den drei Gruppen ähnlich.

Quelle: Fukushima T, et al. 2017. Immediate effects of active exercise with compression therapy on lower-limb lymphedema. Support Care Cancer. Apr 6. [Epub ahead of print]

Link zum Abstract: www.ncbi.nlm.nih.gov/pubmed/28386788

4

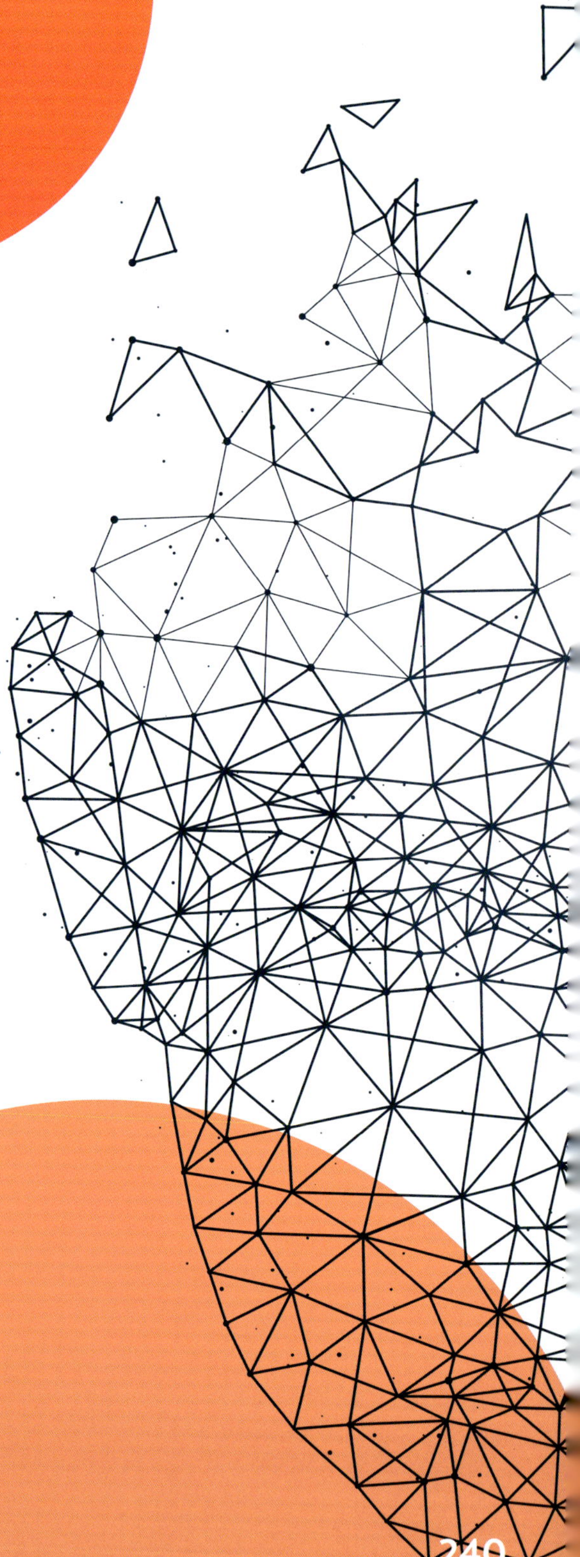

5

Psychiatrie

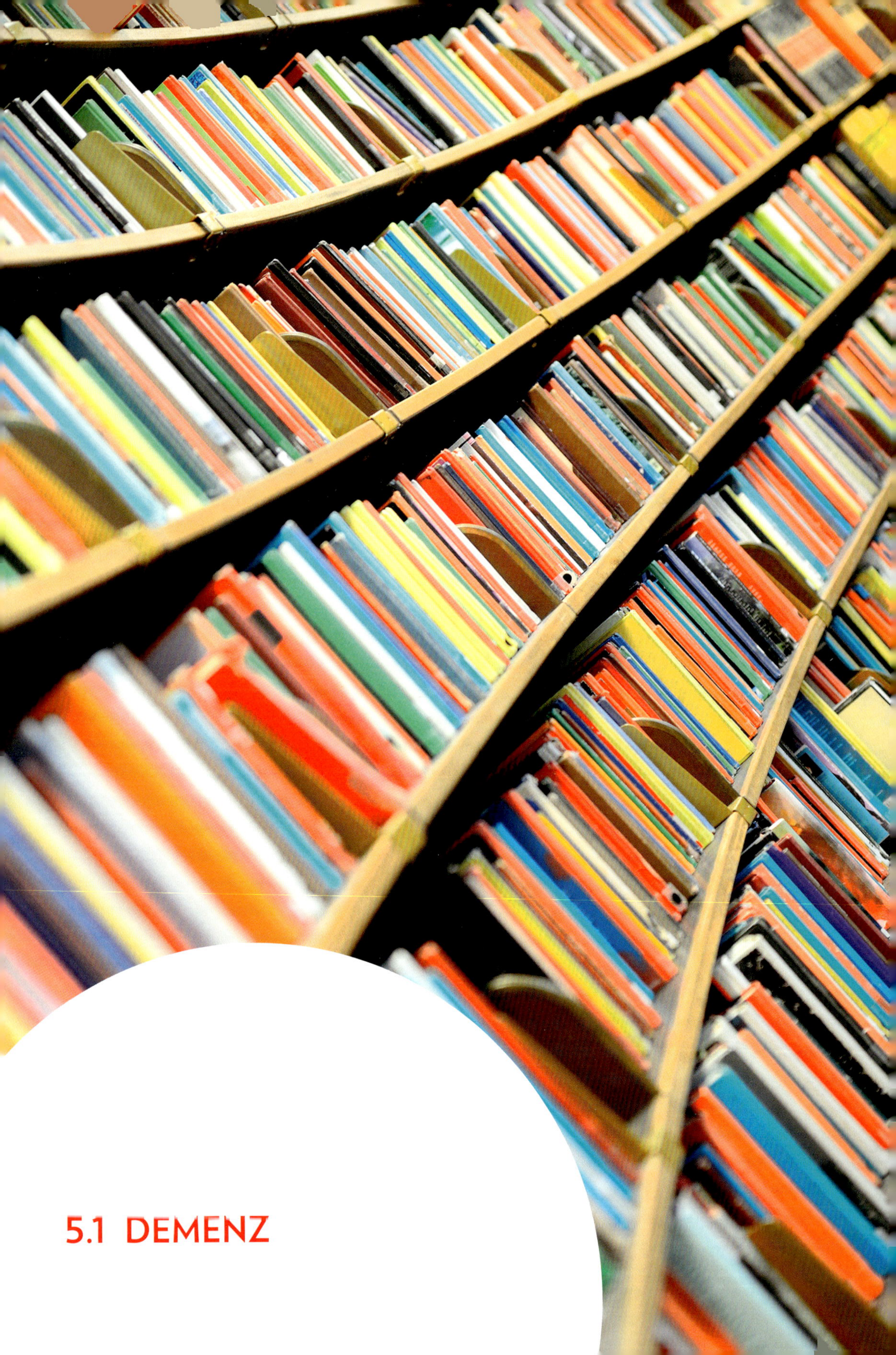

5.1 DEMENZ

Verbessert ein Übungsprogramm die ADL-Fähigkeiten von Patienten mit Demenz im psychiatrischen Akutkrankenhaus?

In einer multizentrischen Studie in der Schweiz und Belgien wurden über 65-jährige Patienten von psychiatrischen Kliniken mit mittlerer bis starker Demenz in zwei Gruppen aufgeteilt: Die Experimentalgruppe absolvierte in 20 Therapieeinheiten innerhalb von vier Wochen ein Übungsprogramm mit Kräftigungs-, Gleichgewichts- und Gehübungen. Die Kontrollgruppe erhielt ausschließlich soziale Interaktion im gleichen Zeitumfang. Der Effekt auf die ADL-Fähigkeiten (Aktivitäten des täglichen Lebens) wurde mit dem Barthel-Index und der Functional Independence Measure nach der Intervention und zwei Wochen später gemessen.

160 Patienten beendeten die Studie. Die Kontrollgruppe verschlechterte sich durchschnittlich deutlicher in ihren ADL-Scores, verglichen mit den Ausgangswerten der Probanden aus der Experimentalgruppe. Die Gruppenunterschiede erreichten nicht die Signifikanzschwelle, anders als bei der Mobilität: Hier waren die Übenden signifikant überlegen.

Quelle: Bürge E, et al. 2016. Does physical exercise improve ADL capacities in people over 65 years with moderate or severe dementia hospitalized in an acute psychiatric setting? A multisite randomized clinical trial. Int. Psychogeriatr. Nov 10. [Epub ahead of print]

Link zum Abstract: www.ncbi.nlm.nih.gov/pubmed/27831462

Wie beeinflusst ein moderat intensives Heimprogramm die funktionelle Leistungsfähigkeit von Personen mit Demenz?

Diese Frage untersuchten Dawson und Kollegen mithilfe eines 24 Einheiten umfassenden Heimübungsprogrammes und randomisierten 23 Personen im Alter von 73,9 ± 9,1 Jahren in eine Interventionsgruppe mit Kraft- und Gleichgewichtsübungen und eine Vergleichsgruppe. Die Probanden hatten leichte bis mittlere kognitive Einschränkungen, erhoben mit der Mini-Mental State Examination (Wert von 20,8 ± 5,0).

Die Interventionsgruppe hatte mit 99 Prozent Teilnahmerate eine hohe Therapietreue und eine signifikante Verbesserung der Muskelkraft der unteren Extremität sowie bei der Balance und beim schnellen Gehen. Die Autoren schlussfolgern, dass ein aus Kräftigungs- und Gleichgewichtsübungen bestehendes funktionelles Heimprogramm für demente Personen mit leichten bis mittleren kognitiven Einschränkungen machbar und empfehlenswert ist.

Quelle: Dawson N, et al. 2017. Improved functional performance in individuals with dementia after a moderate-intensity home-based exercise program: a randomized controlled trial. J. Geriatr. Phys. Ther. Mar 1. [Epub ahead of print]

Link zum Abstract: www.ncbi.nlm.nih.gov/pubmed/28252473

Demenz: Welche Effekte hat ein Trainingsprogramm in der Akutklinik?

Der deutsche Physiotherapeut und Sportwissenschaftler Tim Fleiner untersuchte diese Fragestellung in seiner Doktorarbeit mit seiner Forschergruppe in Köln. Speziell ging es um neuropsychiatrische Zeichen und Symptome, wie beispielsweise depressive Stimmung, Aggressivität, Störungen des Tag-Nacht-Rhythmus oder generelle Rastlosigkeit. Zwei Wochen lang übten sie an drei Tagen pro Woche mit Demenz-Patienten in der Akutklinik viermal täglich für 20 Minuten. Die Kontrollgruppe führte wöchentlich 120 Minuten Tischspiele im Rahmen der Ergotherapie durch. Die Übungseffekte wurden in dieser Studie mit dem Alzheimer's Disease Cooperative Study-Clinical Global Impression of Change, dem Neuropsychiatric Inventory und dem Cohen-Mansfield Agitation Inventory erfasst. Begleitmedikamente waren Olanzapin- und Diazepam-Äquivalente mit beruhigender und antipsychotischer Wirkung. Von 85 Patienten (durchschnittlich 80 Jahre alt, 33 Frauen, durchschnittlicher Punktwert im Mini-Mental-State-Test 18,3) beendeten 70 die Studie, da einige bereits früher entlassen worden waren. Die 35 Patienten der Übungsgruppe hatten nach zwei Wochen weniger Symptome, vor allem Rastlosigkeit und Labilität nahmen ab. Die Medikation zeigte keinen zusätzlichen Einfluss. Die Autoren schlussfolgern, dass dieses leicht integrierbare Trainingsprogramm im Klinikalltag die neuropsychiatrischen Symptome von Demenz-Patienten reduzieren kann.

Quelle: Fleiner T, et al. 2017. Structured physical exercise improves neuropsychiatric symptoms in acute dementia care: a hospital-based RCT. Alzheimers Res. Ther. 9, 1:68 Volltext frei

Link zum Abstract: www.ncbi.nlm.nih.gov/pubmed/28851451

5

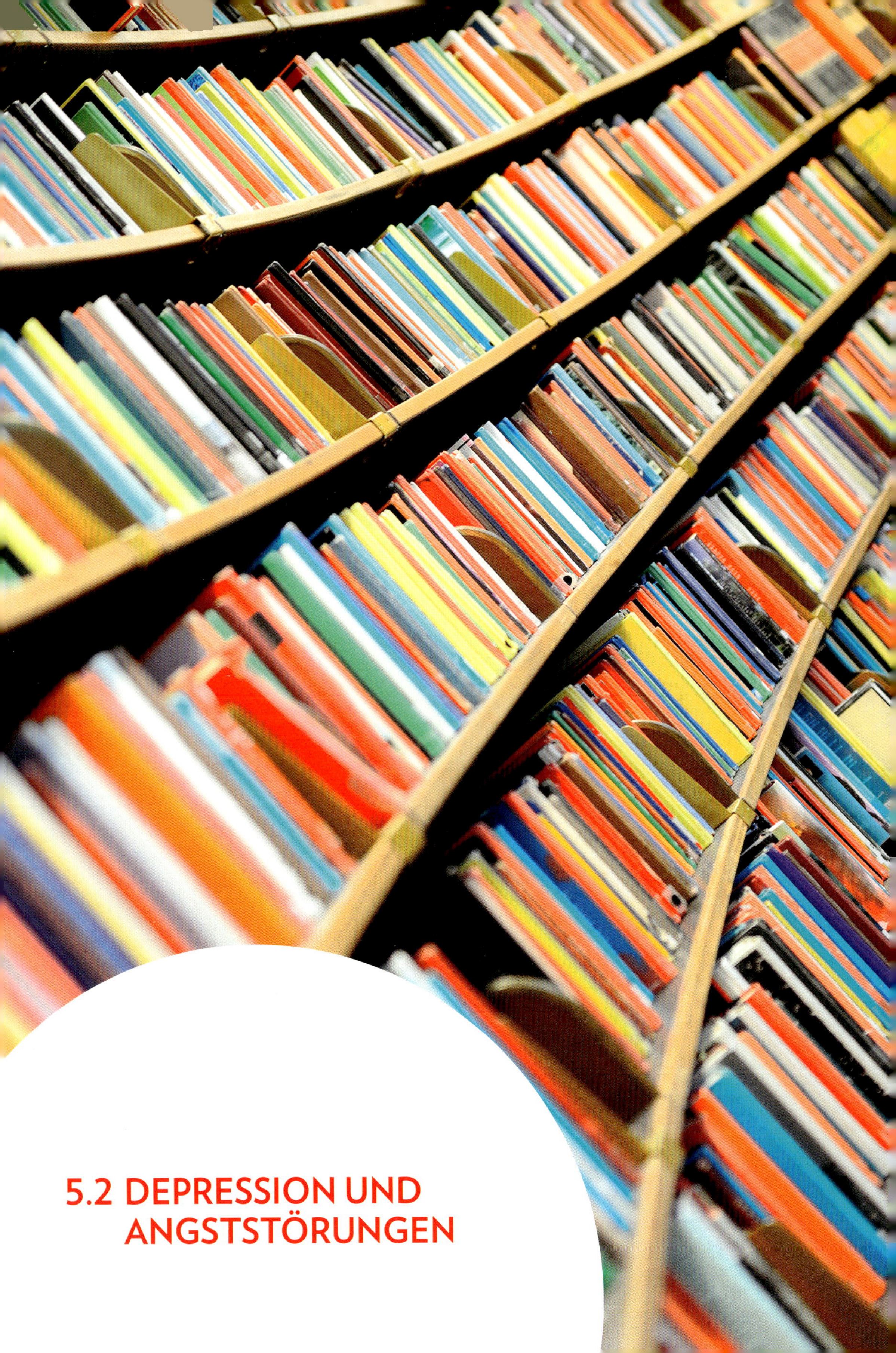

5.2 DEPRESSION UND ANGSTSTÖRUNGEN

Wirkt sich aerobes Training günstig auf Wochenbettdepressionen aus?

Pritchett und Kollegen aus Birmingham interessierten sich für diese Frage und sichteten für ihre systematische Literaturübersichtsarbeit die relevanten Studien in den bekannten elektronischen Datenbanken. Das Verzerrungsrisiko der inkludierten randomisierten, kontrollierten Studien wurde mit dem Cochrane Collaboration's Risk of Bias Tool beurteilt. Eingeschlossen wurden 13 Untersuchungen mit 1.734 Müttern, die vor weniger als einem Jahr entbunden hatten. Fasst man die Ergebnisse aller Studien zusammen, so reduzierte Übungstherapie depressive Symptome signifikant. Dabei war es weniger relevant, ob die Übungen im Gruppensetting stattfanden, selbst gewählt oder mit anderen Interventionen kombiniert wurden. Die Autoren weisen allerdings darauf hin, dass diese Ergebnisse aufgrund der festgestellten Heterogenität der Studien mit Vorsicht beurteilt werden sollten.

Quelle: Pritchett RV, et al. 2017. Does aerobic exercise reduce postpartum depressive symptoms? A systematic review and meta-analysis. Br. J. Gen. Pract. 67, 663:e684–91

Link zum Abstract: www.ncbi.nlm.nih.gov/pubmed/28855163

Ist ein Training zusätzlich zur medikamentösen Therapie effektiv für Patienten mit Depressionen?

Depressionen im späten Lebensalter sind häufig assoziiert mit kognitiven Beeinträchtigungen sowie körperlichen Einschränkungen. Die antidepressive Wirkung körperlicher Aktivität wird zunehmend erkannt, allerdings beschäftigten sich bisher kaum Studien mit der Effektivität unterschiedlicher Übungs- und Trainingsformen.

121 Patienten wurden per Zufall in drei Gruppen eingeteilt: Sertralin (ein Antidepressivum), Sertralin und ein dreimal wöchentlich durchgeführtes, nicht progressives Training (S+NPrT) sowie Sertralin und ein dreimal wöchentlich durchgeführtes, progressives aerobes Training (S+PrT). Die Forscher untersuchten die Patienten vor Beginn der Intervention und 24 Wochen danach. Folgende Assessments kamen zum Einsatz: Montreal Cognitive Assessment (MOCA) und Brief Disability Questionnaire.

Die Ergebnisse: Die Patienten der S+PrT-Gruppe schnitten im MOCA, hinsichtlich räumlich-visueller und exekutiver Funktionen sowie in Bezug auf die körperlichen Einschränkungen besser ab als die Probanden der beiden anderen Gruppen. Zwischen den Patienten, die nur Sertralin nahmen, und denen, die zusätzlich ohne Progression trainierten, gab es keine signifikanten Unterschiede.

Quelle: Neviani F, et al. 2017. Physical exercise for late life depression: effects on cognition and disability. Int. Psychogeriatr. Apr 17. [Epub ahead of print]

Link zum Abstract: www.ncbi.nlm.nih.gov/pubmed/28412979

Führen Physiotherapeuten bei ihren Patienten ein Screening für Depressionen durch?

Depressionen sind eine häufige Nebenerkrankung, die sich negativ auf das Therapieergebnis auswirken kann. US-amerikanische Wissenschaftler erforschten anhand von Fragebogen bei 416 Physiotherapeuten Überzeugungen und Barrieren für ein Screening auf Depressionen in der Praxis.

Obwohl 95 Prozent der Befragten angaben, dass sich ihrer Meinung nach Depressionen deutlich auf die Therapieergebnisse auswirken, und die Mehrzahl glaubte, dass ein Fünftel ihrer Patienten oder mehr depressive Symptome zeigten, führten nur 18 Prozent der Therapeuten im Eingangsbefund ein Screening in Bezug auf Depressionen durch. Kollegen, die eine Weiterbildung in diesem Bereich hatten, screenten 2,3-mal häufiger als andere. Oft genannte Barrieren waren unter anderem unzureichendes Wissen und das Fehlen entsprechender Verfahrensanweisungen der Abteilung. Die Autoren empfehlen den Abbau genannter Barrieren, um die Compliance für die Anwendung der Leitlinien für das Depressions-Screening zu erhöhen.

Quelle: Fay P, et al. 2017. Depression screening by physical therapists: practices, beliefs, barriers. J. Back Musculoskelet. Rehabil. Jun 2. [Epub ahead of print]

Link zum Abstract: www.ncbi.nlm.nih.gov/pubmed/28655127

Ist ein resistives Training auch bei Angststörungen wirksam?

Diese Frage veranlasste irische Wissenschaftler zu einer Literaturanalyse, die sie bis Februar 2017 in den bekannten Datenbanken durchführten. Aus den 16 eingeschlossenen Studien mit insgesamt 922 Patienten (43 ± 21 Jahre, 68 Prozent Frauen) ging hervor, dass sowohl Patienten als auch Gesunde, die den Interventionsgruppen mit Widerstandsübungen zugeteilt worden waren (n = 486), weniger Angstsymptome hatten. Dies war unabhängig von Geschlecht, Alter, Programmdauer, Dauer der Übungseinheit, Übungsfrequenz oder -intensität. In weiteren Untersuchungen sollte das Widerstandstraining mit anderen spezifischen Therapien für Angststörungen verglichen werden.

Quelle: Gordon BR, et al. 2017. The effects of resistance exercise training on anxiety: a meta-analysis and meta-regression analysis of randomized controlled trials. Sports Med. Aug 17. [Epub ahead of print]

Link zum Abstract: www.ncbi.nlm.nih.gov/pubmed/28819746

5

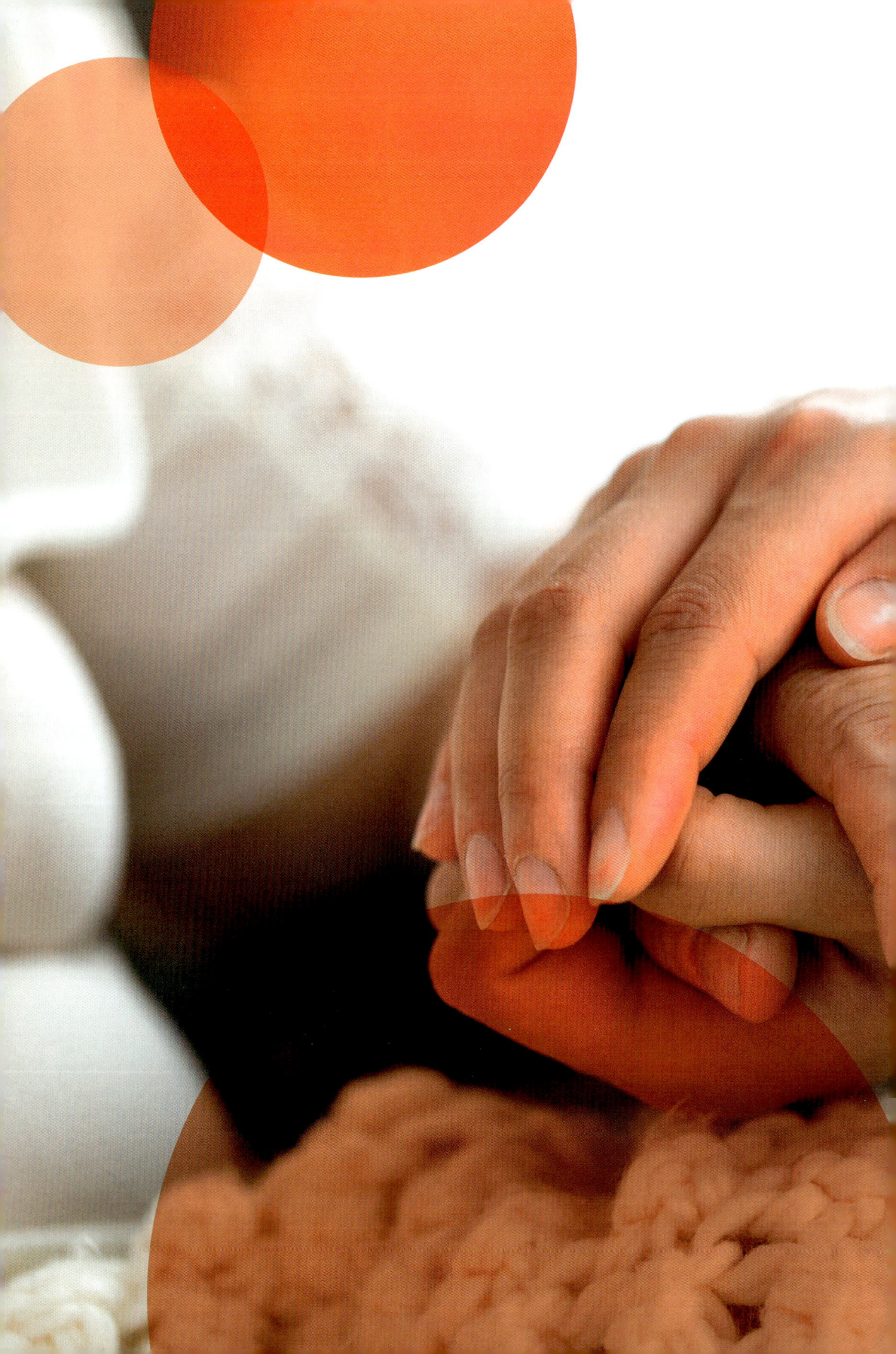

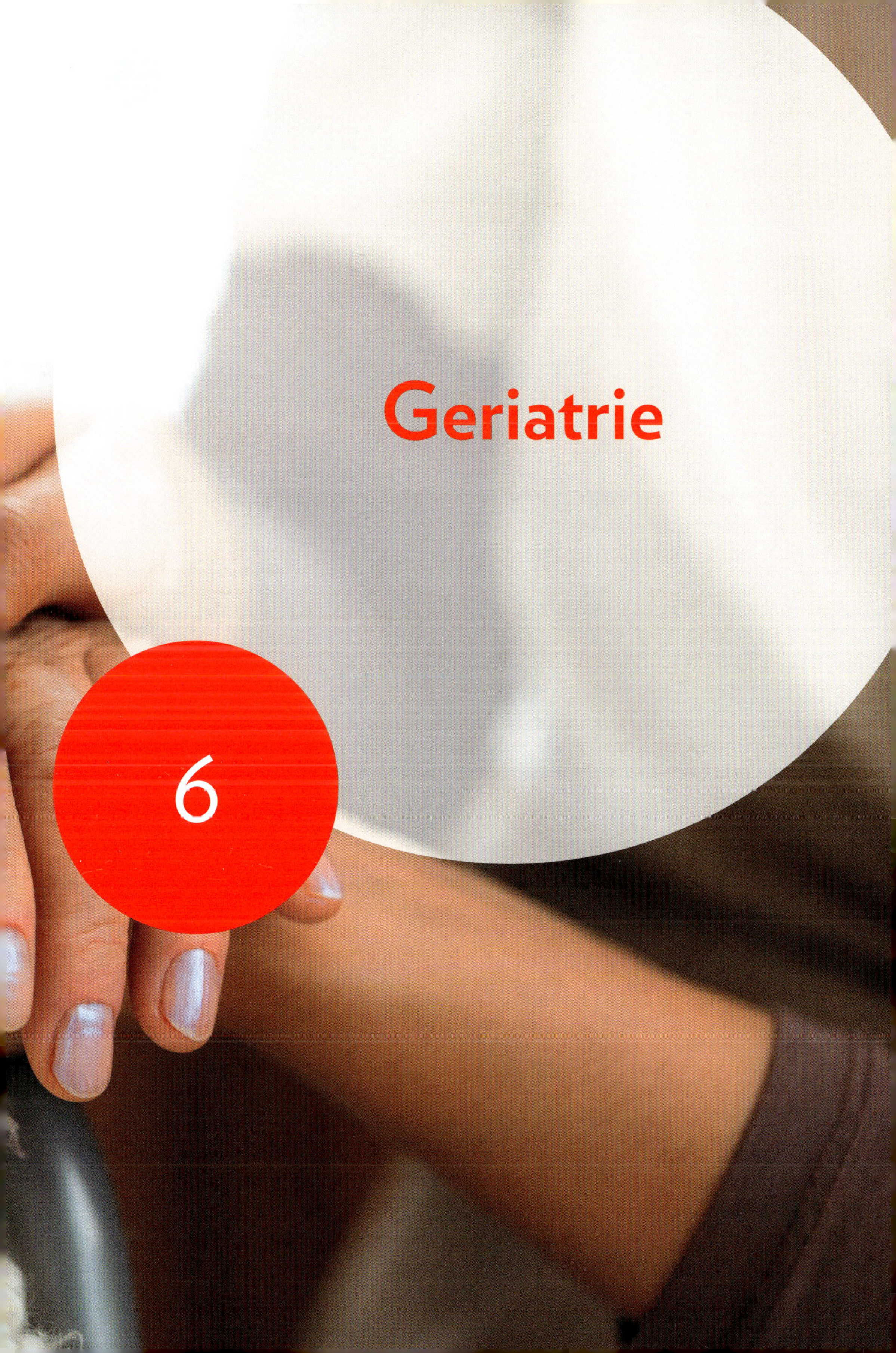

6 Geriatrie

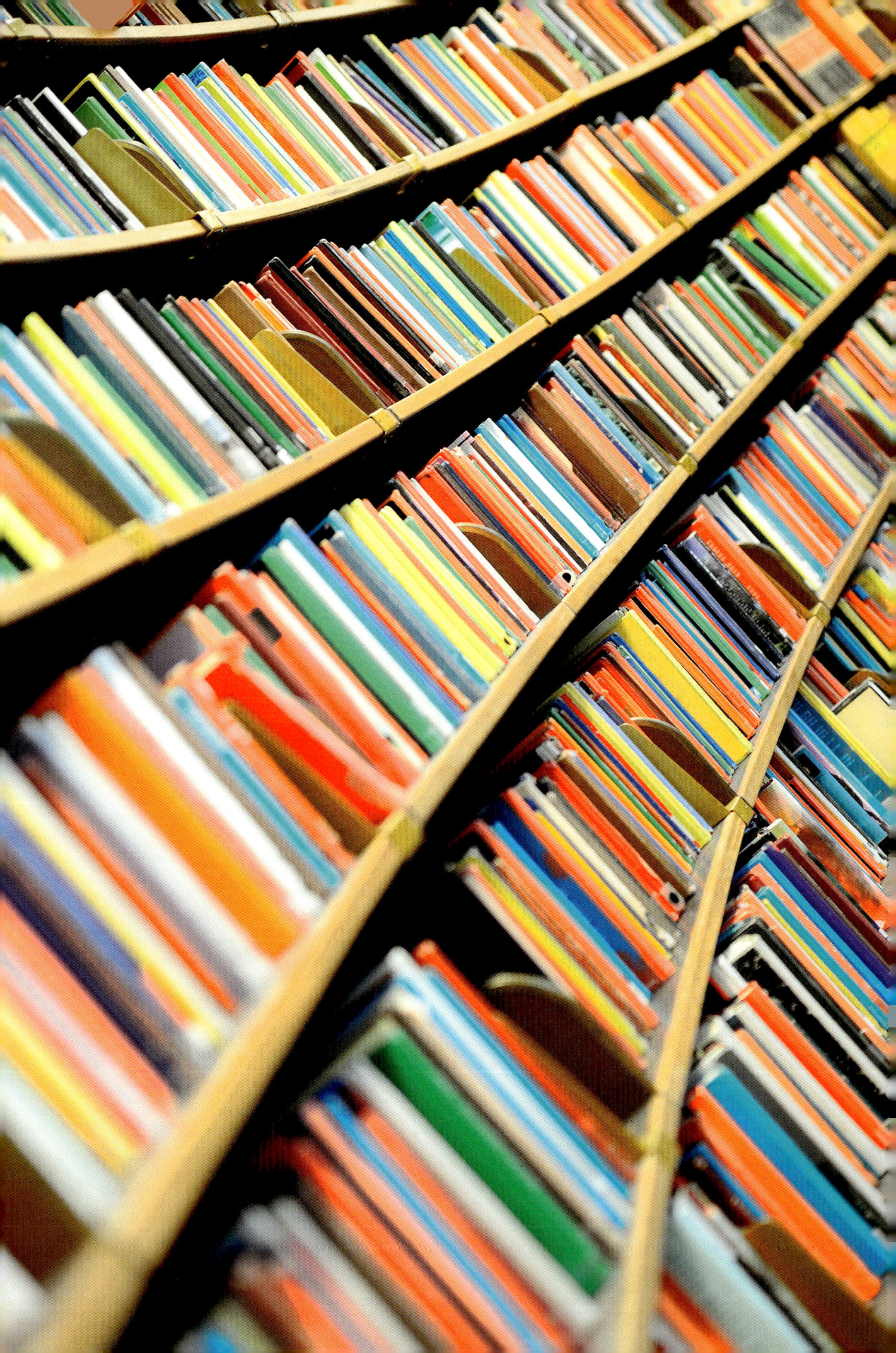

COACH2MOVE: WIE KANN DIESER SPEZIELLE THERAPIEANSATZ IN DER GERIATRIE OPTIMAL UMGESETZT WERDEN?

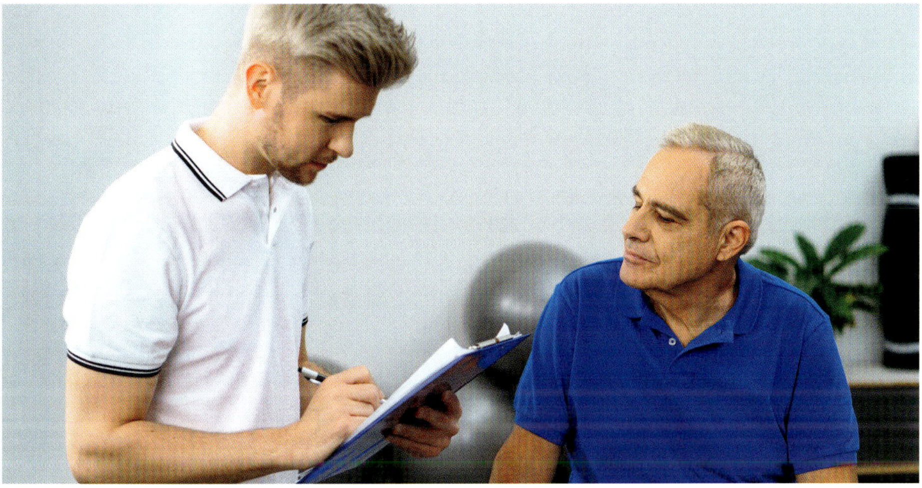

In der vorliegenden Mixed-Method-Studie sollen die Ergebnisse einer bereits veröffentlichten randomisierten kontrollierten Studie (RCT) näher erklärt werden. Diese verglich einen speziellen geriatrischen Therapieansatz (Coach2Move) mit herkömmlicher geriatrischer Physiotherapie: Coach2Move war in Bezug auf die Aktivität, Lebensqualität, Mobilität und Gebrechlichkeit erfolgreicher. Zudem war es kosteneffektiver, getestet in einer Stichprobe aus 130 Personen mit Mobilitätseinschränkungen und durchschnittlichem Alter von 78 Jahren.

Die sequenzielle Vorgehensweise der niederländischen Autoren ist ein erklärender Ansatz, bei dem die gewonnenen quantitativen Ergebnisse nun mit qualitativen Methoden erklärt werden sollen. Insbesondere wurden folgende Aspekte untersucht:

- Unterschiede zwischen Coach2Move und herkömmlicher Physiotherapie
- Ausführungsgenauigkeit von Coach2Move
- Erfahrungen der Physiotherapeuten mit Coach2Move
- Barrieren und Fazilitatoren für die zukünftige Umsetzung

Insgesamt standen Datensätze von 106 Patienten zur Verfügung (57-mal Coach-2Move, 49-mal herkömmliche Therapie). In der qualitativen Erhebung wurden 26 Physiotherapeuten in Interviews befragt, die in der vorausgegangenen RCT die Patienten therapiert hatten: 13 nach dem Coach2Move-Ansatz und 13 mit herkömmlicher, speziell auf die Geriatrie abgestimmter Physiotherapie.

Beide Therapieansätze unterschieden sich in den Ergebnissen und in der Durchführung. Bei Coach2Move betrug die Durchführungsgenauigkeit über 70 Prozent (siehe Kasten), abgesehen von der Evaluationsphase (53 Prozent). Die Therapeuten berichteten positiv über das spezielle Programm, das motivierende Gesprächsführung, eine verlängerte physiotherapeutische Eingangsuntersuchung, eine genaue Problemanalyse und Erarbeitung gemeinsamer Zielstellungen ermöglichte.

Die Implementierung des Programms wurde erleichtert durch die Coach2Move-Dokumentation, regelmäßige Hilfestellungen durch den Studienleiter und die Anpassungsbereitschaft der Therapeuten. Dagegen erwies es sich als Barriere, wenn zwei verschiedene elektronische Dokumentationssysteme parallel verwendet werden mussten, die Terminierung für den 90-minütigen Aufnahmetermin organisatorisch problematisch war oder Angst vor Verdienstausfällen bestand. Auch war es hinderlich, wenn die Therapeuten annahmen, dass die Patienten ihre Lebensumstände nicht ändern wollten, oder nicht anerkannten, dass eine Erhöhung der körperlichen Aktivität ein wichtiges Ziel für mobilitätseingeschränkte Patienten darstellt.

Coach2Move

Ein personenzentrierter physiotherapeutischer Ansatz in der Geriatrie, der langfristig die körperliche Aktivität von Senioren mit eingeschränkter Mobilität verbessern möchte. Dies soll unter anderem durch motivierende Gesprächsführung, Clinical Reasoning, Coaching und Förderung der Selbstwirksamkeit im Hinblick auf wichtige Aktivitäten geschehen.

In einer Pilotstudie konnten bereits 2015 positive Effekte auf körperliche Aktivität, Gebrechlichkeit, Lebensqualität und Mobilität festgestellt werden.

Fazit

Mit diesen zusätzlichen Ergebnissen kann die Umsetzung des Coach2-Move-Programms im therapeutischen Alltag zukünftig noch besser unterstützt werden.

Quelle: Van de Sant AJW, et al. 2017. Implementation of a personalized, cost-effective physical therapy approach (Coach2Move) for older adults: barriers and facilitators. J. Geriatr. Phys. Ther. Jul 27. [Epub ahead of print]

Link zum Abstract: www.ncbi.nlm.nih.gov/pubmed/28753136

IST MANUELLE THERAPIE MIT ÜBUNGEN BEI SENIOREN MIT KOPFSCHMERZEN WIRKSAM?

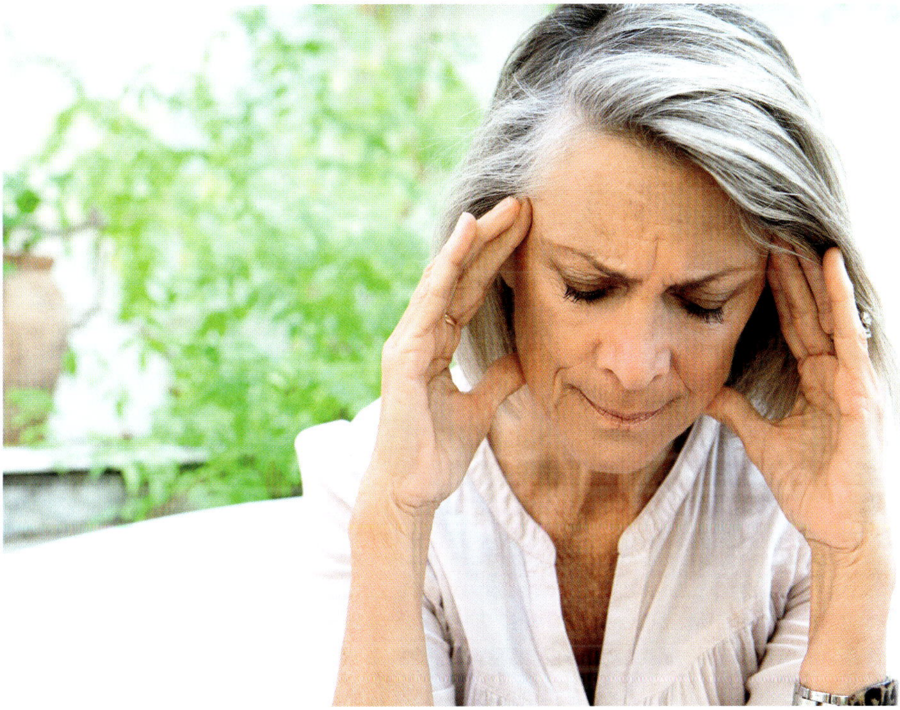

Senioren haben nicht nur beim zervikogenen Kopfschmerz zervikale Einschränkungen, sondern bei verschiedenen wiederkehrenden Formen von Kopfschmerz. Deshalb überprüften Wissenschaftler in Thailand von 2013 bis 2015, ob bei solchen Patienten Physiotherapie mit Manueller Therapie sinnvoll ist, unabhängig davon, ob sie unter Spannungskopfschmerzen, Migräne oder zervikogenem Kopfschmerz leiden.

Sie randomisierten 65 Senioren (50 bis 70 Jahre) in eine Gruppe mit Physiotherapie (n = 33) und eine weitere Gruppe (n = 32) mit herkömmlicher Behandlung. Ausschlusskriterien waren temporale Arthritis, Trigeminusneuralgie, CMD, Clusterkopfschmerz, chronische paroxysmale Hemicrania continua, neurologische Erkrankungen, kognitive Beeinträchtigungen, Traumen an Kopf und HWS, weitere Zustände, bei denen Manuelle Therapie kontraindiziert ist, und bereits erfolgte Manuelle Therapie wegen Kopfschmerzen in den vergangenen zwölf Monaten.

Die 45-minütige Physiotherapie fand über einen Zeitraum von zehn Wochen statt. Sie beinhaltete 14 Einheiten mit zervikalen Mobilisationen und Übungen zur Beseitigung von muskulären Dysbalancen mit Dehnungen und Verbesserung der Kraftausdauer der HWS-Muskulatur, Haltungskorrektur und tägliche Eigenübungen. Als herkömmliche Therapie galt die ärztliche Betreuung mit Medikation und eventuellen weiteren Therapien, jedoch ohne Physiotherapie. Zu Beginn, nach elf Wochen, sechs und neun Monaten wurden folgende Outcomes gemessen:

- Frequenz, Intensität und Dauer der Kopfschmerzen
- Nackenschmerzen und -einschränkungen
- zervikale Beweglichkeit
- Lebensqualität
- Zufriedenheit
- Medikamentengebrauch

Im Vergleich zur Gruppe mit herkömmlicher Therapie hatten die Patienten der Physiotherapiegruppe direkt nach Therapieende deutlich seltener Kopfschmerzen. Dies hielt auch zu den weiteren Messzeitpunkten nach sechs und neun Monaten an, begleitet von weniger Nackenschmerzen und -einschränkungen, mehr HWS-Beweglichkeit, Lebensqualität, Zufriedenheit und tendenziell weniger Medikamentengebrauch. 60 Prozent der Patienten mit Physiotherapie waren nach neun Monaten schmerzfrei.

Fazit

Laut den Autoren profitierten die Patienten mit Kopfschmerzen während, aber auch nach der Physiotherapie von der Behandlung.

Quelle: Uthaikhup S, et al. 2017. Effectiveness of physiotherapy for seniors with recurrent headaches associated with neck pain and dysfunction: a randomized controlled trial. Spine J. 17, 1:46–55

Link zum Abstract: www.ncbi.nlm.nih.gov/pubmed/27497890

Wie kann das Risiko eines erneuten Sturzes von Senioren minimiert werden?

Für eine Studie wurden 354 Probanden über 65 Jahre, die nach einem Sturz und Behandlung in der Notfallambulanz wieder nach Hause entlassen worden waren, in zwei Gruppen randomisiert: Die Interventionsgruppe durchlief ein individuelles Physiotherapieprogramm mit progressiven Kraft-, Balance- und Gehübungen für drei Monate; außerdem wurden Gefahren im häuslichen Umfeld analysiert sowie die Polypharmazie (Einnahme von mehreren Medikamenten) und das Sehvermögen kontrolliert. Die Kontrollpersonen bekamen die Standardversorgung und Infomaterialien zur Sturzprophylaxe.

Innerhalb von neun Monaten stürzten zwar Probanden beider Gruppen etwa gleich häufig, die Experimentalgruppe erlitt dabei jedoch seltener Verletzungen und hatte eine bessere körperliche Leistungsfähigkeit, gemessen mit dem Short Physical Performance Battery (SPPB) Score. Die Komorbiditäten spielten eine wichtige Rolle: Hatten die Probanden weniger als zwei Nebendiagnosen, profitierten sie mehr von der individuellen Therapie als von der Standardversorgung. Hatten sie zwei oder mehr Nebendiagnosen, gab es keine Unterschiede zwischen den Gruppen.

Quelle: Matchar DB, et al. 2017. A randomized controlled trial of screening, risk modification and physical therapy to prevent falls among the elderly recently discharged from the emergency department to the community: the Steps to Avoid Falls in the Elderly Study. Arch. Phys. Med. Rehabil. Feb 12. [Epub ahead of print]

Link zum Abstract: www.ncbi.nlm.nih.gov/pubmed/28202383

Sturzprävention: Ist ein Übungsprogramm für zu Hause effektiv?

439 Studienteilnehmer mit einem Mindestalter von 65 Jahren und geringen bis moderaten Gleichgewichtsstörungen wurden per Zufall entweder der Interventions- oder Kontrollgruppe zugeteilt. Das Heimübungsprogramm der Interventionsgruppe bestand aus fünf Übungen mit ansteigendem Schwierigkeitsgrad sowie einem Walking-Plan. Die Kontrollgruppe bekam eine Schulung zum Thema Sturzprävention. Die körperliche Funktionsfähigkeit sowie weitere Zielgrößen untersuchten die Forscher nach drei und sechs Monaten. Darüber hinaus wurden Stürze in einem Sturztagebuch dokumentiert beziehungsweise über telefonische Befragungen der Teilnehmer nach drei, sechs, neun und zwölf Monaten abgefragt. Nach einem Jahr war die Sturzhäufigkeit in der Übungsgruppe etwas und die Sturzangst signifikant geringer als in der Kontrollgruppe. Darüber hinaus zeigte sich bei den Teilnehmern des Übungsprogramms ein positiver Trend bezüglich der Adhärenz, also dem Ausmaß, in dem die Patienten die Instruktionen der Therapeuten befolgten.

Quelle: Boongird C, et al. 2017. Effects of a simple home-based exercise program on fall prevention in older adults: a 12-month primary care setting, randomized controlled trial. Geriatr. Gerontol. Int. Apr 24. [Epub ahead of print]

Link zum Abstract: www.ncbi.nlm.nih.gov/pubmed/28436154

Untersuchen Physiotherapeuten ältere, sturzgefährdete Patienten hinsichtlich kognitiver Störungen?

Dies ist eine relevante Frage, da kognitive Störungen Stürze wahrscheinlicher machen. Von insgesamt 500 Physiotherapeuten, die einen elektronischen Fragebogen erhalten hatten, antworteten 42,8 Prozent. Von diesen gaben wiederum nur 32,7 Prozent (n = 70) an, dass sie im Rahmen des Sturz-Assessments auch die Kognition testeten. Dies erfolgte überwiegend durch eine Abfrage der Orientierung (80 Prozent), am zweithäufigsten kam die Mini-Mental State Examination zum Einsatz (64,3 Prozent). Ob Kollegen screenten oder nicht, hing auch vom Arbeitssetting ab und von der individuellen Erfahrung des Therapeuten in der Behandlung älterer Erwachsener und im Feststellen des Sturzrisikos. Die Autoren empfehlen, dass Physiotherapeuten die kognitive Funktion testen, um Beeinträchtigungen frühzeitig zu erkennen und die Sturzneigung somit zu verringern.

Quelle: Blackwood J, et al. 2017. Screening for cognitive impairment as a part of falls risk assessment in physical therapist practice. J. Geriatr. Phys. Ther. 40, 4:197–203

Link zum Abstract: www.ncbi.nlm.nih.gov/pubmed/27341323

Wie denken Patienten auf der Palliativstation eines Hospizes über Übungstherapie in der Gruppe?

Aus Kostengründen werden Übungen oft im Setting einer Gruppentherapie angeboten. In dieser qualitativen Studie wurden neun Patienten mit verschiedenen Diagnosen (Krebs, neurologische Erkrankung, Atemwegserkrankung) in semistrukturierten Interviews nach ihrer Einstellung zur Gruppentherapie befragt.

Alle äußerten sich positiv: Durch die verbesserten körperlichen Funktionen fielen ihnen Aktivitäten des täglichen Lebens leichter, ihre Stimmung hob sich. Auch psychosoziale Aspekte wurden genannt, zum Beispiel Halt gebende Beziehungen zu Mitpatienten, die Möglichkeit, Informationen auszutauschen, und die Wertschätzung der eigenen Fähigkeiten.

Die Autoren schlussfolgern, dass eine gruppenbasierte Übungstherapie von Bewohnern eines Hospizes gerne in Anspruch genommen wird und sowohl auf körperlicher als auch auf emotionaler Ebene positiv wirkt. Die Diagnosen innerhalb der Gruppe dürften dabei durchaus gemischt werden, wie in dieser Studie. Dies könnte auch für Überlegungen im Hinblick auf Budget- und Personalmangel hilfreich sein.

Quelle: Malcolm L, et al. 2016. Strength in numbers: patient experiences of group exercise within hospice palliative care. BMC Palliat. Care 15, 1:97 Volltext frei

Link zum Abstract: www.ncbi.nlm.nih.gov/pubmed/27964735

Können Exergames die Übungsadhärenz von geriatrischen Patienten verbessern?

Durch Blätter oder Broschüren vermittelte Eigenübungen sind kostengünstig und praktisch, die Compliance ist allerdings oft gering. Daher untersuchten Forscher an über 65-jährigen Probanden, ob Exergames (Wortschöpfung aus „exercise“ und „game“) am Computer die Therapietreue positiv beeinflussen können. 54 Personen einer stationären geriatrischen Rehabilitation wurden eingeschlossen, davon 26 in der Experimentalgruppe. Nach zweimaliger 30-minütiger Instruktion durch einen Physiotherapeuten sollten die Probanden die Übungen zweimal täglich für 30 Minuten an zehn Werktagen durchführen. Die Kontrollgruppe übte mithilfe von Übungsblättern. Nach der Intervention schnitt die Kontrollgruppe hinsichtlich der Therapietreue besser ab; außerdem hatten diese Probanden mehr Freude am Üben und waren motivierter. Das Gleichgewicht beim Gehen unterschied sich nicht zwischen den Gruppen. Herkömmliche Übungsblätter waren also effektiver zur Erhöhung der Übungskontinuität als Exergames.

Quelle: Oesch P, et al. 2017. Exergames versus self-regulated exercises with instruction leaflets to improve adherence during geriatric rehabilitation: a randomized controlled trial. BMC Geriatr. 17, 1:77 Volltext frei

Link zum Abstract: www.ncbi.nlm.nih.gov/pubmed/28330455

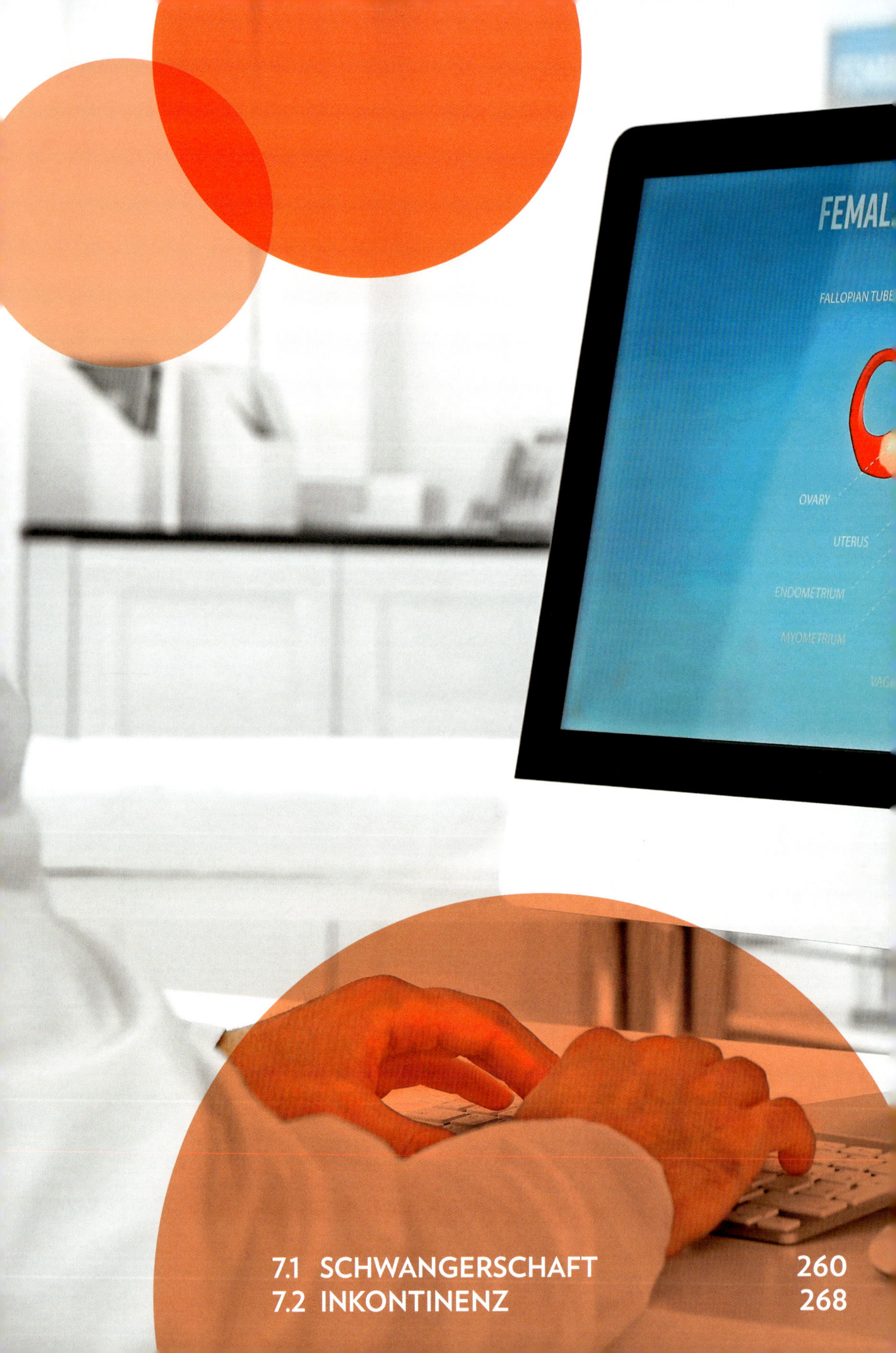
FALLOPIAN TUBE
OVARY
UTERUS
ENDOMETRIUM
MYOMETRIUM

7 Gynäkologie

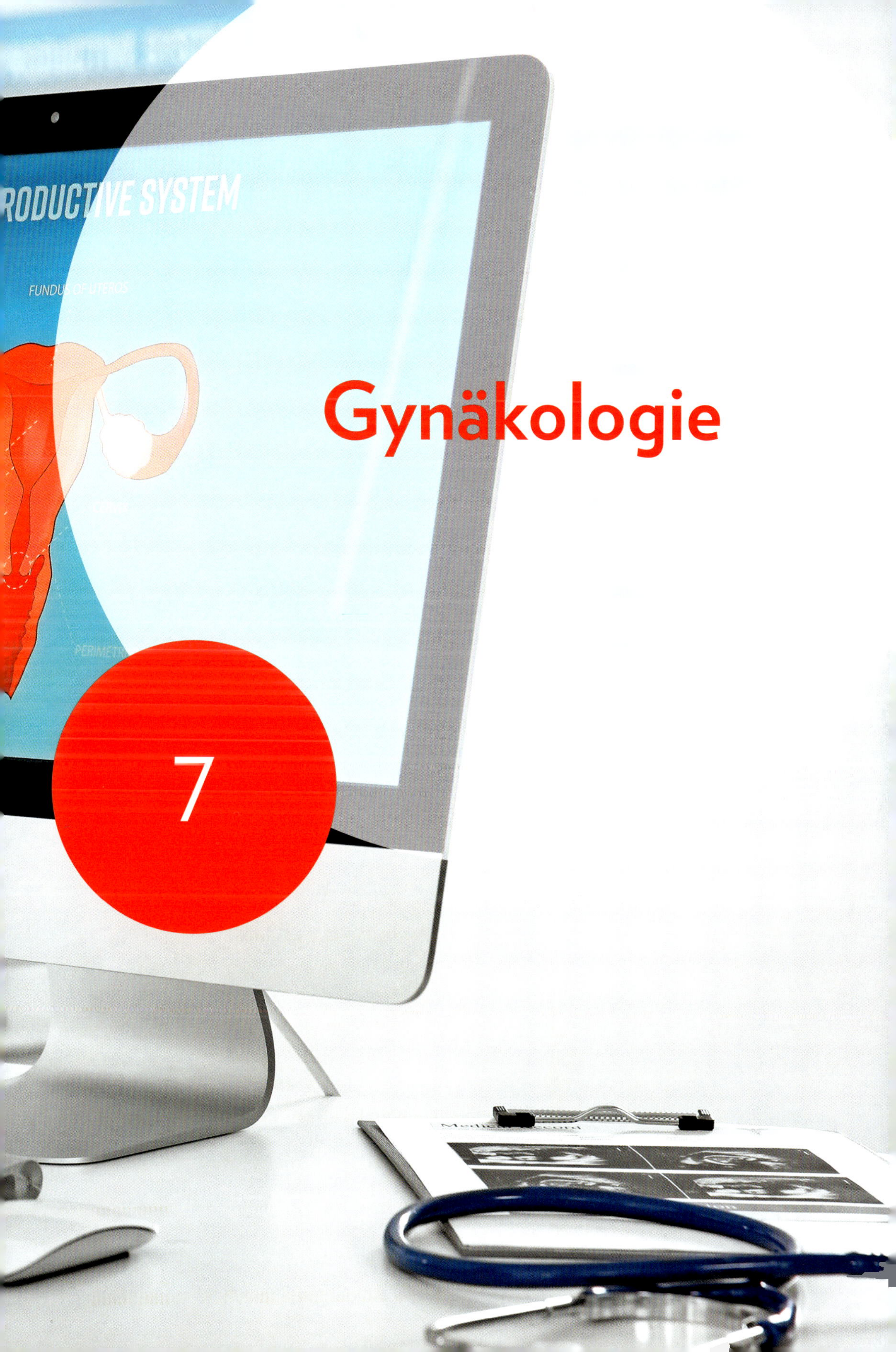

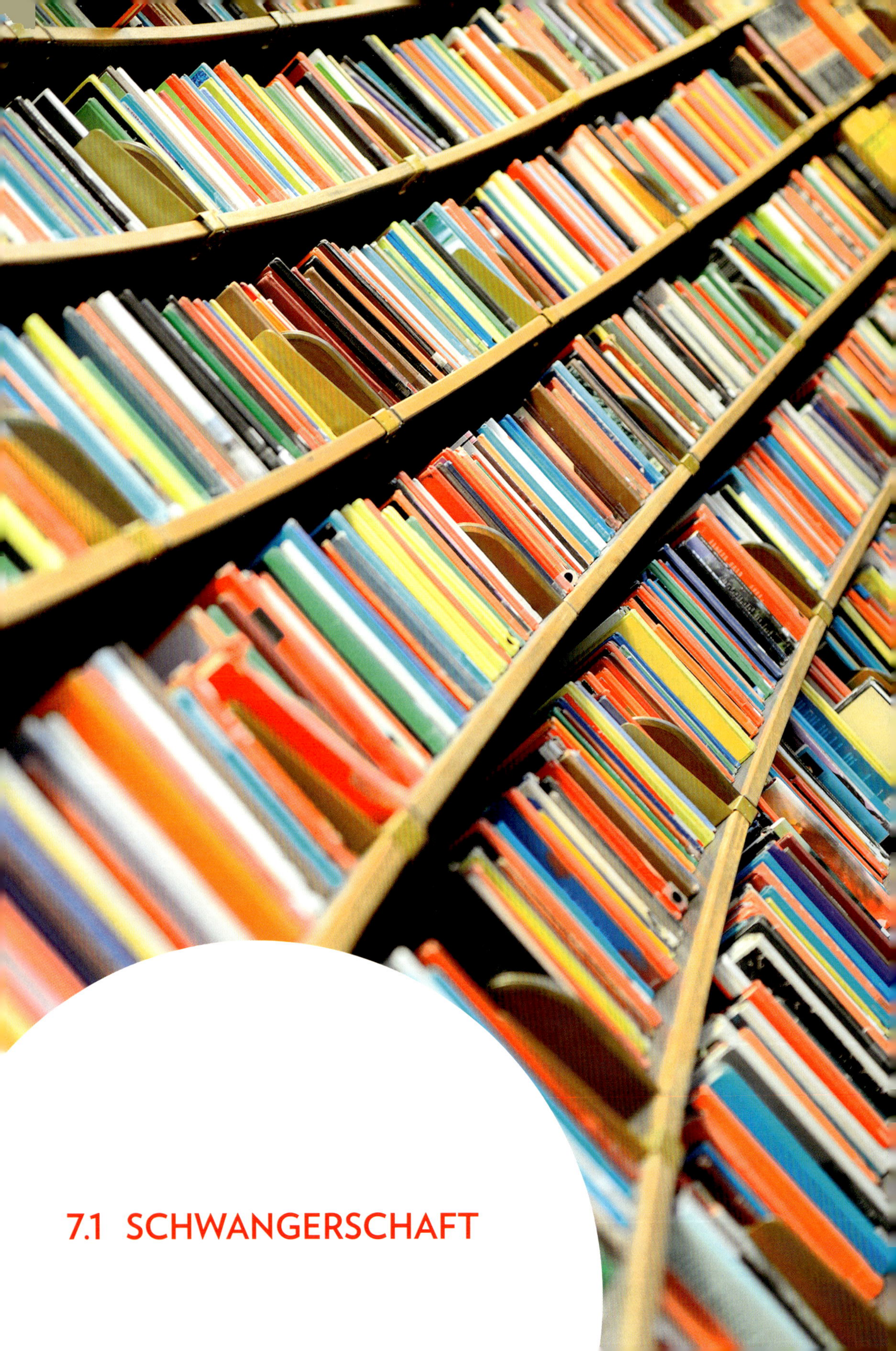

7.1 SCHWANGERSCHAFT

HELFEN ÜBUNGEN ZUR PRÄVENTION VON LWS- UND BECKENGÜRTELSCHMERZEN IN DER SCHWANGERSCHAFT?

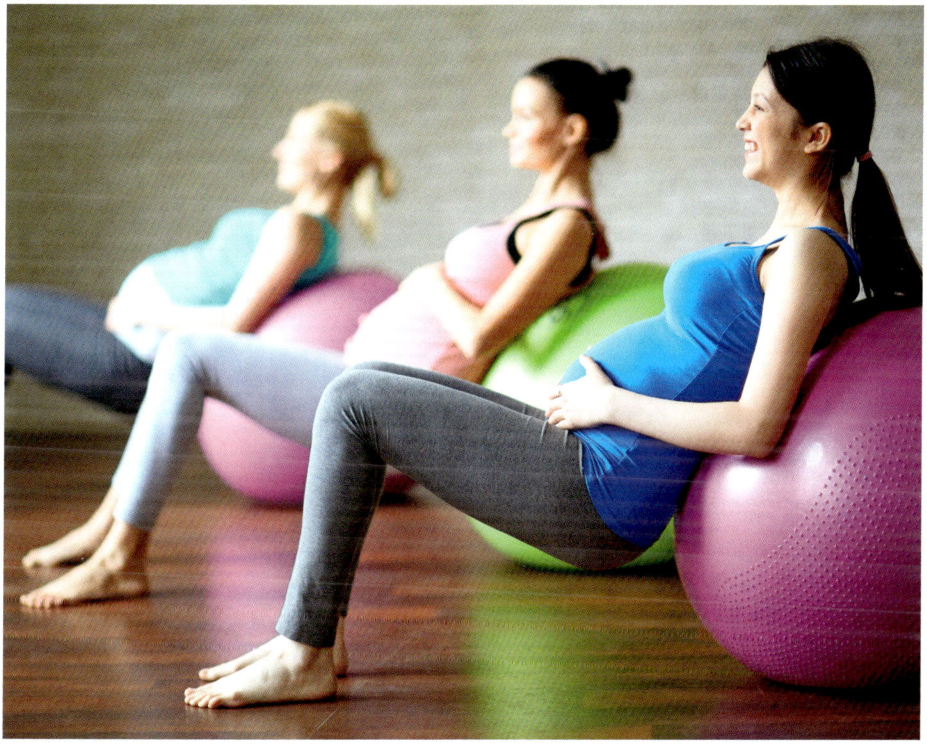

Ein internationales Forscherteam untersuchte diese Frage und führte dazu eine systematische Literaturrecherche in den elektronischen Datenbanken PubMed, EMBASE, Cochrane Library, Google Scholar, ResearchGate und ClinicalTrials.gov bis Mai 2017 durch. Eingeschlossen wurden randomisierte kontrollierte Studien, die eine Übungsintervention mit der üblichen Aktivität im Alltag verglichen und die zumindest einige schmerzfreie Probandinnen zu Studienbeginn hatten. Studien, deren Teilnehmerinnen zu Studienbeginn mehrheitlich bereits Beschwerden im LWS-/Beckengürtelbereich (Symphysis pubica, SIG, Glutealbereich) hatten, wurden ebenso ausgeschlossen wie solche, deren Teilnehmerinnen ausgedehntere Symptombereiche angaben (zum Beispiel zusätzliche HWS- und BWS-Probleme). Die Qualität der Studienmethodik wurde mit dem Cochrane Collaboration's tool beurteilt. Insgesamt elf Studien mit 2.347 Schwangeren wurden in die Meta-Analyse aufgenommen, die Interventionsdauer variierte zwischen acht und 24 Wochen und begann im zweiten bis dritten Trimenon der Schwangerschaft.

In der Meta-Analyse von sieben Studien (n = 1.175) reduzierte Übungstherapie (Wassergymnastik, aerobes Training, Aktivierungsübungen für Rücken-, Bauch- und Beckenbodenmuskulatur, Beweglichkeitsübungen, Entspannungsverfahren und Gleichgewichtstraining) die Wahrscheinlichkeit um neun Prozent, in der Schwangerschaft an LWS-Schmerzen zu leiden. Das Risiko für Beckengürtelschmerzen (vier Studien, n = 565) und lumbopelvine Schmerzen (acht Studien, n = 1.737) änderte sich hingegen durch Übungen nicht. Allerdings weisen die zusammengeführten Ergebnisse aus vier Studien darauf hin, dass sich Übungstherapie präventiv auf eine Krankschreibung infolge lumbopelviner Schmerzen oder LWS-Schmerzen auswirkt (23 Prozent).

Fazit

Das Fazit lautet, dass Übungstherapie einen kleinen günstigen Effekt auf die Prävention von LWS-Schmerzen während der Schwangerschaft hat, aber nicht hilft, um Beckengürtelschmerzen zu verhindern. Die Autoren weisen in der Diskussion darauf hin, dass dies eventuell auch damit zu tun haben könnte, dass die Probandinnen erst im zweiten Trimenon mit den Übungen begonnen haben. Ob ein früherer Übungsbeginn zu anderen Ergebnissen führen würde, müssen künftige Studien zeigen.

Quelle: Shiri R, et al. 2017.Exercise for the prevention of low back and pelvic girdle pain in pregnancy: a meta-analysis of randomized controlled trials. Eur. J. Pain. Sep 4. [Epub ahead of print]

Link zum Abstract: www.ncbi.nlm.nih.gov/pubmed/28869318

HILFT EIN ÜBUNGSPROGRAMM BEI SCHWANGERSCHAFTSBEDINGTEN RÜCKEN- UND BECKENSCHMERZEN?

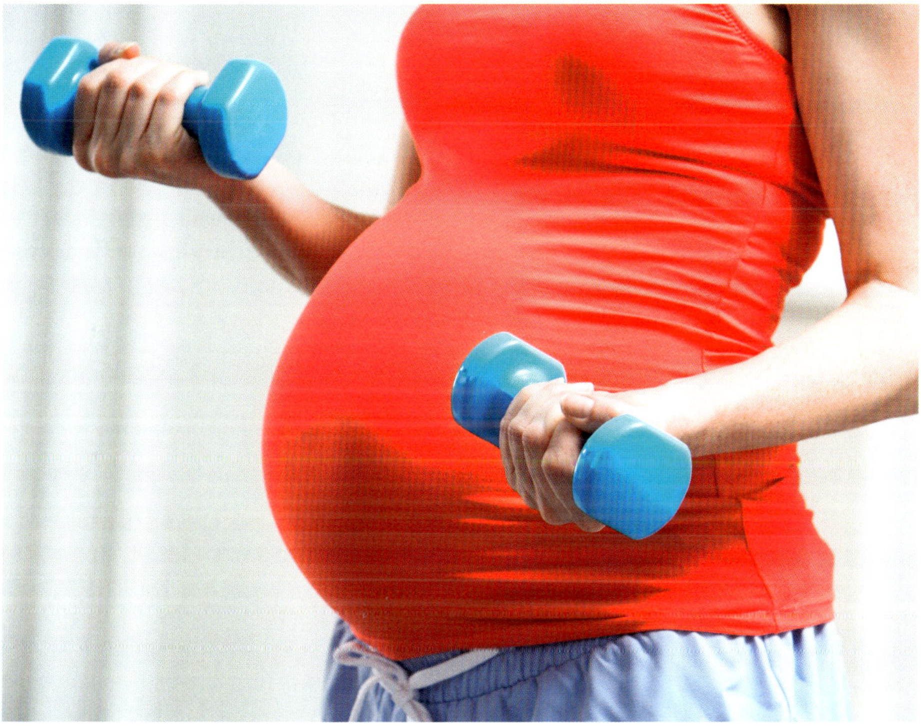

Ja, so das Ergebnis einer randomisierten kontrollierten Studie aus Kroatien. Diese wertete sekundär ein Übungsprogramm aus, welches bereits in Bezug auf Gestationsdiabetes evaluiert worden war. Darin führten insgesamt 45 Frauen ohne oder mit leichtem Schwangerschaftsdiabetes, die sich höchstens in der 30. Schwangerschaftswoche befanden, ein angeleitetes Übungsprogramm durch oder erhielten nur die übliche Schwangerenvorsorge. Ausschlusskriterien waren Fehlgeburten in der Vergangenheit, Beckentraumen oder massive Beckengürtelschmerzen, Medikamenteneinnahme, Tabakkonsum und Kontraindikationen für Übungen in Anlehnung an die Kriterien des American College of Obstetricians and Gynecologists (ACOG).

Die leitlinienbasierte Intervention bestand aus aeroben und resistiven Übungen zweimal wöchentlich. Das 20-minütige Ausdauertraining erfolgte auf dem Laufband bei 65 bis 75 Prozent der maximalen Herzfrequenz und einem Wert von 13 bis 14 auf der Borg-Skala. Dabei bestimmten die Schwangeren selbst die Intensität anhand der Geschwindigkeit und Steigung. Das 20- bis 25-minütige Stabilisationsprogramm für die lumbopelvine Region umfasste Übungen mit dem eigenen Körpergewicht, elastischen Bändern und bis zu einem Kilogramm schweren Hanteln für obere und untere Extremität, Rückenstrecker und Bauchmuskeln. Dazu wurden sechs verschiedene Übungen in drei Serien mit zehn bis 15 Wiederholungen durchgeführt. Zum Abschluss fanden für zehn Minuten Beckenbodenübungen, Dehn- und Entspannungsübungen statt. Ergänzend zur Intervention wurden die Teilnehmerinnen zum täglichen halbstündigen Walking motiviert. Angewandte Assessments waren:

- Numerische Schmerzskala (NRS)
- Roland-Morris Disability Questionnaire (RMDQ)
- Pelvic Girdle Questionnaire (PGQ)

Die 20 Frauen der Übungsgruppe waren 32,8 ± 3,6 Jahre alt; die 25 Kontrollpersonen hatten eine vergleichbare Altersverteilung (32,2 ± 4,9 Jahre). Alle Teilnehmerinnen berichteten von Rücken- oder Beckenschmerzen. In der 36. Schwangerschaftswoche unterschieden sich die Gruppen jedoch in allen drei Assessments: Die Interventionsgruppe hatte bessere Ergebnisse, also weniger Schmerzen und Einschränkungen.

Fazit

Die Autoren schlussfolgern, dass die Übungen einen positiven Effekt auf die Beschwerden im Rücken- und Beckenbereich bei Schwangeren haben. Die geringe Probandenzahl limitiert die Repräsentanz der Ergebnisse. Zudem unterschieden die Autoren aufgrund der ungenügenden Differenzierbarkeit nicht zwischen Rücken- und Beckenbeschwerden.

Quelle: Sklempe Kokic I. et al. 2017. Effect of therapeutic exercises on pregnancy-related low back pain and pelvic girdle pain: secondary analysis of a randomized controlled trial. J. Rehabil. Med. 49, 3:251–7 Volltext frei

Link zum Abstract: www.ncbi.nlm.nih.gov/pubmed/28233012

Welchen Effekt hat die Kombination aus vaginaler Elektrostimulation und Übungen auf die Beckenbodenfunktion bei Erstgebärenden?

Chinesische Wissenschaftler untersuchten in ihrer randomisierten kontrollierten Studie die Wirkung direkter vaginaler Elektrostimulation auf die Beckenbodenfunktion. Dazu teilten sie 189 erstgebärende Frauen im Alter zwischen 20 und 35 Jahren mit Dammschnitt (Episiotomie) oder Dammriss zweiten Grades zufällig in drei Gruppen auf. Die Übungsgruppe (n = 63) begann zwei Tage post partum mit Übungen zur Aktivierung des Beckenbodens und führte diese drei Monate lang durch; die Elektrogruppe (n = 66) erhielt zusätzlich zu dieser Intervention sechs Wochen nach der Entbindung dreimal wöchentlich für 30 Minuten Elektrostimulation. Die Probandinnen der Kontrollgruppe (n = 60) wurden nur einmalig beraten. Drei Monate post partum erhoben die Forscher Daten mithilfe der Gradeinteilung nach dem Pelvic Organ Prolapse Situation Quantification System (POP-Q), sie erfassten das Ausmaß der Inkontinenz und die Stärke der Muskelkraft des Beckenbodens (Oxford-Skala).

Im Follow-up nach drei Monaten gab es Unterschiede zwischen den drei Gruppen in den oben genannten Outcomes und der Regeneration der Schambeinfuge. Übungen unterstützten die Heilung der Schambeinfuge, die Kraft der Typ-1- und Typ-2-Muskelfasern erhöhte sich durch die Maßnahmen signifikant in der Elektrogruppe im Vorher-nachher-Vergleich. Die Autoren schlussfolgern, dass die Kombination aus Übungen und Elektrostimulation für die Beckenbodenfunktion und Wundheilung bei Erstgebärenden sinnvoll ist.

Quelle: Yang S, et al. 2017. The effect of rehabilitation exercises combined with direct vagina low voltage low frequency electric stimulation on pelvic nerve electrophysiology and tissue function in primiparous women: a randomised controlled trial. J. Clin. Nurs. Mar 2. [Epub ahead of print]

Link zum Abstract: www.ncbi.nlm.nih.gov/pubmed/28252827

Ist ein Training auf dem Fahrradergometer effektiv zur Prävention von Gestationsdiabetes?

Übergewicht beziehungsweise Adipositas sind Risikofaktoren für die Entwicklung von Gestationsdiabetes. Ein Team aus China und Australien schloss 300 Schwangere in der zehnten Woche und mit einem durchschnittlichen Body-Mass-Index von 26,78 in ihre Studie ein. Alle Teilnehmerinnen erhielten die herkömmliche pränatale Versorgung – besondere Empfehlungen zur Ernährung gab es nicht. Die eine Hälfte der Frauen diente als Kontrollgruppe und erhielt keine spezielle Intervention, die andere Hälfte führte ein Trainingsprogramm auf dem Fahrradergometer mit definierter Belastungsintensität durch. Das Programm fand dreimal wöchentlich bis zur 37. Schwangerschaftswoche statt, jede Einheit dauerte rund 30 Minuten. Das Ergebnis spricht für das Training: Bei den Frauen in der Interventionsgruppe war die Inzidenz für das Auftreten von Gestationsdiabetes mit 22 Prozent signifikant geringer als in der Kontrollgruppe – hier lag der Wert bei 40 Prozent.

Quelle: Wang C, et al. 2017. A randomized clinical trial of exercise during pregnancy to prevent gestational diabetes mellitus and improve pregnancy outcome in overweight and obese pregnant women. Am. J. Obstet. Gynecol. 216, 4:340-51

Link zum Abstract: www.ncbi.nlm.nih.gov/pubmed/28161306

7

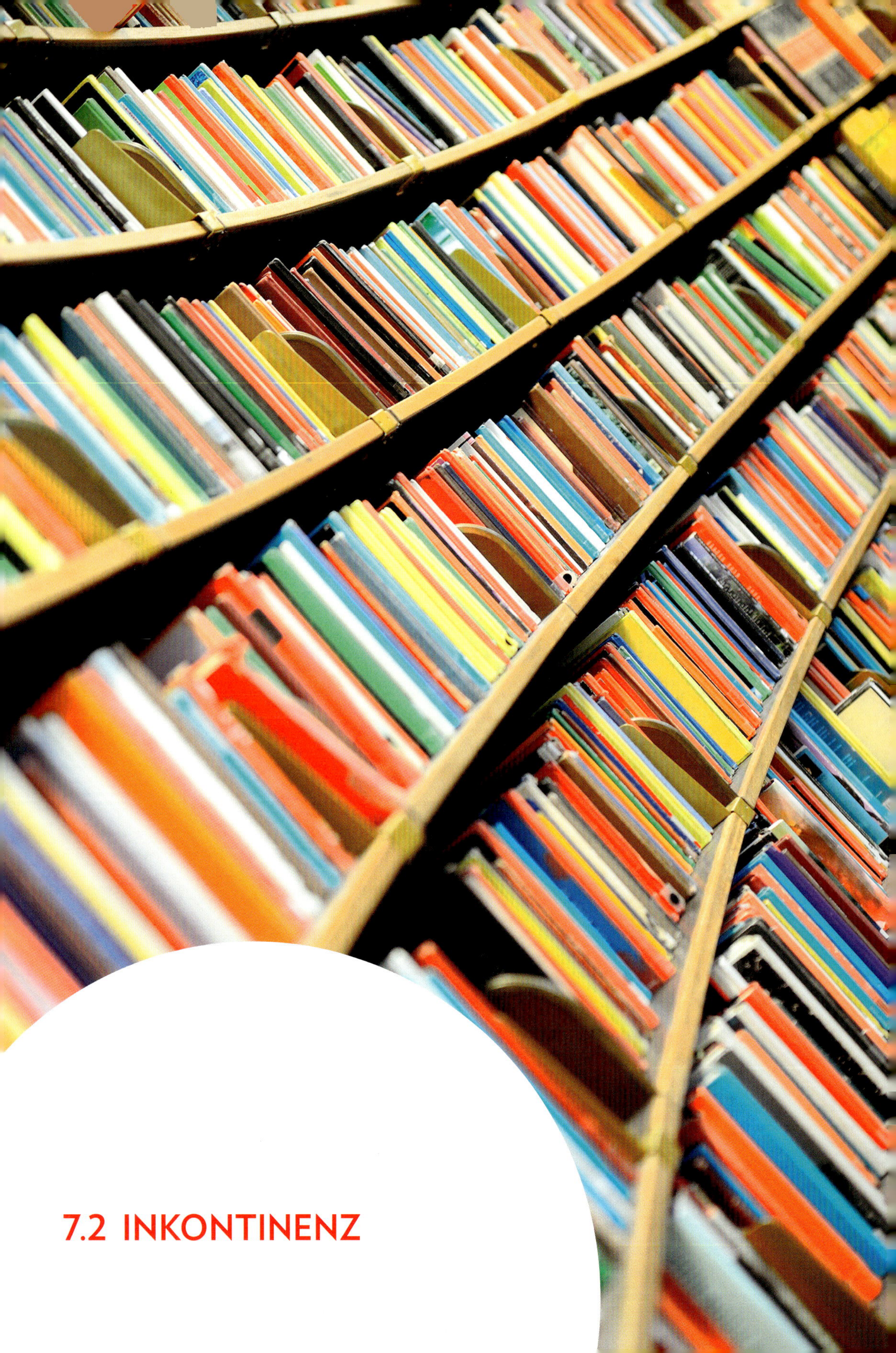

7.2 INKONTINENZ

Was ist effektiver bei Stressinkontinenz: Beckenbodenübungen mit intravaginalem Druck-Biofeedback oder perinealem EMG?

Türkische Forscher randomisierten 53 Frauen mit Stressinkontinenz in drei Gruppen: Die Kontrollgruppe (n = 18) machte Beckenbodenübungen, die zweite Gruppe ebenfalls, allerdings kontrolliert mit intravaginalem Druck-Biofeedback (n = 17), und die dritte Gruppe (n = 18) erhielt Rückmeldungen zur Übungsausführung über ein EMG im Dammbereich. Folgende Assessments wurden eingesetzt: 1 h-Pad-Test zur Bestimmung des Schweregrads der Inkontinenz, Kraftmessung des Beckenbodens mit Perineometer, Social Activity Index (SAI), IIQ7 (inkontinenzbezogene Lebensqualität), Therapieerfolg und Zufriedenheit mit der Behandlung.

Im Vergleich zum Studienbeginn hatten sich beim Follow-up nach vier und acht Wochen alle Gruppen in sämtlichen Parametern signifikant verbessert. Hinsichtlich des Schweregrads der Inkontinenz, des SAI und der Beckenbodenkraft waren die beiden Feedback-Gruppen der Kontrollgruppe überlegen. Auch waren die Zufriedenheit mit der Therapie und der Erfolg höher. Zwischen den beiden Feedback-Gruppen gab es hingegen keine Unterschiede.

Quelle: Özlü A, et al. 2017. Comparison of the efficacy of perineal and intravaginal biofeedback assisted pelvic floor muscle exercises in women with urodynamic stress urinary incontinence. Neurourol. Urodyn. Mar 27. [Epub ahead of print]

Link zum Abstract: www.ncbi.nlm.nih.gov/pubmed/28345778

Beckenbodenübungen bei Stressinkontinenz: mit oder ohne Biofeedback?

49 Frauen nach der Menopause, die unter Stressinkontinenz litten, wurden zufällig einer von drei Gruppen zugeteilt: Beckenbodenübungen mit Elektro-Biofeedback, isolierte Beckenbodenübungen oder keine Intervention. Die klinischen Zielgrößen wurden mit folgenden Assessments gemessen: digitale Palpation (modifizierte Oxford-Skala), EMG und International Consultation Incontinence Questionnaire-Short Form (ICIQ-SF) zur Bestimmung der Lebensqualität. Die Teilnehmerinnen übten in acht Behandlungseinheiten zweimal pro Woche jeweils 20 Minuten in Einzeltherapie.

Beide Übungsgruppen verbesserten sich in der Nachuntersuchung in der Muskelkraft, der Beckenbodenaktivierung beim Husten, der maximalen willkürlichen Kontraktion, der ausdauernden Kontraktion und der Lebensqualität verglichen mit den Kontrollpersonen. Die Gruppe mit dem zusätzlichen Biofeedback war der reinen Übungsgruppe überlegen.

Quelle: Bertotto A, et al. 2017. Effect of electromyographic biofeedback as an add-on to pelvic floor muscle exercises on neuromuscular outcomes and quality of life in postmenopausal women with stress urinary incontinence: a randomized controlled trial. Neurourol. Urodyn. May 16. [Epub ahead of print]

Link zum Abstract: www.ncbi.nlm.nih.gov/pubmed/28508398

Welche Übungsbarrieren bestehen für Frauen mit Dranginkontinenz?

Zur Erfassung von zentralen Übungsbarrieren befragten amerikanische Wissenschaftler insgesamt 36 betroffene Frauen und 18 Kursanbieter in Fokusgruppen. Die Codierung und Analyse der Inhalte führten zwei unabhängige Personen durch. Für die Frauen mit Dranginkontinenz war vor allem der Schmerz ein Grund, nicht zu üben; diese Barriere nannten die Anbieter nicht. Beide Gruppen fanden Schamgefühle für die Behandlung hinderlich und sahen Zufriedenheit mit der Therapie als Motivation für weiteres Üben. Es gab unterschiedliche Ansichten darüber, ob die Übungen unter Anleitung stattfinden sollten oder nicht: Die Frauen empfanden es als Hindernis, unter Anleitung zu üben, während die Kursanbieter eine fehlende Therapiebegleitung kritisch sahen. Die Gruppendynamik bewerteten alle Befragten als unterstützend und motivierend, genauso wie finanzielle Anreize und Kostenerstattung.

Quelle: Khanijow KD, et al. 2017. Barriers to exercise among women with urgency urinary incontinence: patient and provider perspectives. Female Pelvic Med. Reconstr. Surg. Aug 4. [Epub ahead of print]

Link zum Abstract: www.ncbi.nlm.nih.gov/pubmed/28786872

7

Kapitel 7

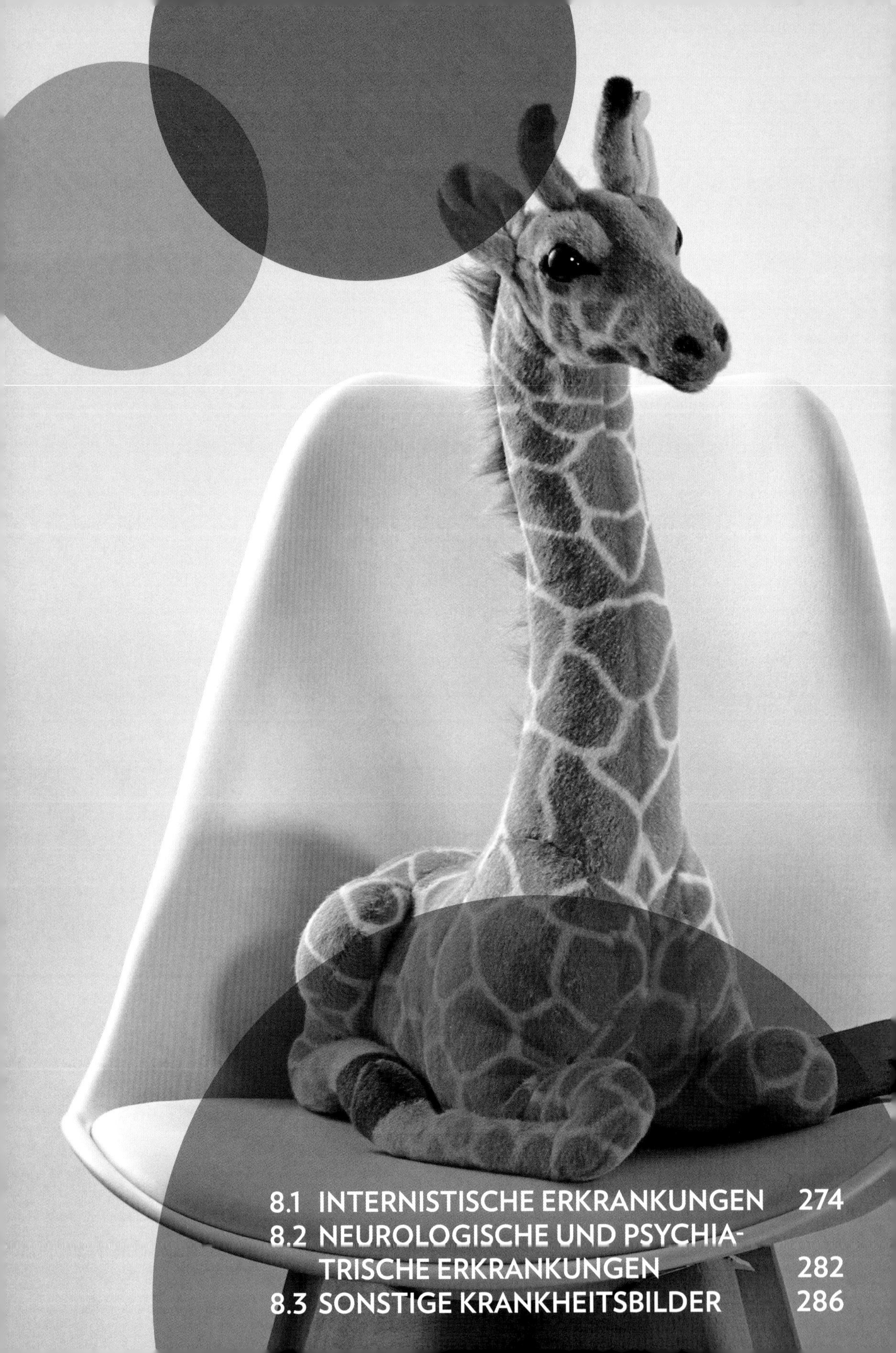

8 Pädiatrie

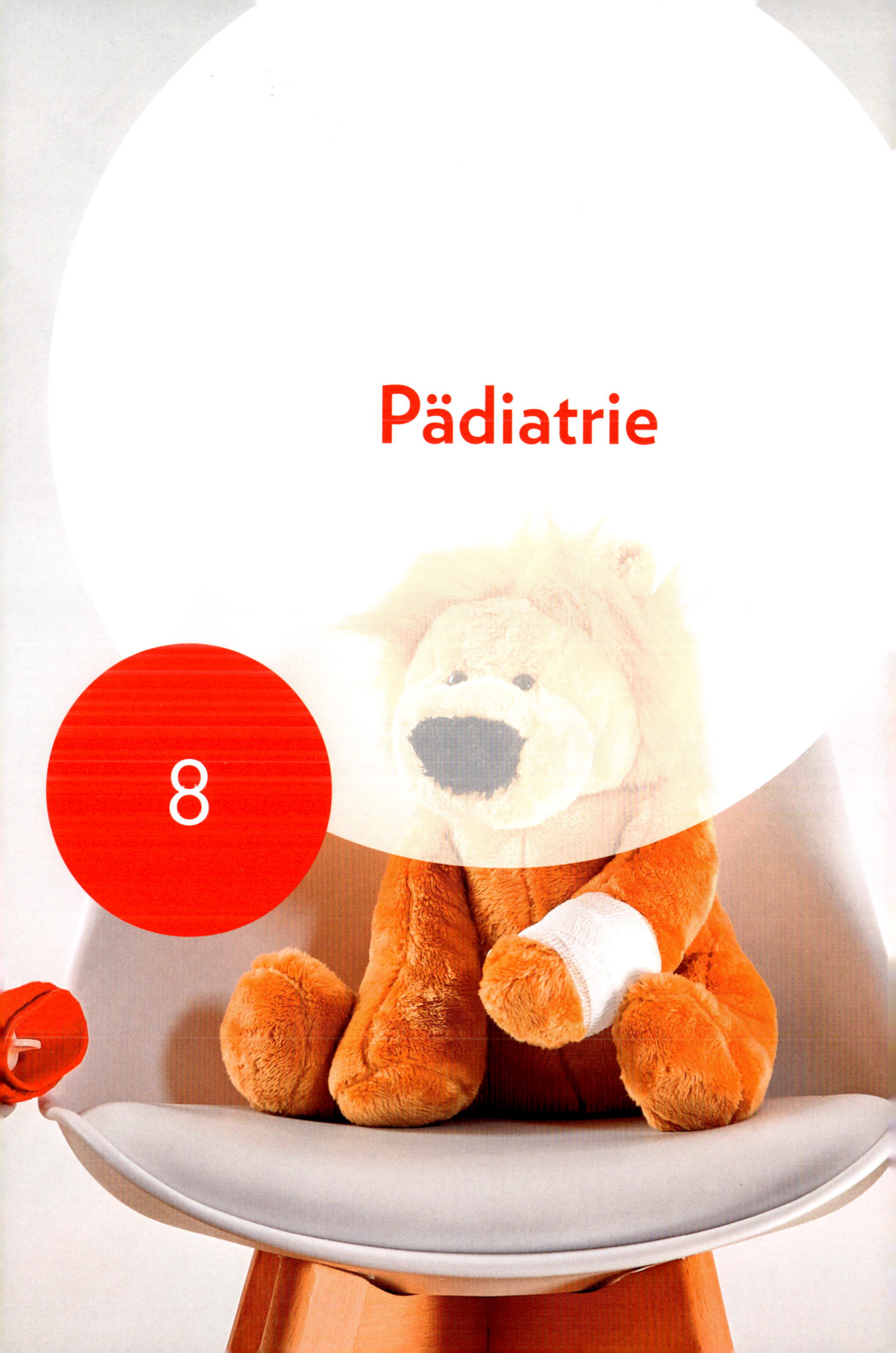

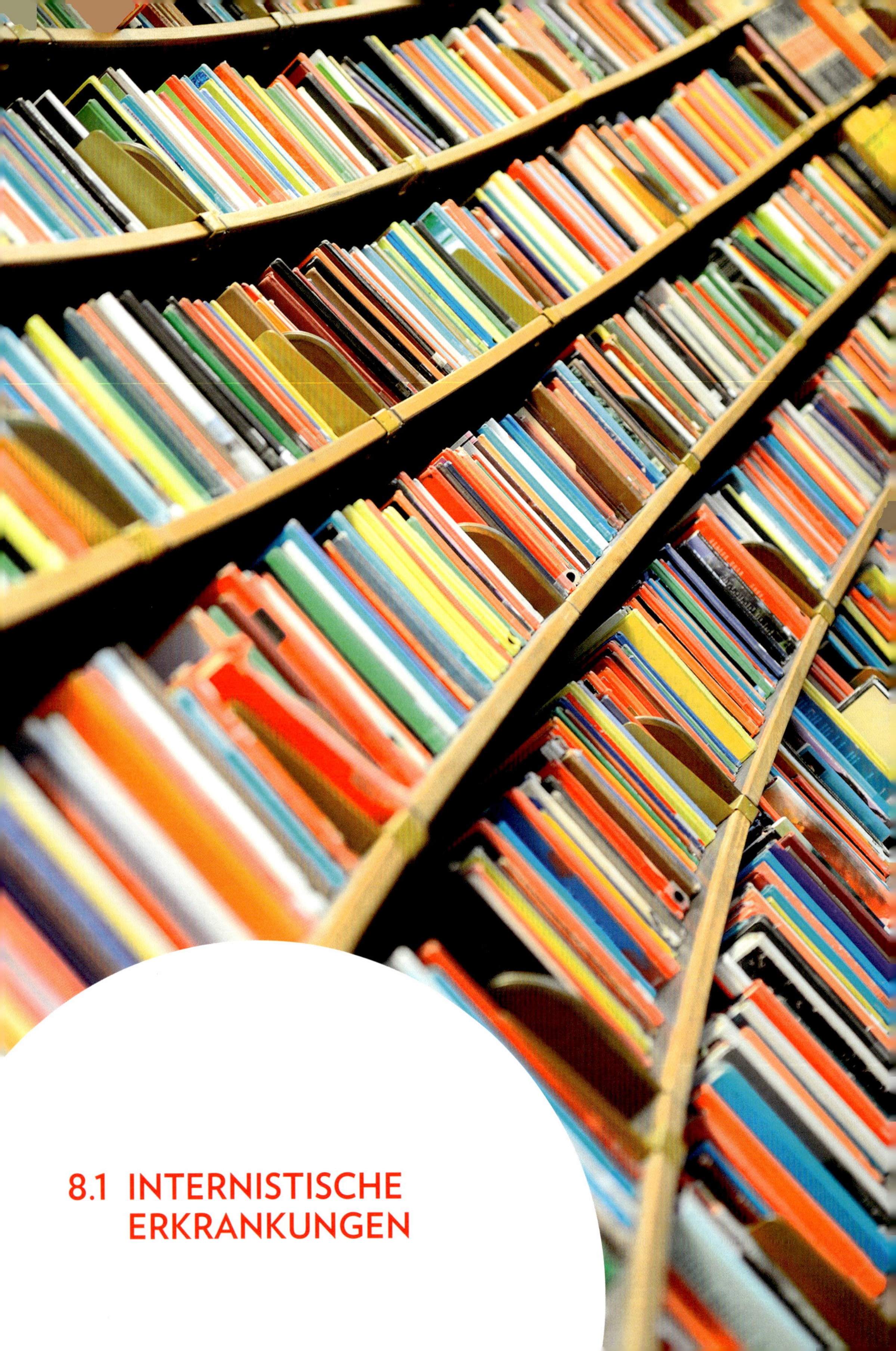

8.1 INTERNISTISCHE ERKRANKUNGEN

IST PHYSIOTHERAPIE BEI KINDERN MIT FUNKTIONELLER VERSTOPFUNG EFFEKTIV?

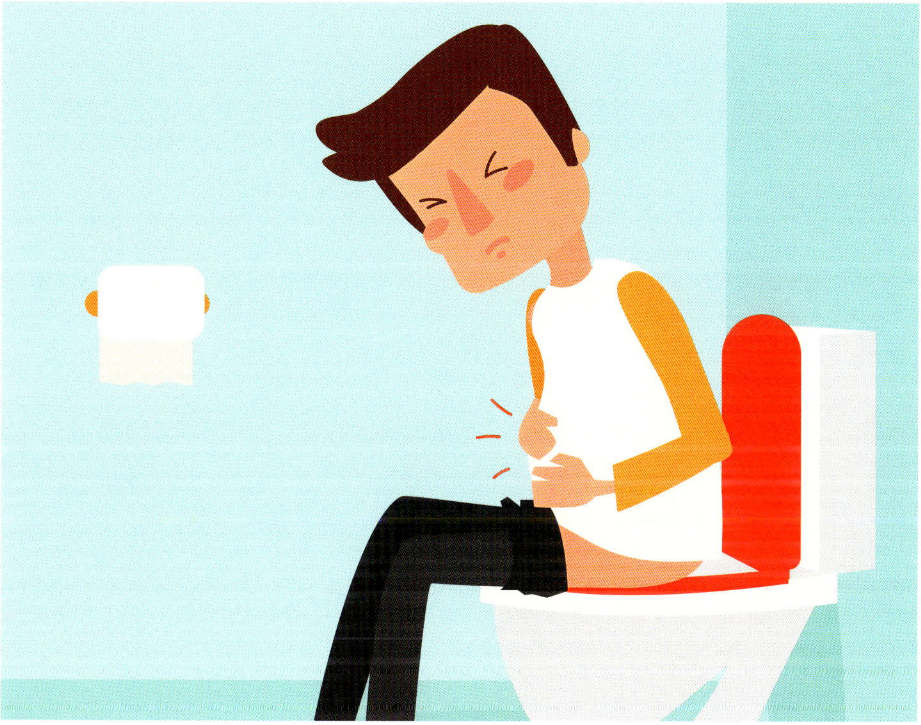

Ja, wie niederländische Kollegen herausfanden. Sie hatten die Hypothese, dass diese Form der Verstopfung auch im Zusammenhang mit der Beckenbodenmuskulatur steht und deshalb die physiotherapeutische Behandlung erfolgreich sein könnte.

In ihrer multizentrischen Studie schlossen sie von 2009 bis 2014 Kinder mit funktioneller Verstopfung (Rome-III-Kriterien) ein. Die 53 Kinder zwischen fünf und 16 Jahren wurden in eine Physiotherapie- oder Kontrollgruppe randomisiert. Die klinische Untersuchung umfasste:

- Anamnese inklusive Medikation, Miktion, Defäkation
- Motorische Kontrolle: Haltung und Bewegung, Gleichgewicht und Stabilität, Beurteilung von Haltung, Atmung und schmerzhaftem Stuhlgang
- Beckenbodenmuskulatur: Palpation, Myofeedback, anale Manometrie (rektale Ballonuntersuchung)

Innerhalb eines halben Jahres erhielten alle Probanden die medizinische Standardtherapie aus Informationen, Toilettentraining und Laxanzien. Die Kinder der Physiotherapiegruppe (n = 27) führten in maximal sechs Behandlungen Übungen zur Unterstützung der effektiven Toilettensitzhaltung, abdominalen Atmung, Darmentleerung, Beckenboden-Entspannung, Wahrnehmung der Darmfüllung und -entleerung sowie spezielle Beckenbodenübungen durch. Außerdem erhielten sie Informationen zur Stärkung der Selbstkompetenz. Nur bei Kindern mit dysfunktionalem Beckenboden kamen Myofeedback und anale Manometrie therapeutisch zum Einsatz.

Die Ergebnismessung beruhte auf den schriftlichen Angaben von Eltern und Ärzten. Primäres Outome war die funktionelle Obstipation, sekundär wurden Lebensqualität und weitere Parameter betrachtet.

Die Physiotherapie war bei 92 Prozent der Kinder erfolgreich, die Standardtherapie nur bei 63 Prozent. Deutlich mehr Kinder aus der Physiotherapiegruppe reduzierten in den sechs Monaten die Laxanzien. Insgesamt war die Physiotherapie in allen untersuchten Parametern zu 86 Prozent erfolgreich, die Standardtherapie nur zu 33 Prozent.

Fazit

Den Autoren zufolge sollte die Physiotherapie als Behandlungsoption bei Kindern mit funktioneller Obstipation in Betracht gezogen werden.

Quelle: Van Engelenburg-van Lonkhuyzen ML, et al. 2017. Effectiveness of pelvic physiotherapy in children with functional constipation compared with standard medical care. Gastroenterology 152, 1:82–91

Link zum Abstract: www.ncbi.nlm.nih.gov/pubmed/27650174

SIND ÜBUNGEN NACH SCHROTH EFFEKTIV BEI SKOLIOSE-PATIENTEN?

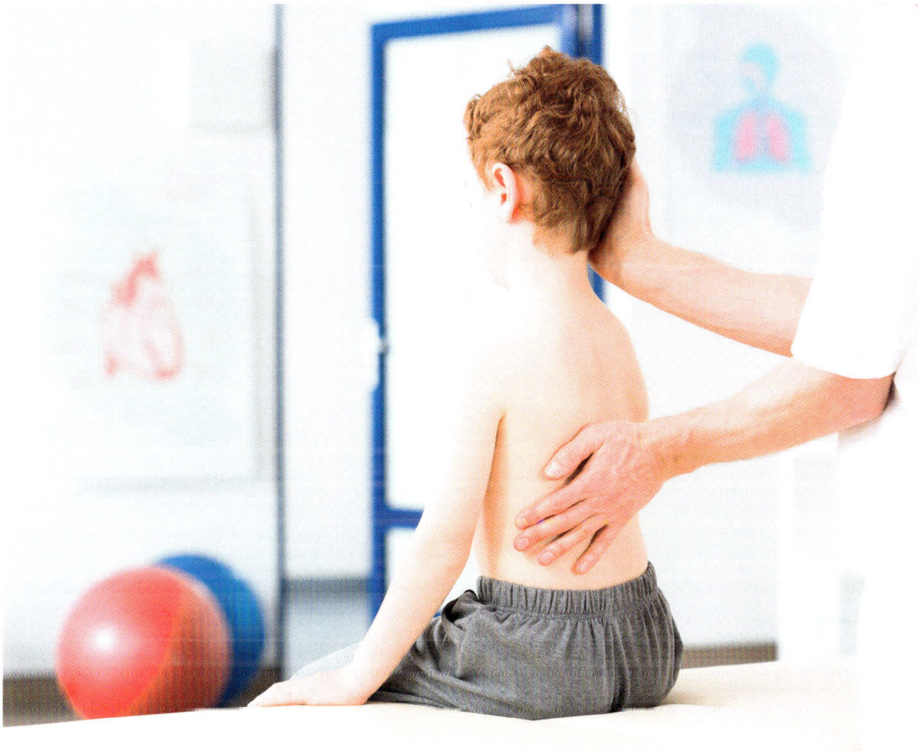

Die Schroth-Therapie zur Behandlung von Menschen mit Skoliose ist in Kanada ein aktuelles Thema: Denn die konservativen Leitlinien zur Skoliosebehandlung empfehlen bisher nur die Verlaufskontrolle und Korsettversorgung; Übungen sind nicht vorgesehen. Es gibt Hinweise für eine Reduzierung der adoleszenten idiopathischen Skoliose durch spezifische Schroth-Übungen, bisherige Studien weisen allerdings methodische Schwächen auf.

Eine kanadische Forschergruppe untersuchte deshalb in ihrer randomisierten klinischen Studie zwischen April 2011 und Mai 2014 den Effekt einer sechsmonatigen Schroth-Therapie. 50 Patienten (10 bis 18 Jahre alt, Cobb-Winkel zehn bis 45 Grad, Risser-Stadium null bis fünf) erhielten die Standardtherapie. Die Hälfte der Teilnehmer führte zusätzlich fünfmal als Einzeltherapie die spezifischen Schroth-Übungen für eine Stunde aus, danach wurden diese täglich 30 bis 45 Minuten im Heimprogramm und wöchentlich in der Gruppe unter Anleitung eines erfahrenen Therapeuten fortgeführt. Vor der Intervention und nach sechs Monaten wurden in beiden Gruppen die Cobb-Winkel bestimmt.

Die Intention-to-Treat-Analyse zeigte den Vorteil für die Übungsgruppe (n = 21): Sie hatte nach sechs Monaten geringere Cobb-Winkel als die Teilnehmer der Kontrollgruppe (n = 23) und insgesamt geringere skoliotische Krümmungen.

In beiden Gruppen gab es Patienten mit und ohne Korsettversorgung; für klinisch relevante Ergebnisse sollte das Studiendesign dies berücksichtigen und den Übungszeitraum auf ein Jahr ausdehnen.

Schroth-Therapie

In der Schroth-Therapie lernen die Patienten, mit dem erworbenen Wissen, Korrekturübungen, Spiegeln, der Hilfe von Therapeuten und viel Körperbewusstsein ihre Wirbelsäulenfehlstellungen zu korrigieren. Ein wesentlicher Bestandteil ist dabei die Dreh-Winkel-Atmung zur Korrektur des skoliotischen Atemmusters und der Rumpfdeformität.

Fazit

Die Autoren schlussfolgern, dass zusätzliche Übungen nach der Schroth-Methode praktikabel und sinnvoll sind.

Quelle: Schreiber S, et al. 2016. Schroth physiotherapeutic scoliosis-specific exercises added to the standard of care lead to better cobb angle outcomes in adolescents with idiopathic scoliosis – an assessor and statistician blinded randomized controlled trial. PLoS One 11, 12:e0168746

Link zum Abstract: www.ncbi.nlm.nih.gov/pubmed/28033399

Profitieren Kinder mit angeborenem Herzfehler von frühzeitiger postoperativer Physiotherapie?

Ja, so das Ergebnis einer Studie aus Japan. Eingeschlossen wurden 51 Kinder mit angeborenem Herzfehler – 25 mit und 26 ohne Zyanose. Das Durchschnittsalter betrug 376 beziehungsweise 165 Tage.

Die Physiotherapie begann durchschnittlich am fünften Tag nach der Operation. Die Kinder mit Zyanose wiesen eine signifikant längere Erholungszeit auf als die Kinder ohne Zyanose und hatten auch ein erhöhtes Risiko für einen negativen Einfluss auf die Grobmotorik. Insgesamt zeigte die Studie einen positiven Effekt der frühzeitigen postoperativen Physiotherapie auf die Grobmotorik. Allerdings spielten hinsichtlich der Erholungsphase auch prä-, intra- und postoperative Faktoren eine Rolle.

Quelle: Haseba S, et al. 2017. Early postoperative physical therapy for improving short-term gross motor outcome in infants with cyanotic and acyanotic congenital heart disease. Disabil. Rehabil. Apr 7. [Epub ahead of print]

Link zum Abstract: www.ncbi.nlm.nih.gov/pubmed/28385091

Wie wirken sich Interferenzstrom und Zwerchfellatmung auf eine Blasen- und Darmdysfunktion bei Kindern aus?

79 Kinder mit Problemen bei der Entleerung und chronischer Obstipation wurden in drei Gruppen aufgeteilt: Während alle Gruppen (A, B und C) Patientenedukation erhielten, bekamen die Kinder der Gruppe A zusätzlich Interferenzstrom und Zwerchfell-Atemübungen, Gruppe B nur die Atemübungen. Die Intervention dauerte zwei Wochen, die Übungen wurden danach für einen Monat zu Hause fortgesetzt. Die Forscher führten zu Studienbeginn und nach sechs Wochen klinische abdominale und anorektale Untersuchungen durch, außerdem Harnuntersuchungen, Ultraschall für Blase und Nieren und Harnflussmessung (Uroflowmetrie) mit EMG des Beckenbodens. Die Kinder dokumentierten ihr Verhalten zusätzlich in Blasen- und Darmtagebüchern.

Nur die Probanden der Gruppe A hatten nach der Intervention eine verbesserte Defäkationsfrequenz, geringere Stuhlinkontinenz und weniger Restharn nach Entleerung.

Quelle: Zivkovic VD, et al. 2016. Are interferential electrical stimulation and diaphragmatic breathing exercises beneficial in children with bladder and bowel dysfunction? Urology. Dec 28. [Epub ahead of print]

Link zum Abstract: www.ncbi.nlm.nih.gov/pubmed/28040503

Wie effektiv ist Übungstherapie bei juveniler idiopathischer Arthritis?

In einer kanadischen Studie sichteten Forscher systematisch die Literatur in sieben elektronischen Datenbanken bis Dezember 2016 und inkludierten neun randomisierte kontrollierte Studien (RCTs) und eine Kohortenstudie mit Kindern und Jugendlichen mit juveniler idiopathischer Arthritis (JIA). Alle RCTs hatten eine mittlere Qualität (Evidenzlevel 2b) und untersuchten Interventionen wie Wassergymnastik, propriozeptive Übungen, Kräftigung, aerobes Training und Pilates. Die Ergebnisse wurden in einer Meta-Analyse zusammengefasst. Die körperliche Leistungsfähigkeit der Kinder verbesserte sich durch die Übungstherapie, gemessen mit dem Child Health Assessment Questionnaire. Auch gab es Hinweise für mehr Muskelkraft, Lebensqualität und Schmerzlinderung im Vergleich zu den Kontrollgruppen.

Die Autoren schlussfolgern, dass sich verschiedene Übungsformen positiv auf eine Reihe klinisch relevanter Parameter bei JIA auswirken. Weitere Studien hoher Qualität sollten folgen, um optimale Therapieempfehlungen zu erarbeiten.

Quelle: Kuntze G, et al. 2017. Exercise therapy in juvenile idiopathic arthritis: a systematic review and meta-analysis. Arch. Phys. Med. Rehabil. Jul 17. [Epub ahead of print]

Link zum Abstract: www.ncbi.nlm.nih.gov/pubmed/28729171

Was denken betroffene und gesunde Jugendliche über Asthma?

In zwölf semistrukturierten Interviews mit 54 Jugendlichen (13,1 ± 0,9 Jahre) wollten Forscher aus Großbritannien deren Ansichten zum Thema Asthma erfahren. Unter den Teilnehmern waren 26 Betroffene. Die zentralen Themen waren Wissen über die Krankheit, Standpunkte und Einstellungen zu Übungen und Lebensweise. Als Hauptbarriere für Übungen stellte sich die Angst der Betroffenen vor einer Asthmaattacke heraus; die Gesunden bewerteten die mangelnde Bereitschaft von Asthmatikern, an Übungstherapie teilzunehmen, als Ausrede und Zeichen von Faulheit. Der Großteil der Erkrankten nahm die Übungen trotzdem als angenehm wahr und schlug zur Verbesserung der Übungsteilnahme Aktivitäten wie Teamsportarten vor.

Quelle: Con W, et al. 2017. Perceptions of asthma and exercise in adolescents with and without asthma. J. Asthma. Aug 30. [Epub ahead of print]

Link zum Abstract: www.ncbi.nlm.nih.gov/pubmed/28853952

Welcher Sport ist für Kinder und Jugendliche mit Asthma empfehlenswert?

Es ist bekannt, dass sich bei Asthmatikern Bewegung positiv auf die Lungenfunktion und den Umgang mit der Erkrankung auswirkt. Doch welche Sportart sollte betroffenen Kindern empfohlen werden? Irische Forscher verglichen dazu den Effekt von Schwimmen, Fußball und Basketball auf die Lungenfunktion und die Asthmasymptome. Sie randomisierten 41 Kinder und Jugendliche zwischen neun und 16 Jahren in drei Sportgruppen und eine Kontrollgruppe. Neben der Spirometrie notierten die Probanden täglich ihre Peak-Flow-Messungen (Ausatemvolumen) im Asthma-Tagebuch. Unabhängig von der Sportart hatten alle Teilnehmer eine bessere forcierte Vitalkapazität im Vergleich zur inaktiven Kontrollgruppe. Die Schwimmer wiesen außerdem einen größeren exspiratorischen Spitzenfluss auf. Die Asthma-Tagebücher verdeutlichten zudem, dass die sportlichen Kinder und Jugendlichen unter weniger Krankheitssymptomen litten. Sport – vor allem Schwimmen – scheint demnach für Kinder und Jugendliche mit Asthma empfehlenswert zu sein.

Quelle: Carew C, et al. 2017. Laps or lengths? The effects of different exercise programmes on asthma control in children. J. Asthma. Sep 5. [Epub ahead of print]

Link zum Abstract: www.ncbi.nlm.nih.gov/pubmed/28872938

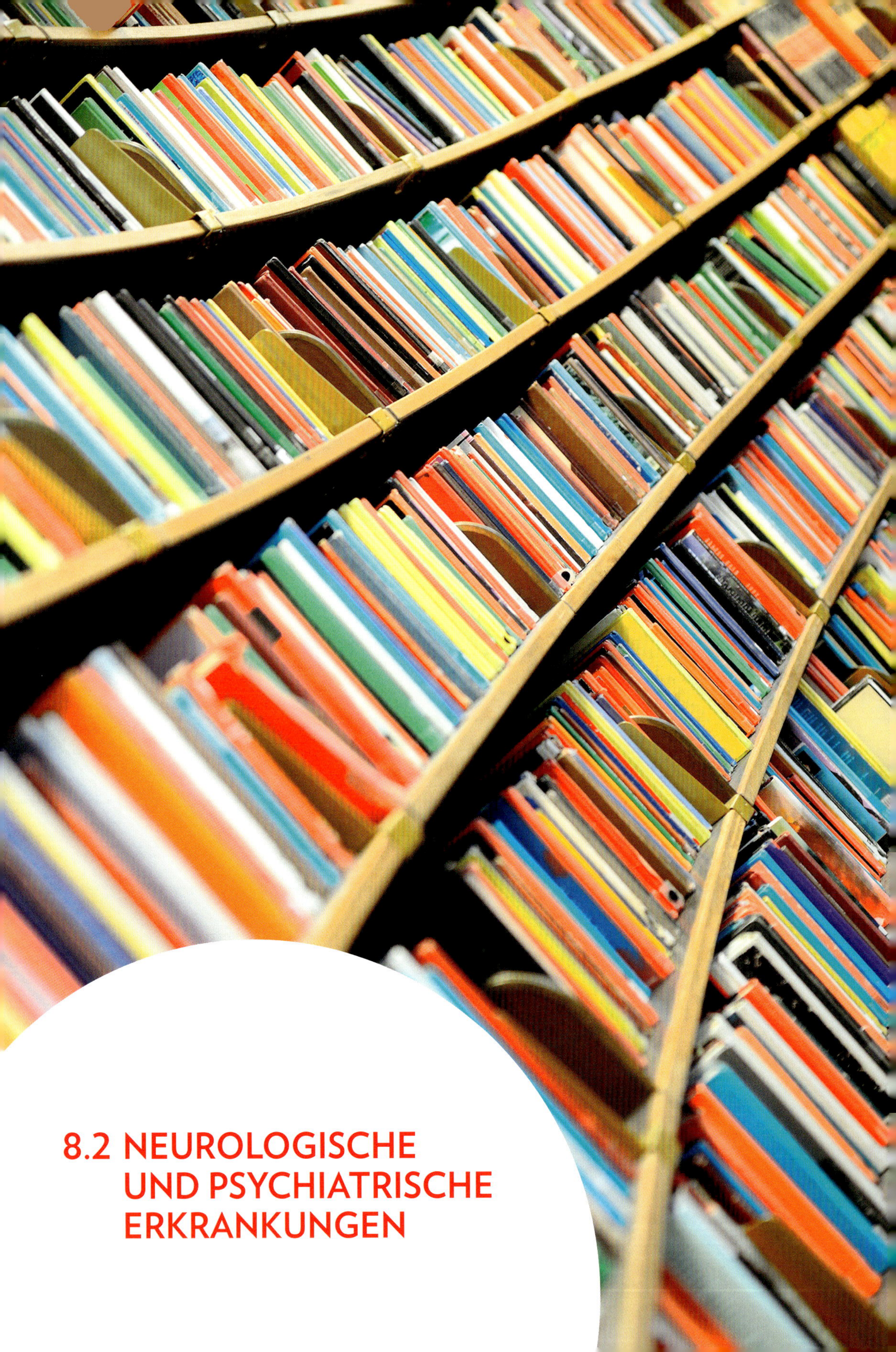

8.2 NEUROLOGISCHE UND PSYCHIATRISCHE ERKRANKUNGEN

Wie effektiv ist postoperative Physiotherapie nach Sehnentransfer bei Kindern mit perinataler Armplexusläsion?

Ein Sehnentransfer des M. latissimus dorsi und M. teres major zur Unterstützung der Rotatorenmanschette soll die Funktion der oberen Extremität bei Kindern mit geburtsbedingter Plexus-brachialis-Läsion verbessern. Ägyptische Forscher ließen 47 Kinder im Alter von 4,64 ± 1,21 Jahren mit Nervenwurzelkompression zwischen C5 und C7 postoperativ sechs Monate lang üben: Nach Abnahme des korrigierenden Gipsverbandes sechs Wochen postoperativ erfolgten unter anderem Pendelübungen, aktiv-assistierte Bewegungen von Schultergelenk und Schultergürtel sowie Dehnungen des M. biceps brachii. Outcomes waren die aktive Schultermobilität und die Funktion (modifizierte Mallet-Skala). Beweglichkeit und Schulterfunktion hatten sich nach Ende der Intervention signifikant verbessert. Die Forscher haben das detaillierte Physiotherapieprogramm in ihrer Studie veröffentlicht.

Quelle: Safoury YA, et al. 2016. Post-operative physical therapy program for latissimus dorsi and teres major tendons transfer to rotator cuff in children with obstetrical brachial plexus injury. Eur. J. Phys. Rehabil. Med. Nov 10. [Epub ahead of print] Volltext frei

Link zum Abstract: www.ncbi.nlm.nih.gov/pubmed/27830921

Profitieren Kinder, die einen Gehirntumor überlebt haben, von Übungstherapie?

In dieser kontrollierten Cross-over-Studie wurden 28 Kinder untersucht, die kraniale Bestrahlungen bei Gehirntumor erhalten hatten. Das Durchschnittsalter betrug 11,53 Jahre. Als klinische Zielgrößen wurden die körperliche Funktion mit verschiedenen Untersuchungen des Bruininks-Oseretsky Test of Motor Proficiency (BOT-2) und Parameter der kardiopulmonalen Leistungsfähigkeit auf dem Fahrradergometer gemessen. Verglichen wurde eine Übungstherapie mit keiner Intervention, wobei die Intervention entweder als alleinige Gruppentherapie oder als Kombination aus Gruppentherapie und Heimübungen geplant werden konnte. Die Therapietreue betrug 84 Prozent. Die Ergebnisse im BOT-2 waren unterdurchschnittlich, aber die bilaterale Koordination verbesserte sich bei den Übenden, unabhängig vom Setting in der Gruppe oder zu Hause. Dieses Ergebnis ließ sich auch zwölf Wochen nach Studienende noch nachweisen. Nur diejenigen Probanden, die ihr Herz-Kreislauf-System auf dem Fahrradergometer im Gruppensetting trainiert hatten, steigerten ihre kardiopulmonale Leistungsfähigkeit – dieser Effekt war auch im Follow-up nach zwölf Wochen noch vorhanden.

Quelle: Piscione PJ, et al. 2017. Exercise training improves physical function and fitness in long-term paediatric brain tumour survivors treated with cranial irradiation. Eur. J. Cancer 80:63-72

Link zum Abstract: www.ncbi.nlm.nih.gov/pubmed/28551430

Wie ist die Evidenz für Übungen bei Menschen mit Autismus?

US-amerikanische Wissenschaftler durchsuchten die Datenbanken SPORTDiscus, ProQuest Nursing, Science Direct, ERIC, Ovid MEDLINE und PsycINFO und inkludierten 23 Studien der letzten zehn Jahre. Sie überprüften die Evidenz für die Effektivität von Übungstherapie für Menschen zwischen einem und 21 Jahren mit Autismus-Spektrum-Störung und berücksichtigten experimentelle und quasiexperimentelle Designs, Korrelations- und Einzelfallstudien sowie qualitative Untersuchungen. Die Qualität der Studien wurde mit der Adapted Physical Activity Taxonomy (APAT) beurteilt.

Nur eine der Studien hatte eine moderate Qualität, alle anderen wiesen Schwächen auf, zum Beispiel in der Methodik (13 Studien). Die Studie mit moderater Qualität weist darauf hin, dass Übungstherapie für Probanden im Schulalter mit Autismus-Spektrum-Störung zur evidenzbasierten Therapie gehört und daher zu empfehlen ist. Für eine Generalisation dieser Ergebnisse sind weitere, gut konzipierte Studien nötig.

Quelle: Dillon SR, et al. 2017. Evaluating exercise as evidence-based practice for individuals with autism spectrum disorder. Front Public Health 7, 4:290 Volltext frei

Link zum Abstract: www.ncbi.nlm.nih.gov/pubmed/28224122

Wie wichtig ist Übungstherapie in der Behandlung von ADHS?

Sehr wichtig, so die Antwort eines Forscherteams aus Singapur, das zu diesem Thema ein systematisches Review der relevanten Literatur bis Juli 2016 veröffentlicht hat. Die Aufmerksamkeitsdefizit-/Hyperaktivitätsstörung (ADHS) ist mit einer Inzidenz von acht bis zehn Prozent weltweit eine wichtige neuropsychiatrische, pädiatrische Störung, die sich auch noch auf das Erwachsenenalter auswirkt. Die Therapie besteht überwiegend aus psychologischer Begleitung und Medikation. Doch welche Kurz- und Langzeitwirkungen hat die Übungstherapie? 30 Studien wurden zur Untersuchung dieser Frage berücksichtigt. Die Ergebnisse zeigen, dass für Kinder und Jugendliche mit ADHS insbesondere moderat bis hochintensives aerobes Training den größten Effekt hat und sowohl kurz- als auch langfristig angelegte Interventionen zu körperlichen, kognitiven und verhaltensbezogenen klinischen Verbesserungen führten. Negative übungsinduzierte Nebenwirkungen wurden nicht beobachtet.

Quelle: Ng QX, et al. 2017. Managing childhood and adolescent attention-deficit/hyperactivity disorder (ADHD) with exercise: a systematic review. Complement. Ther. Med. 34:123–8

Link zum Abstract: www.ncbi.nlm.nih.gov/pubmed/28917364

8

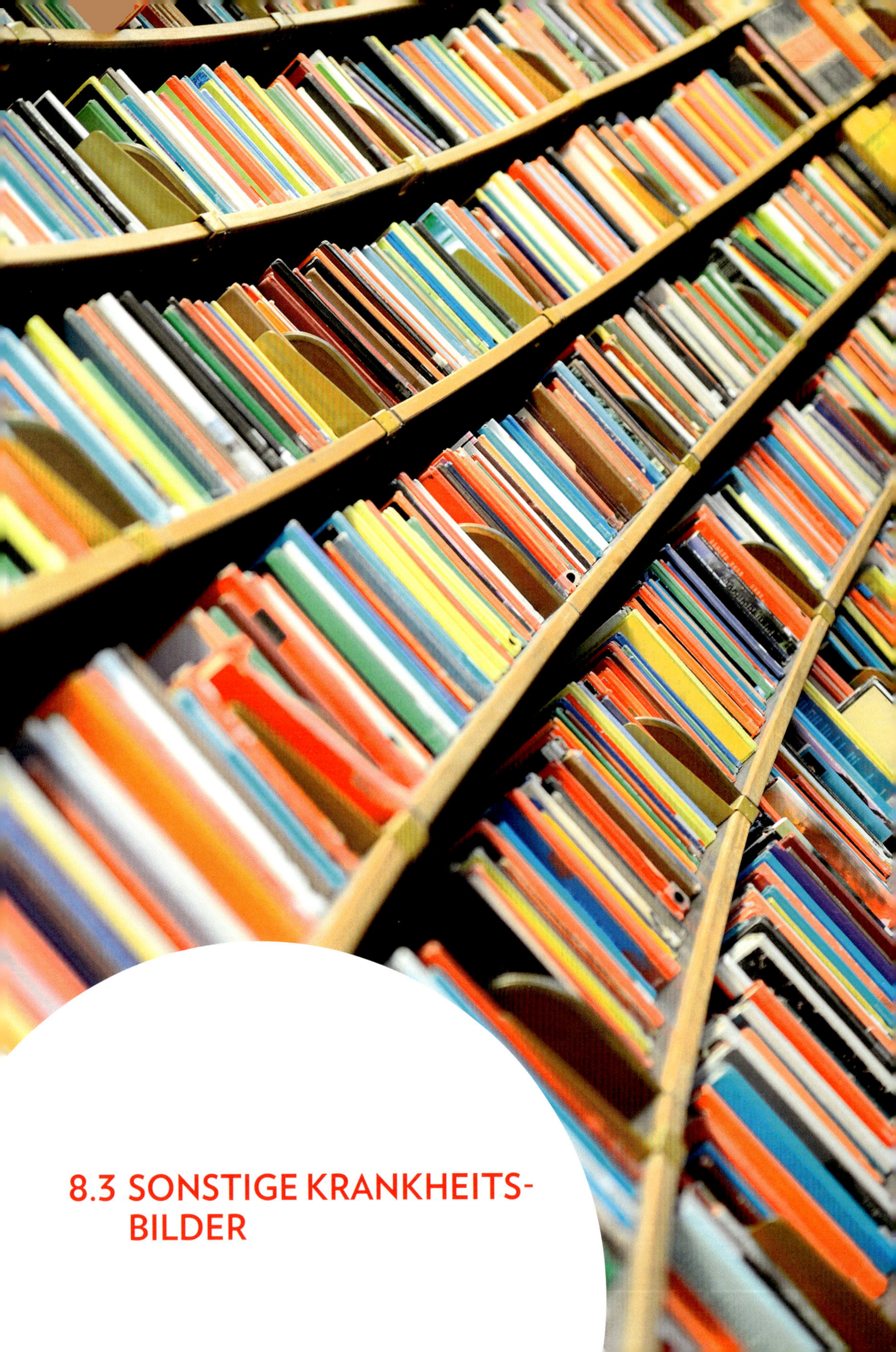

8.3 SONSTIGE KRANKHEITS- BILDER

Wie lange sollte ein Reha-Programm für Kinder mit Verbrennungen dauern?

US-amerikanische Wissenschaftler verglichen in ihrer randomisierten Studie ein sechswöchiges mit einem zwölfwöchigen Reha-Programm und bestimmten die klinischen Zielgrößen Muskelkraft (Dynamometer), kardiorespiratorische Fitness (maximale Sauerstoffaufnahme während Laufband-Test) und Körperzusammensetzung (magere Körpermasse, gemessen mit Dual-Röntgen-Absorptiometrie) zum Zeitpunkt der Entlassung aus dem Krankenhaus sowie nach sechs und zwölf Wochen Therapie. Die Forscher inkludierten 42 Patienten mit Verbrennungen von mehr als 30 Prozent der Körperoberfläche.

Muskelkraft, maximale Sauerstoffaufnahme (VO2max) und Körperzusammensetzung verbesserten sich signifikant nach sechs Wochen Therapie; danach gab es, abgesehen von VO2max, keinen entscheidenden Zusatznutzen mehr. Die Autoren beurteilen daher ein sechswöchiges Reha-Programm als ausreichend für Kinder mit Verbrennungsverletzungen, wobei ein weiterführendes kardiopulmonales Training in Wohnortnähe trotzdem sinnvoll sein könnte.

Quelle: Clayton RP, et al. 2017. Effects of different duration exercise programs in children with severe burns. Burns 43, 4:796–803

Link zum Abstract: www.ncbi.nlm.nih.gov/pubmed/27908464

Brauchen frühgeborene, untergewichtige Kinder eine spezielle motorische Förderung?

Frühgeborene Kinder mit extrem geringem Geburtsgewicht haben ein höheres Risiko für Verhaltensauffälligkeiten. Australische Wissenschaftler untersuchten, wie häufig Probleme im Verhalten und in der Emotionswelt bei betroffenen Kindern im Alter von vier bis fünf Jahren auftreten. Dazu teilten sie 50 nicht behinderte Vierjährige mit vernachlässigbaren motorischen Einschränkungen, die vor der 28. Woche geboren worden waren oder ein Geburtsgewicht von weniger als 1.000 Gramm hatten, zufällig in zwei Gruppen ein: Die Interventionsgruppe (n = 24) erhielt sechsmal wöchentlich Physiotherapie im Gruppensetting plus Heimübungen, die Kontrollgruppe wurde bestmöglich beraten. Im Vergleich zum Studienbeginn hatten sich im Follow-up nach einem Jahr alle Kinder in der Child Behavior Checklist (CBCL) für Vorschulkinder verbessert, ohne signifikanten Unterschied zwischen den Gruppen. Die Autoren schlussfolgern, dass sich das Verhalten von vier- bis fünfjährigen nicht behinderten Kindern, die bei ihrer Geburt ein sehr geringes Körpergewicht hatten, im normalen Bereich bewegt.

Quelle: Brown L, et al. 2017. Behaviour of 4- to 5-year-old nondisabled ELBW children: outcomes following group-based physiotherapy intervention. Child Care Health Dev. Jul 28. [Epub ahead of print]

Link zum Abstract: www.ncbi.nlm.nih.gov/pubmed/28752669

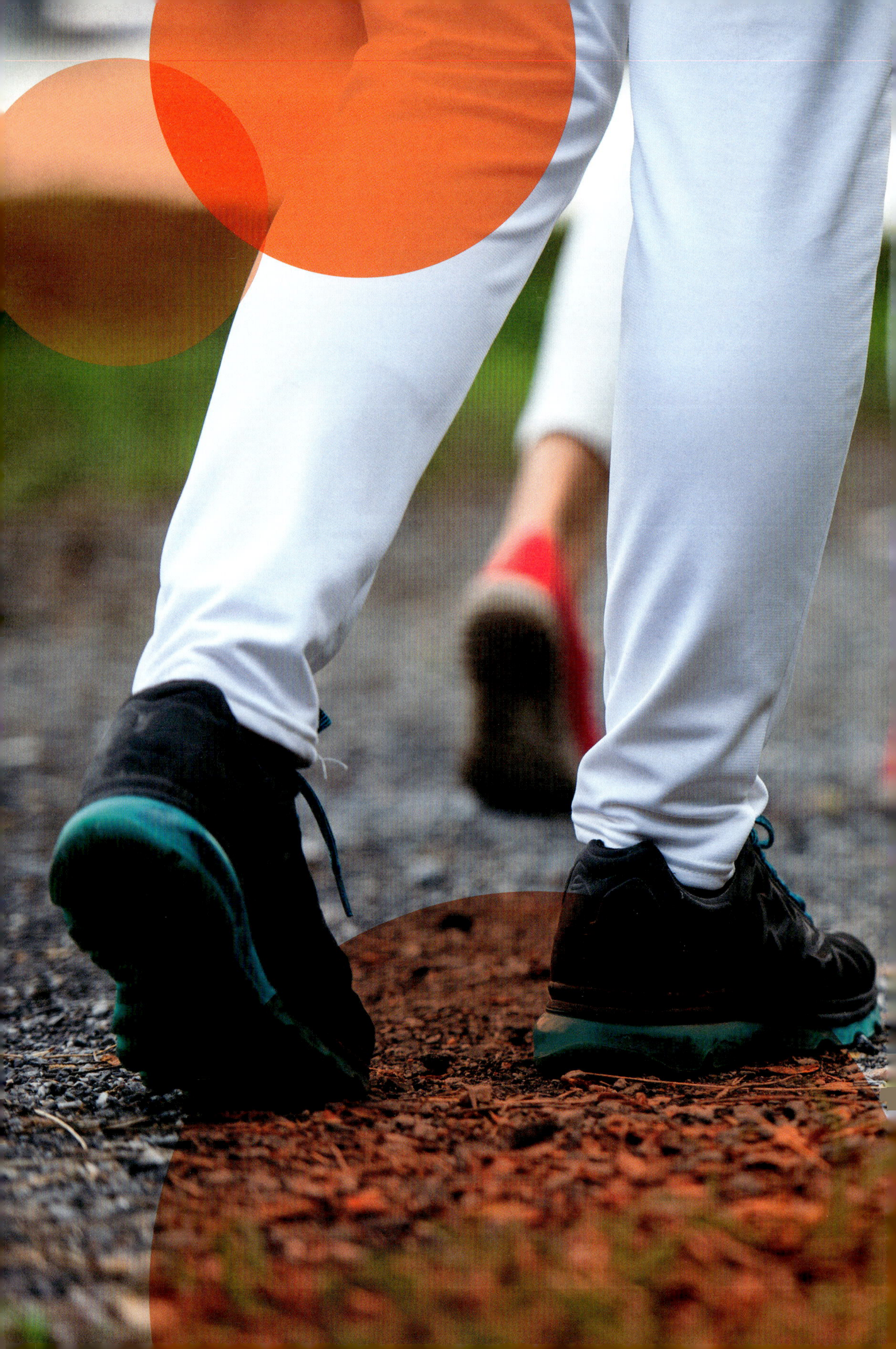

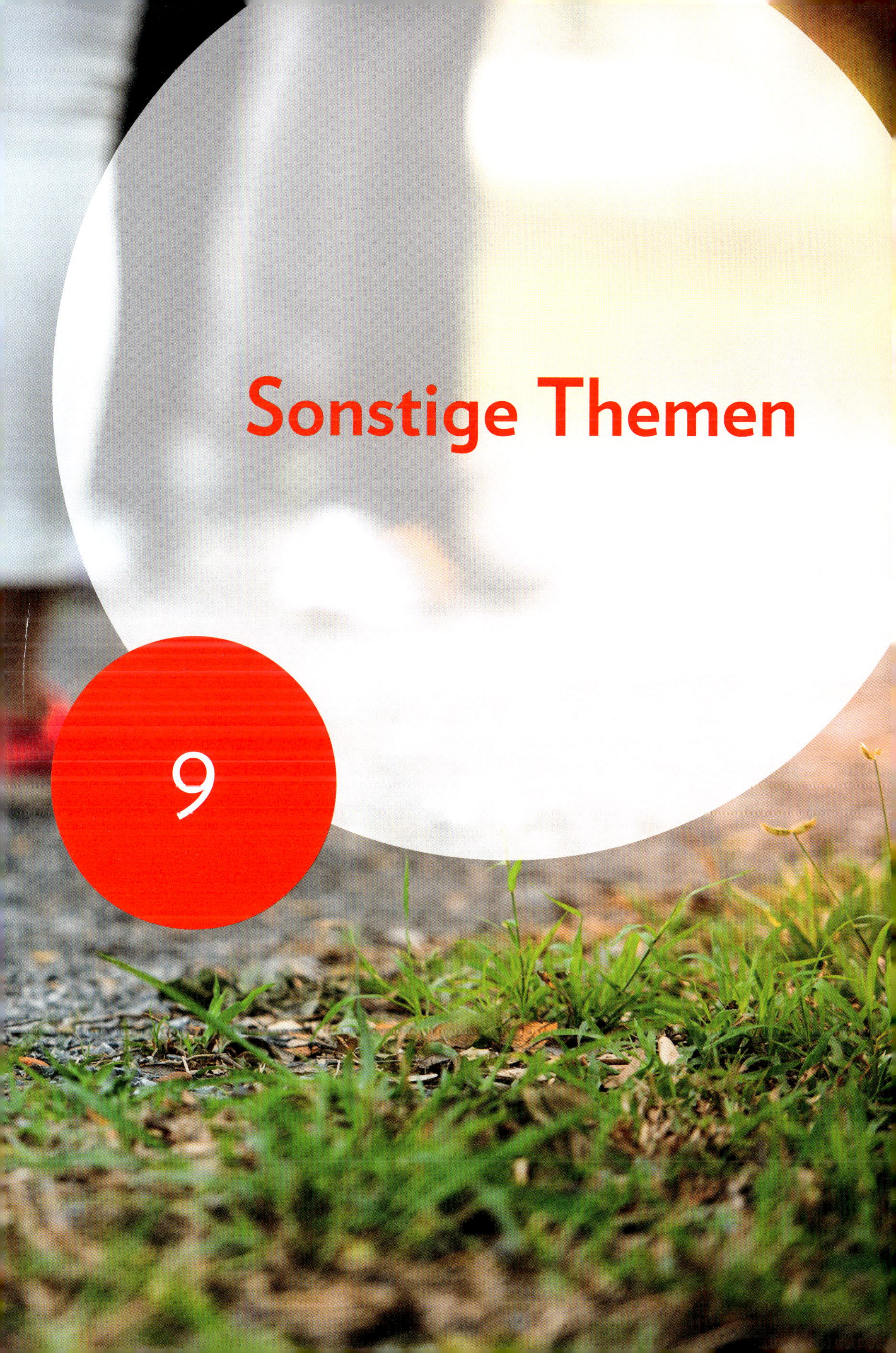

9 Sonstige Themen

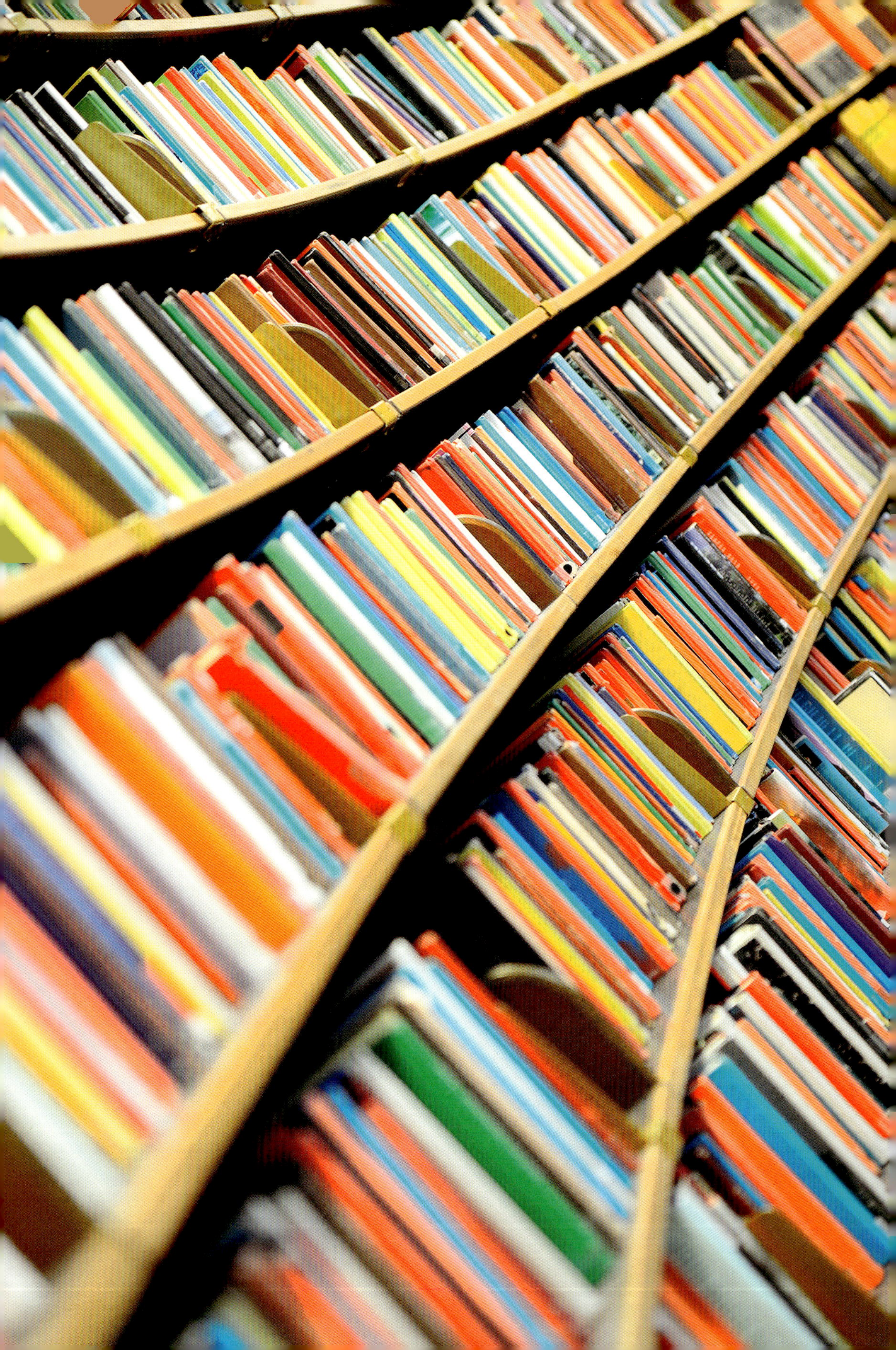

VERBESSERT ÜBUNGSTHERAPIE GENERELL DIE LEISTUNGSFÄHIGKEIT VON PATIENTEN MIT CHRONISCHEN ERKRANKUNGEN?

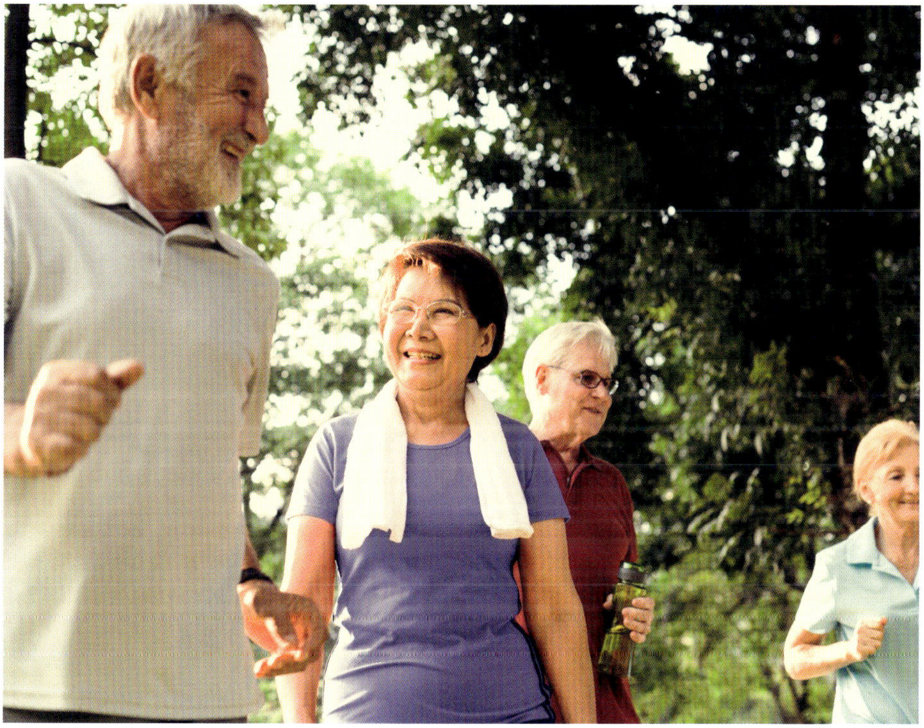

Ja, wie eine finnische Meta-Analyse belegt. Die Autoren durchsuchten systematisch die wissenschaftliche Literatur in den bekannten Datenbanken bis zum 1. September 2016 und werteten die gefundenen Resultate der Meta-Analysen statistisch aus. Dabei stand die Frage im Mittelpunkt, ob Übungstherapie einer herkömmlichen oder keiner Therapie überlegen ist. Die Forscher schlossen 85 Meta-Analysen mit 22 verschiedenen chronischen Krankheiten von Erwachsenen ein, darunter zum Beispiel Arthritis, rheumatoide Arthritis, Fibromyalgie, Multiple Sklerose, Parkinson, Schlaganfall, Alzheimer-Demenz, Demenz, Tumorerkrankungen, kognitive Behinderungen, chronisches Fatigue-Syndrom, Blutkrebs, chronische Nierenerkrankung, Herzinfarkt, chronische Herzinsuffizienz, koronare Herzkrankheit, periphere arterielle Verschlusskrankheit, chronisch obstruktive Lungenerkrankung, interstitielle Lungenerkrankung und Diabetes Typ 2.

Durch Übungen konnte zu 86 Prozent die Leistungsfähigkeit der Patienten signifikant verbessert werden. Vergleichbare Erfolge wiesen dabei sowohl Ausdauer- als auch

Widerstandsübungen und beide Interventionen kombiniert auf. Nennenswerte Risiken und Nebenwirkungen traten nicht auf. Die methodische Qualität war moderat (AMSTAR- Punktwert eins bis elf, durchschnittlich sechs), es gab Publikationsverzerrungen. Die Stärke des Effekts reichte von gering (44 Prozent der Studien) über moderat (37 Prozent) bis hoch (19 Prozent).

Fazit

Die Autoren schlussfolgern, dass die Übungstherapie eine effektive und sichere Maßnahme zur Steigerung der Leistungsfähigkeit und zur Vermeidung von Einschränkungen bei chronischen Erkrankungen ist.

Quelle: Pasanen T, et al. 2017. Exercise therapy for functional capacity in chronic diseases: an overview of meta-analyses of randomised controlled trials. Br. J. Sports Med. 51, 20:1459–65

Link zum Abstract: www.ncbi.nlm.nih.gov/pubmed/28500079

Was ist effektiver bei chronischen Erkrankungen: Training im Fitnessstudio oder zu Hause?

Die Probanden dieser Studie wurden randomisiert in zwei Gruppen aufgeteilt: Die Fitnessstudiogruppe (n = 54) führte ein Kraft-, Ausdauer- und Beweglichkeitstraining durch, die Heimübungsgruppe machte individualisierte Übungen und nahm an Nachbesprechungen per Telefon während der ersten zehn Wochen teil (n = 51). Beide Interventionen dauerten zwölf Monate. Zu den Assessments zählten das European Quality of Life Instrument (EQ-5D), die Visuelle Analogskala, die Hospital Anxiety and Depression Scale und der Sechs-Minuten-Gehtest. Nach Studienende unterschieden sich die Gruppen nicht signifikant – nur bei den depressiven Symptomen war die Fitnessstudiogruppe den zu Hause Übenden leicht überlegen. Die Autoren schlussfolgern, dass beide Übungsansätze vergleichbare Ergebnisse erzielen, die mentale Gesundheit allerdings minimal mehr in der Fitnessstudiogruppe gefördert wurde. Dieses Ergebnis ist jedoch mit Vorsicht zu interpretieren, weitere Forschung ist nötig.

Quelle: Jansons P, et al. 2017. Gym-based exercise and home-based exercise with telephone support have similar outcomes when used as maintenance programs in adults with chronic health conditions: a randomised trial. J. Physiother. 63, 3:154-60 Volltext frei

Link zum Abstract: www.ncbi.nlm.nih.gov/pubmed/28655559

Wie beeinflusst ein Übungsprogramm den Funktionsstatus von schwer erkrankten Patienten nach Entlassung aus dem Krankenhaus?

McDowell und Kollegen verglichen in ihrer multizentrischen, randomisierten, kontrollierten Studie die Wirksamkeit eines sechswöchigen individualisierten Übungsprogramms mit der Standardtherapie bei 60 Patienten, die nach schwerer Krankheit und mindestens 96 Stunden mechanischer Beatmung aus dem Krankenhaus entlassen wurden.

Das primäre Outcome war die „körperliche Funktionsfähigkeit" des SF-36-Fragebogens. Hier unterschieden sich die beiden Gruppen nicht signifikant. Die Interventionsgruppe (n = 30) zeigte aber deutliche Verbesserungen in der Domäne „körperliche Rollenfunktion" des SF-36, im Incremental-Shuttle-Walk-Test, bei funktionellen Einschränkungen, der Übungsbereitschaft und der wahrgenommenen Selbstwirksamkeit. Diese Ergebnisse waren in der Nachuntersuchung sechs Monate später nicht mehr zu beobachten, bis auf die Übungsbereitschaft: Diese blieb bei der Interventionsgruppe erhöht.

Quelle: McDowell K, et al. 2016. Effectiveness of an exercise programme on physical function in patients discharged from hospital following critical illness: a randomised controlled trial (the REVIVE trial). Thorax. Nov 15. [Epub ahead of print]

Link zum Abstract: www.ncbi.nlm.nih.gov/pubmed/27852953

Wie gehen Physiotherapeuten in der vestibulären Rehabilitation mit der Angst ihrer Patienten um?

Spezialisierte Physiotherapeuten führen die vestibuläre Rehabilitation bei Personen mit vestibulären Störungen durch. Diese Patienten haben oft auch Ängste. Bisher ist noch unklar, inwiefern die Therapeuten auf die Angststörungen eingehen. Deswegen befragten die Autoren zehn spezialisierte Physiotherapeuten in drei englischen Lehrkliniken in semistrukturierten Interviews zu ihrer Vorgehensweise. Es konnten vier zentrale Themen extrahiert werden: therapeutische Beziehung, angewandte Assessments und Therapie, psychologische Behandlung und Begleitung, physiotherapeutische Aus- und Fortbildung. Die Behandler nutzten verschiedene verhaltenstherapeutische und kognitive Ansätze und arbeiteten gezielt mit Informationen und der Herstellung eines vertrauensvollen Verhältnisses. Die Befragten äußerten den Bedarf an besserer psychologischer Unterstützung und zugeschnittenen physiotherapeutischen Maßnahmen zur Reduzierung von Ängsten in der vestibulären Rehabilitation.

Quelle: Walker A, et al. 2017. Understanding therapeutic approaches to anxiety in vestibular rehabilitation: a qualitative study of specialist physiotherapists in the UK. Disabil. Rehabil. 27:1-10

Link zum Abstract: www.ncbi.nlm.nih.gov/pubmed/28129508

Fünf oder sechs Tage Physiotherapie im Krankenhaus?

Wirkt sich ein Tag Unterschied auf die Länge des Krankenhausaufenthaltes, die Selbstständigkeit, den Gang und die Gleichgewichtsfähigkeit aus? Forscher aus Australien werteten die Daten von 536 Patienten in einer gemischten stationären Rehabilitation aus. Im Jahr 2011 inkludierte Patienten erhielten als Experimentalgruppe (n = 270) sechs Tage Physiotherapie; die Kontrollgruppe (n = 266) bestand aus Patienten, die im Jahr 2010 behandelt und die üblichen fünf Tage pro Woche therapiert worden waren. Die Teilnehmer mit mehr Physiotherapie pro Woche hatten tendenziell eine kürzere Aufenthaltsdauer im Krankenhaus als die Probanden der Fünf-Tages-Gruppe. In den übrigen Outcomes unterschieden sich die Gruppen nicht signifikant. Es gab noch eine zweite Analyse; in der 2011er-Kohorte, in der es ebenfalls Probanden gab, die nur fünf Tage Therapie bekamen, hatten die Personen mit sechs Behandlungen pro Woche eine höhere funktionelle Selbstständigkeit und Balance als die Kontrollprobanden mit nur fünf Behandlungstagen. Dies wirkte sich allerdings nicht auf die Länge des Krankenhausaufenthaltes aus.

Zusammenfassend empfehlen die Forscher für die stationäre Reha die Implementierung eines Physiotherapieprogramms an sechs Tagen wöchentlich, zum Wohle des Patienten und im Sinne der Kostenersparnis durch eine kürzere Verweildauer.

Quelle: Caruana EL, et al. 2017. A pragmatic implementation of a 6-day physiotherapy service in a mixed inpatient rehabilitation unit. Disabil. Rehabil. 39, 17:1738–43

Link zum Abstract: www.ncbi.nlm.nih.gov/pubmed/27684474

9

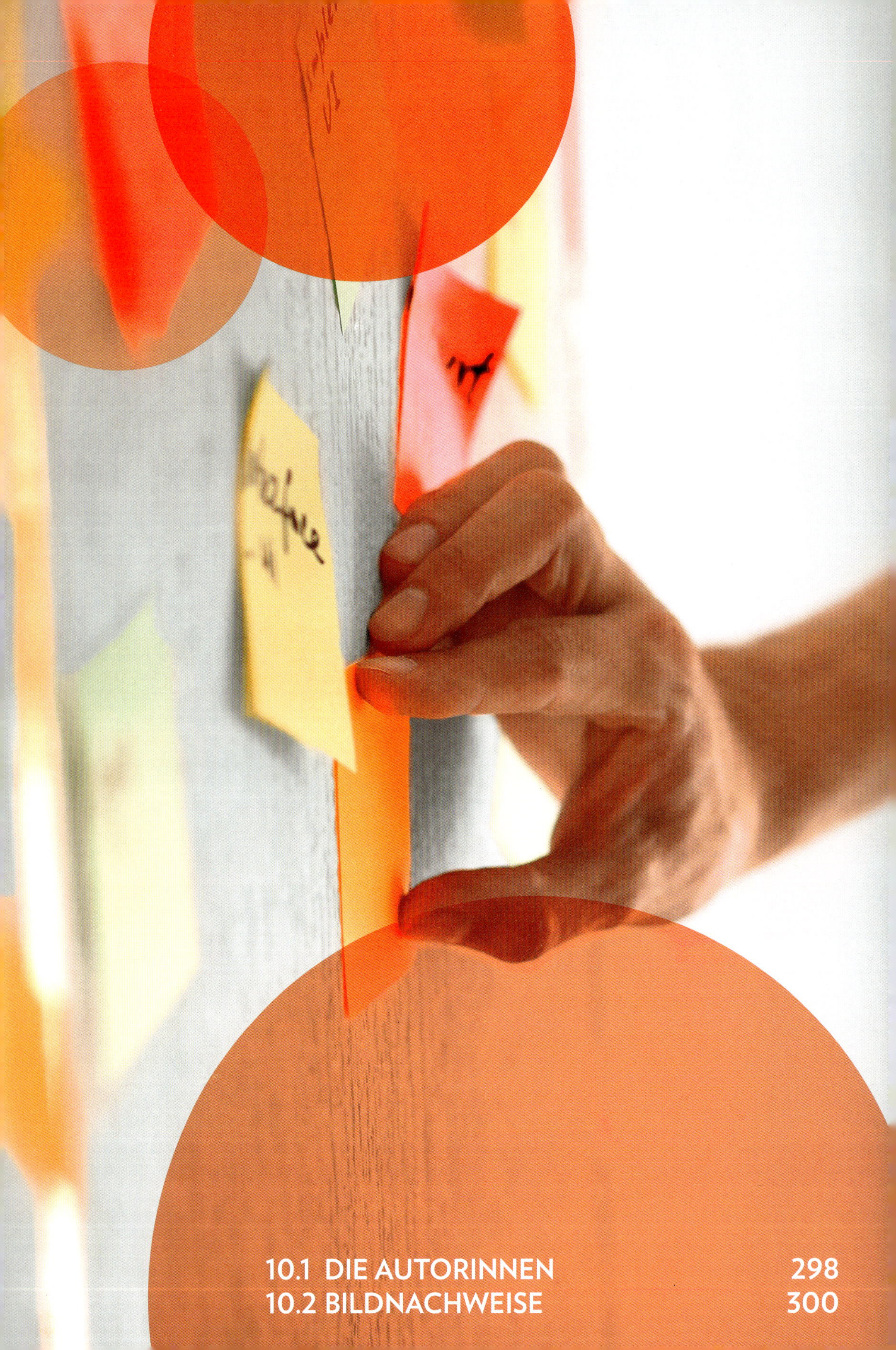

10

Anhang

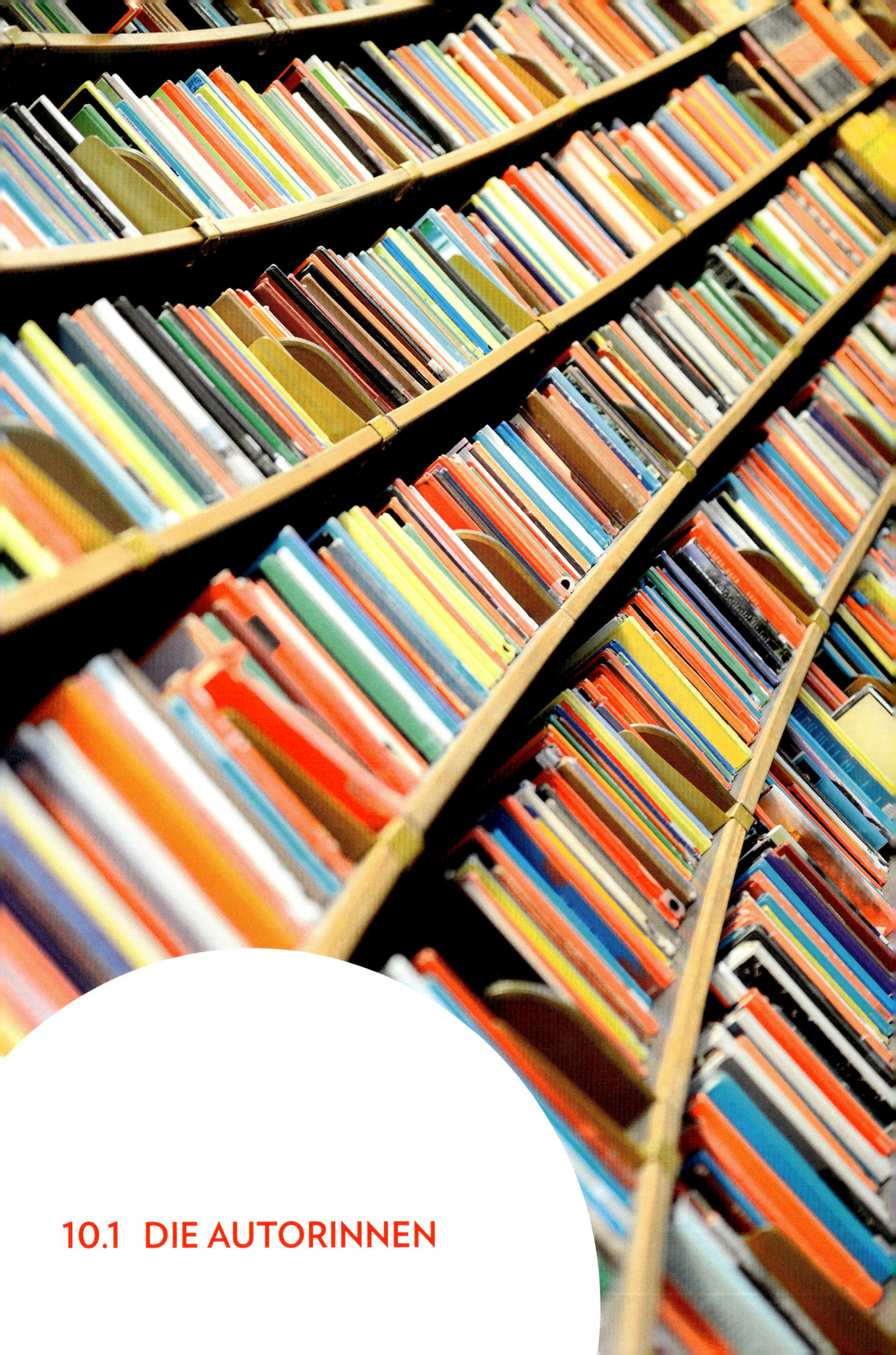

10.1 DIE AUTORINNEN

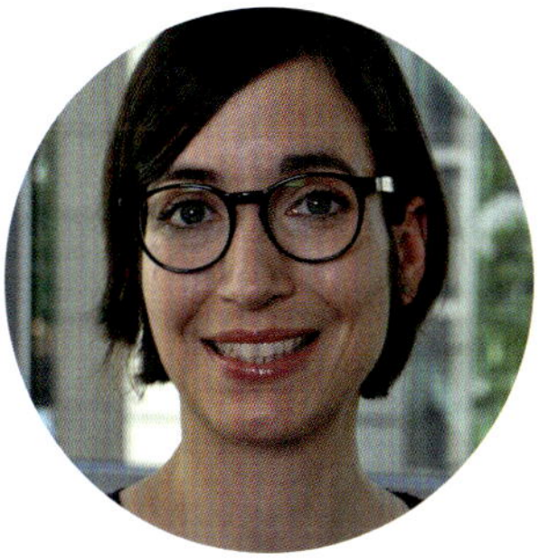

Anna Palisi

Physiotherapeutin seit 2007; 2015 B. Sc. Physiotherapie – angewandte Therapiewissenschaft an der Hochschule Fresenius in München; Weiterbildung in Manueller Therapie nach Maitland und Mulligan; seit 2017 im Rückenzentrum am Michel in Hamburg tätig. pt-Redakteurin. Kontakt: anna.palisi@pflaum.de

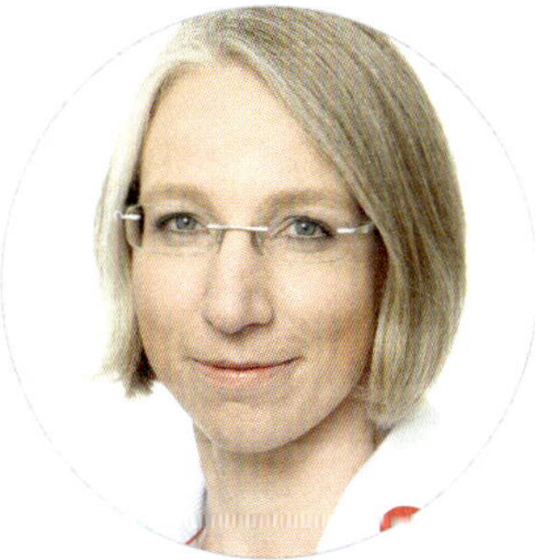

Doreen Richter

Physiotherapeutin, B.Sc., M.Sc. Philipps-Universität Marburg, Hochschule Fulda; diverse physiotherapeutische Fortbildungen; mehrjährige Tätigkeit als Fachliche Leiterin eines Therapiezentrums; Referentin der FOMT, Honorarlehrkraft an der BFS in Bad Gögging; pt-Redakteurin.
Kontakt: doreen.richter@pflaum.de

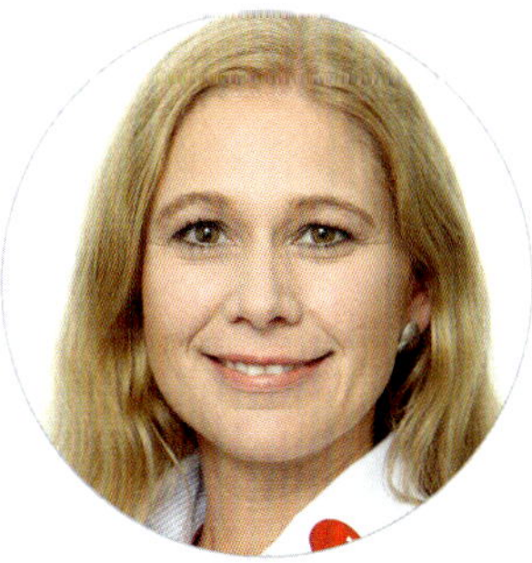

Dr. Tanja Boßmann

Physiotherapeutin; 2007 Abschluss des Masterstudiums an der Philipps-Universität Marburg; Chefredakteurin pt Zeitschrift für Physiotherapeuten; von 2012 bis 2018 Promotionsstudium (PhD) an der Fakultät für Sport- und Gesundheitswissenschaften an der Technischen Universität München.
Kontakt: tanja.bossmann@pflaum.de

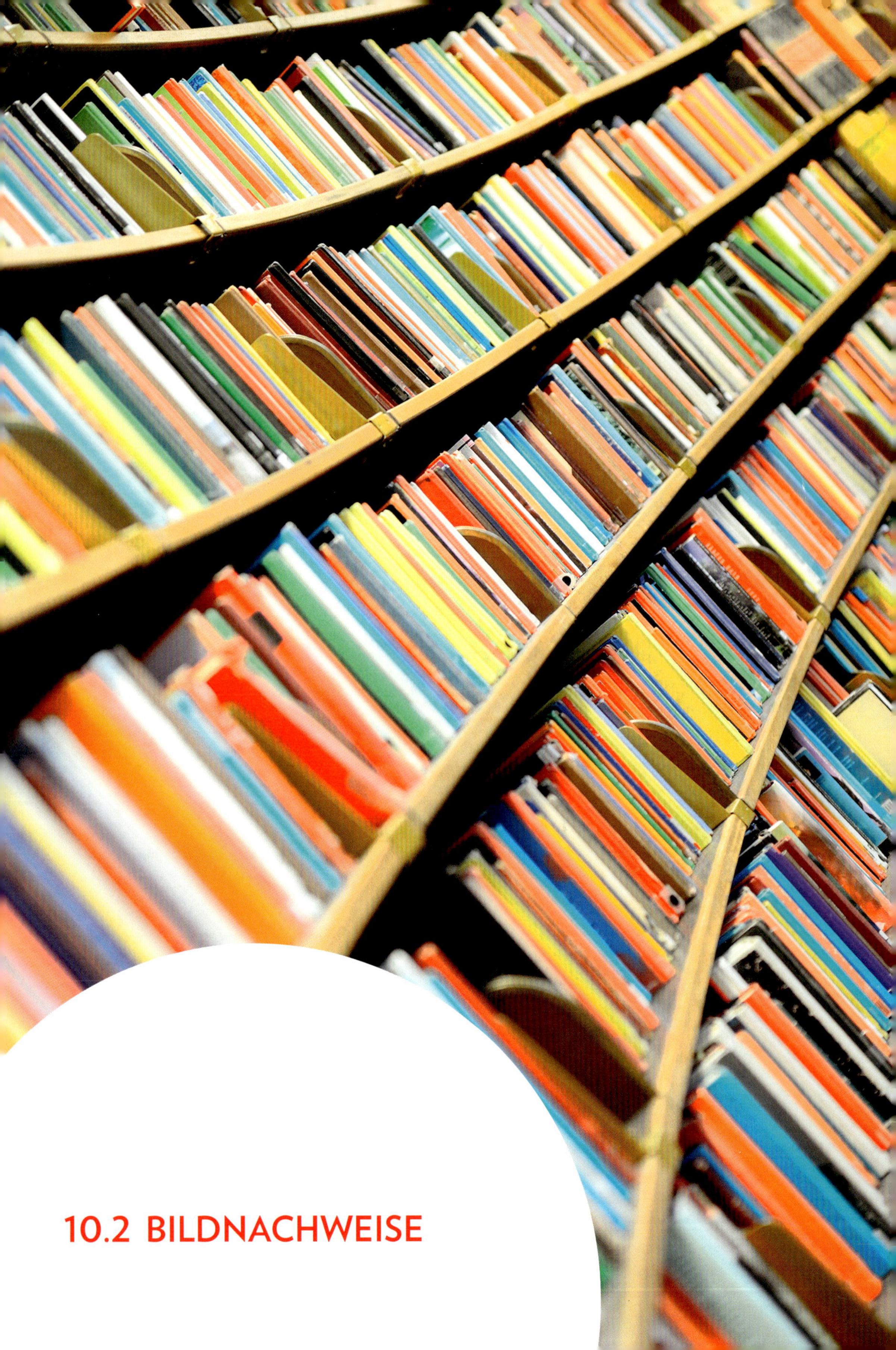

10.2 BILDNACHWEISE

Shutterstock

Seite 14, 28, 48, 74, 108, 126, 150, 158, 166, 172, 182, 196, 208, 212, 220, 226, 232, 240, 244, 250, 260, 268, 275, 282, 286, 290, 298 und 300 / connel

Seite 12+13 / Microgen

Seite 15 / sunlight19

Seite 18 / nullplus

Seite 21 / Image Point Fr

Seite 29 / Stefania Arca

Seite 31 / Turgaygundogdu

Seite 33 / photographee.eu

Seite 36 / Brian a Jackson

Seite 38 / kzenon

Seite 49 / shutterdivision

Seite 51 / Albina Glisic

Seite 53 / wavebreakmedia

Seite 55 / Romaset

Seite 58 / Racorn

Seite 60 / Kamil Macniak

Seite 62 / Sebastian Kaulitzki

Seite 64 / Suttha Burawonk

Seite 66 / Tewan Banditrukkanka

Seite 75 / Straight 8 Photography

Seite 77 / Africa Studio

Seite 79 / Sebastian Kaulitzki

Seite 81 / Alex Mit

Seite 83 / Alex Mit

Seite 85 / glenda

Seite 87 / kazoka

Seite 89 / David Tadevosian

Seite 91 / Alexander Mak

Seite 93 / rzarek

Seite 109 / Marjan Apostolovic

Seite 111 / Elvira Koneva

Seite 113 / Jevelin

Seite 115 / Shutteratakan

Seite 117 / Syda Productions

Seite 124+125 / Andril Vodolazhskyi

Seite 127 / anucha maneechote

Seite 129 / Naeblys

Seite 131 / l i g h t p o e t

Seite 133 / Illustrart

Seite 135 / Dymtro Zinkevych

Seite 137 / Cozy nook

Seite 139 / Lisa F. Young

Seite 141 / photo4passion.at

Seite 143 / sfam_photo

Seite 151 / Adriaticfoto

Seite 153 / lightspring

Seite 155 / bunnyphoto

Seite 159 / thananya apiromyanon

Seite 167 / praisaeng

Seite 173 / rocketclips inc.

Seite 175 / photographee.eu

Seite 177 / TypoArt BS

Seite 180+181 / artskvortsova

Seite 183 / chrupka

Seite 185 / Gustavo Frazao

Seite 187 / Elena Ray

Seite 197 / Big and Serious

Seite 199 / krasivo

Seite 213 / Plusone

Seite 218+219 / crystal light

Seite 221 / srisakorn Wonglakorn

Seite 223 / Dean Drobot

Seite 227 / wavebreakmedia

Seite 233 / Image Point Fr

Seite 238+239 / Liu zishan

Seite 248+249 / Photographee.eu

Seite 251 / Racorn

Seite 253 / mjth

Seite 258+259 / Africa Studio

Seite 261 / Pressmaster

Seite 263 / Speedkingz

Seite 272+273 / stockcreations

Seite 275 / Small Shrimp

Seite 277 / photographee.eu

Seite 288+289 / May Chanikran

Seite 291 / rawpixel.com

Seite 296+297 / Pixel-Shot

Autorenbilder vom Fotografen Maik Kern, www.maik-kern.de